杭州医药史

朱德明　丁志强　鲍晓东
胡　滨　竹剑平　丁惠敏　编　著
毛海鹕

张承烈　主　审

中医古籍出版社

图书在版编目（CIP）数据

杭州医药史/朱德明等著．－北京：中医古籍出版社，2007.7

ISBN 978－7－80174－522－4

Ⅰ．杭…　Ⅱ．朱…　Ⅲ．医学史－杭州市　Ⅳ．R－092

中国版本图书馆 CIP 数据核字（2007）第 067119 号

杭州医药史

编　　著：朱德明 等

责任编辑：郑　蓉
封面设计：天水工作室
出版发行：中医古籍出版社
社　　址：北京东直门内南小街 16 号（100700）
印　　刷：北京义飞福利印刷厂
开　　本：850mm×1168mm　1/32
印　　张：13
字　　数：300 千字
版　　次：2007 年 7 月第 1 版　2007 年 7 月第 1 次印刷
印　　数：0001～2000 册
ISBN　978－7－80174－522－4
定　　价：20.00 元

前　言

远古时候，今天的杭州城区和西湖，是一个波涛汹涌的浅海湾。西湖南北的峥嵘群山，那时惟有峰顶露出水面，其余大部分埋在海底。北面的北高峰、龙和山和南面的凤凰山、吴山等向东突出，成为大海中的两个海岬，湾底靠飞来、南北诸峰，整个海湾呈马蹄形。杭州蛰居江流海潮交汇之地，是钱塘江流域的天然吐纳港。今天的杭州湾两岸陆地，大多由钱塘江带下海潮涌上的泥沙久经堆积而成。考察秦汉时期的今江干一带，尚卧海底，南岸的西兴镇则逼临江浒，水面辽阔。

从大禹治水的夏朝到春秋时期，杭州是越国的故地。战国时越国为楚国所灭，杭州又纳入楚国的版图。秦始皇统一全国后，把全国划分为36郡，以后又增至40郡。在吴、越故地设置了会稽郡，会稽郡下辖26县，地处武林山麓的钱唐县就是其中的一个。钱唐就是杭州的前身。据《史记·秦始皇本纪》记载，三十七年（公元前210年），秦始皇出游经过丹阳，至钱塘（今杭州），钱塘地名便肇端史册，迄今已2217年。

杭州摆脱其山中小县而跃居大都市，应归功隋开皇十一年（公元591年）的迁治。隋开皇九年（公元589年）平陈，改钱唐郡为杭州并移治余杭。第二年，迁回钱唐。

杭州城市的发展，从宋室南渡达到登峰造极境地。建炎三年（公元 1129 年），宋高宗从扬州渡江杭州，旋升杭州为临安府。绍兴八年（公元 1138 年），定都临安，于是东南第一州更鳌居为南宋全国第一州。12 世纪的世界各国当以南宋最为繁荣富盛，杭州当之无愧成为世界第一大都市。马可波罗在南宋灭亡后畅游杭州，仍称“天城”，赞为“世界上最美丽华贵之城”。

同样，杭州医药事业源远流长，中药资源丰富，药用植物良多，名医辈出，本草著作叠出。鸦片战争后，西药传入，市内西药房相继出现，生产、出售西药。因此，撰写一部自古迄 1949 年的杭州医药发展史，对于传承中华文明意义重大。虽然全国各地新华书店已销售含有杭州医药发展内容的志书和著作，诸如浙江省医药志编纂委员会的《浙江省医药志》、杭州医药商业志编纂委员会的《杭州医药商业志》、张承烈教授的《钱塘医派》、朱德明教授的《浙江医药史》、《南宋时期浙江医药的发展》、《元明清时期浙江医药的变迁》及《近代浙江医药的沉浮》等，但迄今为止没有关于杭州医药发展这方面的专著付梓，实为憾事。我们捷足先登，抛砖引玉，撰成这本拙著，呈给读者。其实，杭州医药学的发展史，可以说是一部从无到有、从小到大、从分散到集中、从落后到先进的中华民族地方医药创业史。

众所周知，中国医药学是中华民族优秀传统文化的重要组成部分，是世界传统医学中一枝独秀的奇葩，为中华民族的繁衍昌盛作出了卓越的贡献。中国医药学源远流长，有数千年丰富的临床实践经验的积累，有完整而独特的理论体系和科学的认识论、方法论，有浩如烟海的文献资料和蕴藏在广大群众之中的取之不尽、用之不竭的医疗技巧。以天然动、植物为主要来源的中药，没有以化学合成为主要来源的西药那样多而严重的毒副作用。中医的治疗无须昂贵的医药与检查费用，中医药学的整体观、恒动观、对立统一观、动态平衡观、正邪观、脏腑经络系统论、辨证诊治等基本思想，永远闪烁着新方法的光辉，中医药学已成为人类医学宝库的共同财富。中医药学历数千年而不衰，始终一贯地沿着自己的理论体系和实践的途径向前行进，显示出了自身的科学性和强大的生命力。即使在西方医学昌明于世界，盛行于中国，世界各地如埃及、印度、阿拉伯等国家的传统医学都相继在竞争中败落的今天，中医药学却经久不凋，兀然独立，竞秀于当今世界，坚持自己的学术体系，在理论上保持自身优势和特点，在临床实践上有自己独特的风格和疗效。中医学创造性地发展了一整套理法方药，对中华民族的繁衍昌盛有着巨大贡献。

毛泽东主席指出："中国医药学是一个伟大的宝库，应当努力发掘，加以提高。"江泽民总书记在美国哈佛大学演讲时畅言："中国的医药学在世界上独树一帜。"2006 年 10 月 23 日，胡锦涛总书记指出要"坚持中西医并重"的方向，充分肯定了中医药学，亦是我们冒天下之大不韪、俯首发掘整理这本书稿的原始动因。当然，对这一城市（地域范围含钱塘县、仁和县）医药发展（自古迄 1949 年）的系统研究，有助于进一步领悟杭州中医药在我国医药发展史上的地位，使人们获得彰前察来的启迪。同时，该课题的研究成果有助于杭州市旅游局、文化局、文物管理局以及杭州市园林管理局药膳一条街的医药文化古迹的整治开发，使杭州面向世界，并有着较大的旅游经济价值和文化兴市的意义。

值得一提的是中国史学界定1840～1919年为中国近代时期，1919～1949年为中国现代时期。我们为写作方便却把清朝划为两个时期，即初期（1636～1839年）和后期（1840～1911年），我们将把在清朝初、后期发生的医药事件和医林人物按此归类。少数医林人物出生年月较难考证或从医家学派沿革考虑，归类差错敬请鉴谅。

本书除前言外，共分十二章：第一章杭州城市的形成及医药发展的地域时代背景。第二章医药卫生行政管理机构及医疗机构。第三章医家学派及其学术思想。第四章医药学家及其医著。第五章医学教育、学术团体及医学期刊。第六章临床医学的发展。第七章慈善医药事业。第八章药学的发展。第九章环境卫生的治理及疫疠的流行。第十章宗教与医药学。第十一章民间医药习俗。第十二章杭州与国外的医药交流。

本书各章内容的研究明显具有不成熟性，尤其在临床医学的探讨方面较为粗浅，错误纰缪或意彰未逮者恐难避免，期待学术界同仁雅正。

朱德明

2007年3月28日于浙江医学高等专科学校

目　录

第一章　杭州城市的形成及医药发展的地域时代背景

杭州蛰居江流海潮交汇之地，是钱塘江流域的天然吐纳港，夹身两浙间，是自北徂南的天然渡口，极益都市发展。今天的杭州湾两岸陆地，大多由钱塘江带下海潮涌上的泥沙久经堆积而成。古代，西湖实是湾里的一个小海湾，西湖以东的平陆被波涛湮没。考察秦汉时期的今江干一带，尚卧海底，南岸的西兴镇则逼临江浒，水面辽阔。

远古时候，今天的杭州城区和西湖，是一个波涛汹涌的浅海湾，西湖南北的峥嵘群山，那时惟有峰顶露出水面，其余大部分埋在海底。北面的北高峰、龙和山和南面的凤凰山、吴山等向东突出，成为大海中的两个海岬，湾底靠飞来、南北诸峰，整个海湾呈马蹄形。

大约到了距今四五千年前的新石器时代，今杭州城的西北一带已有原始人类活动。从考古发掘得知，从今西湖北首的老和山麓，经过古荡、勾庄、水田畈，向西北延伸到余杭的良渚、瓶窑、安溪等处，都发现有原始人类生活的遗址与遗物，考古学上通称“良渚文化”。

老和山遗址，是距杭州旧城最近的一个原始聚落，距西湖仅 1 500 米。1953 年营建浙江大学新校舍时，在山麓发掘出许多新石器时代的文物，有石器、玉器、陶器等残片 2 000 多斤，其中有龙石斧、石刀、石凿、石箭头、石网坠、石砂轮、石针以及玉器等。老和山高约200米，是天目山的余脉，附近山冈蜿蜒，溪沟纵横，依山临水，成为杭州旧城区最早的原始聚落。

水田畈遗址，位于今半山车站的南面。附近土质松软，河渠密布，适宜耕稼。这里的出土文物丰富多彩，有犁、砵、斧、刀等石质农具和大量水稻、芝麻等农作物的种子，这是已经过渡到农业经济相当发达的新石器时代末期的证据。在遗址的水沟里还发现了4个木桨，其中有宽翼木桨1件和狭翼木桨3件，长约2米，说明这里业已广泛使用独木舟作为水上的交通工具。另外发现有石网坠与穿有三孔的鱼网板浮标，可见渔猎也成为生活的重要手段。除此之外，还发现了不少木榔头、木盆、竹编物等日常生活用具。从遗址推断，当时人们已开始构建房屋。这些房屋面积虽然狭小，但和中原地区的半穴居住房不同，适应于地势低洼的南方。水田畈文化层已相当于中原地区的春秋战国时期。相传大禹治水的时候，全国分为九州，杭州属于古扬州。古扬州与今扬州不同，是泛指长江以南江水波扬的广大水乡。从大禹治水的夏代到春秋时期，杭州是越国的故地。战国时越国为楚国所灭，杭州又纳入楚国的版图[1]。

秦始皇统一全国后，把全国划分为36郡，以后又增至40郡。在吴、越故地设置了会稽郡，会稽郡下辖26县，地处武林山麓的钱唐县（今杭州）就是其中的一个。据《史记·秦始皇本纪》记载，三十七年（公元前210年），秦始皇出游经过丹阳，圣迹钱唐，钱唐地名便肇端史册，迄今已2 216年[2]。

西汉，钱唐仍属会稽郡，但它的地位逐渐重要起来。汉武帝元狩年间（公元前122～117年）还把会稽郡的西部都尉（即负责郡级治安的军事机关）的治所设在钱唐的武林山。西汉末年王莽篡权改制时，又把钱唐改为“泉亭”。东汉建立后，汉光帝又恢复钱唐旧名。

东汉顺帝时，由于南方经济的发展与钱塘江航运的兴起，开始以江为界，把会稽郡一分为二，在江北增设吴郡（治所在今江苏省苏州市），江南仍属会稽。钱唐县从此划归吴郡。钱唐故县的范围大致是：南至五云山的江边徐、范村（即梵村），西北至粟山石人岭和西溪，东到宝石山麓的大佛寺附近。这一带环绕着灵隐、天竺等南北诸峰（汉时通称为武林山），数千户人家散居其间，是个山中小县。

东汉政权在黄巾大起义的狂飙冲击下土崩瓦解。富阳人孙坚在军阀混战中逐步壮大起来，其子孙权在229年自称皇帝，建立吴国，中国的历史进入了曲折多变的魏晋南北朝时期。由于饱受战乱蹂躏的北方人民纷纷南迁，部分蛰居杭州一隅，增加了杭州地区的劳动力，也带来了北方先进的生产技术和文化知识，为当地进一步开发提供了良机，促进了当地社会、经济、科技文化的发展，一度可与北方发达地区相媲美，医药卫生的嬗递亦是如此。无怪乎南朝刘宋文帝说：“天下五绝而皆出钱塘。”三国、两晋和南、北朝时，地处江左的钱唐县发展得更快，成为钱塘江下游的重要县城。

南朝萧梁（公元503~557年）时又将钱唐县升为临江郡，到陈朝（公元558~589年），又改临江郡为钱唐郡。从此，钱唐县就成为郡治所在地，县的范围也沿钱塘江扩展至凤凰山麓的江干一带。

杭州摆脱其山中小县而跃居大都市，应归功隋开皇十一年（公元591年）的迁治。隋开皇九年（公元589年）平陈，隋朝废除钱唐郡，设置杭州，钱唐成了杭州的属县。杭州之名从此出现于史书。第二年，州治从余杭迁至钱唐，又把原来的新城（今浙江富阳县新登镇）、海盐也并入钱唐，扩大了县境。591年，州县移治柳浦西（今城东南的贴沙河），河上跨浦桥，桥南婷立浙江亭，是驿路必经之地。晋宋以降，柳浦一带已一望平陆，宋后遂为津渡要地。经南朝岁月生聚，日渐蕃息。隋因移州于此，在浦西凤凰山麓大兴土木，夯建新城。自此，偏僻的钱唐县名声远扬。

隋大业六年（公元610年），中国大地版图上出现了一条贯穿南北的大运河，这条大河的南端正是钱塘，绵延800多里。江南运河是隋炀帝所开大运河的最南段，杭州与全国各地更紧密地连在一起，城市地位日见重要。大运河的通航，极大地促进了我国南北的经济、文化交流，为杭州的发展与都市的繁荣奠定了良好的基础。至此，杭州成为大都会的基础已经夯实，从此拉开了钱塘繁荣的序幕。隋朝统治时间虽短，但对杭州市正式成为一个城市，却起了奠基作用。

钱塘在唐之前一直被称“钱唐”，因避唐朝国号之讳，才在“唐”左边加了“土”，钱塘之称一直沿用至今。由于隋末战乱很少殃及杭州，致使唐朝时期杭州经济突飞猛进：兴修杭州西湖等较大水利工程多处，人口迅速增长，杭州成了江南繁华的城市。

唐朝三百年间，经过劳动人民的辛勤建设，都市经济有了新的发展。如唐朝少府监（主管手工业的中央机构）把全国的绢布按质量好坏分为九等，杭州所产的苎（苎麻织成的粗布）列为第四。杭州所产的绫，还受到大诗人白居易的称赞，他在《杭州春望》一诗中，有“红袖织绫夸柿蒂”之句，就是称誉杭州女工织造的有柿蒂花纹的绫。此外，杭州造船业也有了较大的进步，民间已能自造三丈长的大船，船体规模和工艺水平，均和当时著名造船业中心的苏州、扬州不相上下。店肆达30 000多家，每年商税收入达5 000万缗，约占全国商税收入的百分之四。

当时杭州的兴盛，还表现在城区的扩大上。唐朝时城区从原来的城南江干一带向北延伸到武林门。城南江干成为海外贸易的码头，城北武林门一带，则因大运河的通航而成为附近州县货物的集散地。城区人口也迅速增加，开元年间（公元713～741年）达到86 000多户。杭州在晚唐之时，已成为“咽喉吴越，势雄江海”的东南名郡。

唐朝的杭州，下辖钱塘、盐官、余杭、临安、于潜、唐山、富阳、新城（今新登）8县，州治在钱塘，府署在凤凰山麓的渡口柳浦（今江干区一带）。杭州的繁华起始唐朝，而大唐杭州的克臻繁荣一方面承袭了隋朝的基业，另一方面当朝的建树功不可没。具体内容如下：

一是海上贸易的开辟。有唐一代，国威远振，海外交通盛极一时，广州、扬州、杭州均是重要的通商口岸，贸易红火。

二是解决了市民的引水问题。杭城的陆地既是江海故地，自宋以前，江流东去城郭甚近，地下水潜相通灌，咸苦不能饮用。惟有负山居民，凿井汲取甘泉，范围狭窄，最初人们聚落不在中城、下城的广大平原，而在上城的凤凰山麓。其后因交通便利，商贾辐辏，居民日众，饮水遂成严重的生活问题。唐代宗大历期间（公元766～779年），刺史李泌始在今涌金门、钱塘门之间，分开6处水口，引导西湖水入城，潴为六井。穆宗长庆期间（公元821～824年），刺史白居易复加开浚，居民淡水充足，生齿日繁，城邑聚落范围突破了南部山麓地带，逐渐北展。南起江股，北届武林门和艮山门的市区，肇基唐朝，但筑城年代已无从查考，今日杭城大致拓定此时。从唐朝至元朝，杭城南临江干，南北较今城为长，东至东青巷、城头巷，东西较今城为狭，城区呈狭长形。元末张士诚改筑城垣，将荒废的南宋故宫划出城外，把东面的新市区划入城内，形成随后的城区。

三是农田水利的兴建。杭州夏秋期间易旱，对农业影响很大。西湖居浙西平原的上游，唐以前未能利用这一天然水库。唐穆宗长庆年间（公元 821 ~ 824 年），白居易任杭州刺史，筑堤捍湖，以时蓄泄，杭州东北濒河的 1 000 多顷农田，都得到灌溉，年年喜获丰收。

四是西湖风景的扬名。西湖妙境天成，冠绝宇内，但唐朝以前很少有人题咏，知者殆鲜。长庆年间，白居易守杭，酷爱湖山，眈昵云树，新词艳曲，层出不穷，绘尽西湖美景。当时，白居易诗名震撼一世，西湖经其品题，闻名遐迩，云集了四方文士。北宋熙宁、元祐年间，著名诗人苏轼又两任杭州，留下了丰硕的西湖诗篇，逾越乐天。人们认为“杭州巨美，自白、苏而益彰”，洵属知言。使杭州从小城市跃居为大都市的功臣当推五代吴越国王钱镠，北宋时杭州被誉为“东南第一州”。

因此，杭州从隋唐到五代十国时期的科技文化发展经久不衰，医药卫生的发展亦步亦趋，这主要表现在设置了医药学官员，加强了医药行业的管理，而且，杭州朝贡的中草药品之多居全国前茅，木、石、陶、瓷质医药卫生用具琳琅满目，综合治理饮水卫生的工作颇具成效。另外，杭州与日本的医药学交流也较为频繁。

909 年，农民起义军的叛徒朱温废黜唐朝末代皇帝，改国号为“梁”，统治黄河流域，史称“后梁”。此后，在南方以及山西等地，军阀乘机崛起，相继建立了10个割据政权。钱镠建立的吴越国，便是十国之一。吴越国地分十三州一军，定都杭州，加名西府，或称西都。这是杭州作为封建帝王之都的开始，在杭州的发展史上占有重要的一页。

杭州真正名声鹊起则在五代十国时期，乱世枭雄钱镠建立了吴越王朝，并将钱塘升格为国都。《玉照新志》记载："杭州在唐，繁荣不及姑苏、会稽二郡，因钱氏建国始盛"。钱王独霸一方，却能审时度势，趋利避害，保境安民，繁荣经济。使钱塘不仅躲开了战火的涂炭，而且伺机发展成东南第一繁华城市。

北宋至道元年（公元995年）在杭州设置"织务"，专门管理并收购绢达25万匹，占浙西七州三分之一强。同时，雕刻印刷也居全国首位。此外，酿酒、造船、制扇等手工业都很发达。

宋太宗端拱二年（公元989年）设立市舶司，杭州成为全国三大对外贸易港之一。

北宋嘉祐二年（公元1057年），梅挚出任杭州知府，宋仁宗赠诗示宠，称赞杭州是"地有湖山美，东南第一州"。可见北宋时期的杭州，已经成为东南沿海的大城市。

北宋前期，杭州人口增加了一倍。据元丰年间（公元1078~1085年）的《九域志》载，彼时杭州人口已达202 800多户，成为江南人口最多的州郡。五代至北宋前期，杭州已成为"四方之所聚，百货之所交，物盛人众"的大都会。杭州的经济、文化、科技、教育、学术和文艺都居全国前茅，达到高度昌盛时期。杭州丰富的药源为治病救人提供了保障，并推动了制销药品业的发展。北宋末年，杭州设立了医学官制和惠民药局，掌管药物，为民治病，还出现了杭州第一所亦是当时中国为民服务的最大医院“安乐坊”。

杭州城市的发展，从宋室南渡达到登峰造极境地。建炎三年（公元 1129 年），宋高宗从扬州渡江到杭州，旋升杭州为临安府。绍兴八年（公元 1138 年），定都临安（今杭州），于是东南第一州更鳌居为南宋全国第一州。南宋时期，临安府城多次扩建，成为南跨吴山，北到武林门，左靠钱塘江，右近西湖的大城，气势宏伟。四周开了 13 座城门，城墙高达 3 丈，厚约丈余，禁约严厉，人不敢登。城墙外围有 10 多丈宽的护城河，护城河两岸种植杨柳，禁止行人往来。至南宋末，杭州“城南西东北各数十里，人烟生聚，民物阜蕃，市井坊陌，铺席骈盛，数日经行不尽，各可比外路一州郡”。其市区大致东南尽江涛，西南起龙山（六和塔下），西际天竺、灵隐，北包西溪、北关，远接安溪、临平。

南宋时期，由于赵宋朝廷偏安杭州，“大驾初驻跸临安，故都及四方士民商贾辐辏”，[3]带动了各业兴盛，使杭州成为全国的政治中心，也使经济起色很大。在商业方面，临安成为全国的商业中心，“往来辐辏，非他郡比”，“大小铺席，连门俱是”。店铺多移向街头，临街营业。今官巷口至羊坝头一带，为府城最大的闹市区，金银珠宝商店集中之地，就是今上、下珠宝巷一带。杭州素称“丝绸之府”，丝织业历史悠久。南宋时除继续生产传统产品外，还试制了不少新品种。杭州印刷业也迅速发展，成为全国之冠。凤凰山下修内司官窑所产的瓷器，专供皇室使用，极其精致。当时杭州还能精制各种西湖画舫与大舰，造船业相当发达。伴随着经济的发展，文化教育事业也呈现出一派欣欣向荣的景象。南宋的最高学府太学，是以抗金民族英雄岳飞的住宅扩建而成的，故址约在今浙江大学医学院附近。学生多时达 2 000 ~3 000 人。一种类似科技的专门大学，如武学、医学和算学等，也应时而生。民间戏艺，更是百花争艳，仅杭城内外出现的固定游艺场有就 20 多处，当时称为“瓦子”、“瓦舍”或“瓦肆”。海外贸易也十分发达，“四方百货不趾而集”杭州。

南宋都城临安的医药机构相当完备，赓续北宋旧制设置医学官制和惠民药局，管理医药。医学教育颇为完善，著名医药学家辈出，人数之多占居全国首位。药品制销制度较为周全，城内药铺林立，药材丰富，医药用具烧制颇多。城市的环境卫生清洁美观，食品卫生较为讲究，个人卫生习俗比较文明。医药慈善事业也具有相当规模。因此，南宋时期的杭州是全国医药卫生最发达的地区及全国政治、经济、文化的中心。

12 世纪的世界各国当以南宋最为繁荣富盛，杭州当之无愧成为世界第一大都市。马可波罗在南宋灭亡后畅游杭州，仍称“天城”，赞其为“世界上最美丽华贵之城”。那时世界第一大都会的荣华浩穰，难以尽言：城区运河浚疏畅通，巨舰通行无阻，砖石铺成的道路雨时并不泥泞。浙右江淮河艘骈集城北，江船海舶蚁集江岸。巨富高资、江商海贾、四方百货不趾而集。街衢买卖昼夜不绝，夜交三四鼓，游人渐稀，五鼓钟鸣，商贩开张。杭州确实可与《清明上河图》的繁华景色相媲美。

元世祖至元十七年（公元 1279 年），元朝灭宋，改临安为杭州路，此后 80 年，政治上杭州退为东南第一州，经济上仍雄据全国乃至世界第一大都市。杭州的丝织业、印刷业等在全国占有举足轻重的地位。杭州的书院位居全国第一，学术、文学艺术达到了繁盛，医药界人才济济，成果颇丰。

宋德祐二年（公元1276年），元军攻占临安，不久南宋灭亡。元朝降临安府为杭州路，作为江浙行省省会所在地。为了加强对全国各地的控制，元朝统治者强令各州县拆毁城墙，杭州城墙亦在此被毁。元末张士诚领导的农民起义军占领杭州后，又调集附近民夫在至正十九年（公元1359年）突击重建，奠定了明清时期的规模。

至正二十六年（公元1366年），朱元璋派大将常遇春进攻杭州，激战3个月，才从东青门而入，因此后人把此门改称庆春门。明朝改杭州路为杭州府，杭州仍为浙江省省会所在地，此后700年一直未变。至正十六年（公元1356年），明太祖在应天府置江南行中书省，浙江省会杭州的辖境大为减缩。杭州社会发展却迅猛异常，区域性的社会经济结构出现了一些显著的变化。西学东渐之风吹遍全市，基督教堂在杭州城内耸立起来。这一时期的医药知识渊博，文化素养很高，名医荟萃，世医众多。药用植物栽培的面积、品种均有所增长，药材丰富，药行、药栈、药店林立。医药慈善事业发展迅猛，养济院、育婴堂、瘗葬业等建树非凡，与国外的医药学交流穿梭进行。

清延明制，设浙江行省，钱塘为省会，又是杭嘉湖道治与杭州府治所在地。清朝杭州市的面积基本与新中国建立初期相埒。江南的秀丽，杭州的繁华，使始皇帝之后千余年来的许多帝皇在钱塘这块胜地上留下了他们的足迹。康熙六下江南，五到杭州；乾隆六下江南，六到杭州。在他们逸闻趣事的光环下，古代钱塘今朝杭州更名闻遐迩。

清朝初期（公元1636～1840年），杭州传统的自然经济枯萎，商品经济却十分活跃。新型的绅士地主（即城市地主）把部分地租挪用于商业，促进了市镇经济的繁荣，店铺目不暇接，“杭民半商贾”，资本主义萌芽的诸多因素深刻地影响到这一区域的意识形态和生活习俗。同样，中医药学也进入了全盛时期，杭州供职于朝廷和太医院人士较多。1664年，杭州侣山堂的问世，使民间创办的中医药学教育机构跻身于全国先进行列。这一时期，政府和民间人士从各自的角度出发筹资创办养济院、育婴堂和漏泽园，收养医治贫病者。由于受到清朝闭关自守及海禁政策的禁锢，与国外的医药学交流也呈秃萎的趋势。

清朝后期（公元1840～1911年），杭州的官吏和军队十分腐败。在思想上严密控制，继续推行高压统治和蒙昧迷信的愚民政策，提倡维护封建正统的理学和脱离现实的考据学，并以八股取士的科举制度来麻痹和笼络知识分子。吏治窳败，给杭州人民造成了深重灾难，激化了社会矛盾和阶级斗争。当清王朝日趋没落，欧美资本主义国家正处在兴旺发达之际。英国资本主义侵略势力通过鸦片战争，把魔爪伸向东南沿海各省，英、日等侵华势力通过《南京条约》、《烟台条约》和《马关条约》，迫使浙江宁波在1844年1月1日、温州在1877年3月、杭州在1898年9月26日向列强开放。在这样的历史背景下，90年代初及甲午战争前后出现了一批新思想家，形成了一股维新思潮。杭州人龚自珍的开拓思想直接启迪了近代杭州的革故鼎新思潮，同时，许多西方的先进科技引进杭州，致使中西医学在该市交相辉映，推动着当地医药事业艰难地向前迈进。这一时期，颇具完整意义上的医疗卫生管理机构及中、西医医院开始建立。西医医院规模较大的有浙江广济医院、浙江医院和省立医药专科学校附属医院等。近代杭州真正名副其实的西医学校则是1881年创办的浙江私立广济医学各科专门学校和1912年建立的浙江省立医药专科学校。中、西药业也有较大的发展，如胡庆余堂的创设。中医药学术团体和刊物纷纷创办，但医药学发展的速度比较迟缓。

民国时期（公元1912～1949年），杭州风云变幻，政局动荡。1911年11月5日，资产阶级革命党人在杭州举义，摧毁了清王朝的统治，在杭州成立了浙江军政府。一些新式学校也在全市创办起来，并对传统的封建教育模式进行了大胆的革新，浙江图书馆、西湖博览会等一些涉及到经济文化的媒体纷纷面世。市民的水电生活设施有了一定的改善，人们的文化娱乐活动从大家庭院中走向社会。在这灾难深重的37年中，杭州的医药学发展步履艰难、蜗牛式爬行。在医政机构建设方面更趋完善，中西医院数量有所增加，西医人才不断涌现。尤其是药业发展势头强劲，杭州民生药厂堪称国人自办的四大药厂之一。浙江中医专门学校等职业教育机构纷纷建立，省立救济院等慈善医药机构有所发展。这一时期受历史条件的局限，医药学发展比较缓慢，步世界同行发展的后尘，而且距离日远[4]。

参考文献

[1] 林正秋．杭州历史研究［M］．杭州：杭州出版社，1999：1～10

[2] 二十五·史记·秦始皇纪［M］．册1．上海：上海古籍出版社，1986：31

[3] 陆游．老学庵笔记．卷8

[4] 朱德明．浙江医药史［M］．北京：人民军医出版社，1999：6～10

第二章 医药卫生行政管理机构及医疗机构

第一节 古代医药卫生行政管理机构及医疗机构的创设

据现有资料考证，西汉以前杭州无完整意义上的医政机构，医药管理尚受民间习俗的制约，随意性很大。西汉时期，国内才出现地方医官，杭州却无记载。西晋时期，我国最早、最高医药卫生行政兼医疗的综合管理机构——太医署问世。北魏时，地方医院才诞生于国土，影响波及杭州。隋唐时期，医事机构十分庞大，仅直属于太医署、尚药局和药藏局的医官与医药人员就达500多人，杭州医药卫生行政管理机构正式见端史册就在此时，我们就从此着手，追溯其创设、发展历程。

唐贞观三年（公元629年），浙江各府州县置医药博士，官秩从九品下，杭州也不例外。北宋时期，杭州医政机构的建立已与北方发达城市亦步亦趋，却有差距，在杭州的行宫（即钱王旧宫址）设有御药院。抚民的“养病坊”、“施药局”纷纷诞生，出售成药的世界上第一所药局“太医局卖药所”、“和剂惠民局”也相继问世。

北宋元祐四年（公元1089年），苏东坡出任杭州太守，拨出官缗2 000贯，连同自己捐出的50两银子，在城市中心地带（惠民路附近）建置病坊，取名“安乐坊”，派寺院僧医管理坊事，并聘请名医坐堂治病。苏氏常躬身病坊，安抚患者，提出各种改进意见，大大提高了医疗水平。他还按照病人病情的轻重，隔离治疗，以防传染疫疠。苏东坡还亲自配制了一种圣散子药丸，它既可退烧，又能止汗；既可开胃，又能滋补。苏氏用这种药救活了疫病患者数以万计。安乐坊在3年中治愈近千人。后来，在两浙漕臣竭力禀报朝廷的情况下，皇上“赐紫衣及祠部牒一道”，嘉奖管理病坊的医僧。苏东坡选任朝官之际，近臣馈送其5两金子、150两银子，他全部转送给病坊，用作扩建购地经费。苏东坡离杭前将此病坊搬到西湖边，改名安济坊，继续为民治病，病坊遂由公立变为自负盈亏的私立医院。因此，这一医院是我国历史上最早公私合资的医院，亦是当时全国最大的面向民众的医院[1]。

南宋时期，杭州医政机构的设置不仅可与北方诸省相媲美，而且大大逾越其右，成为当时中国医政机构建置最为稠密、完善之地，也是古代杭州医政机构建置史上的巅峰时期，独领全国风骚。这一时期建置杭州的中央及该市医药卫生行政管理机构有御药院和随后设置的尚药局、太平惠民局、惠民和剂局、惠民（药）局、施药局等，大减医官名额，分设翰林医官、医教、医痊、医愈、医证、医诊、医候、医学。这在朱德明的学术专著《南宋时期浙江医药的发展》中已有详尽的论述[2]，在此免赘。

但值得一提的是宋朝医学行政机关与医学教育机关是分立的，翰林医官院掌管医药和治疗，所有军医、使节、学校等都由医官院派遣担任治疗。此外，民间医药也都归医官院掌管。

另设的太医局，主要是医学教育机关，也兼任军队的医疗工作。政府规定太医局的上舍生和内舍生应轮流治疗三学（太学、律学和武学）学生和各营将士的疾病。而且每人发给印纸，要求记录治疗的经过和结果，作为年终考查学生的根据之一。例如设在杭州的医药卫生行政管理机构及医疗机构做了大量工作，具体如下：

建炎四年（公元1130年）六月，因行在地气卑湿，令户部支钱修合汤药，调治侍卫马步军中的伤病员。

绍兴元年（公元1131年），因京东差到太医局生9人。判太医局樊彦端奏请收管在京，依祖宗旧法，专一医治殿前马步军、三司诸军班直。遇有缓急病患，依太医局自来立定条法差拨，逐处医治，这是军医教育与一般医学教育相通的史迹。

绍兴二十年（公元1150年）六月，尚书省规定行在及诸路州军，每岁合药，依法送官监督修合，准许军民请服。各州、县、寨量应用数给付，恐怕各州军不切实奉行，诏令户部检坐条法，申严行下诸路州军遵守，务行实惠，毋致灭裂。

绍兴二十二年（公元1152年），令行在每岁差医官诣城内外看诊给药，其诸路州军也有岁赐合药钱，许军民请服。

孝宗隆兴元年（公元1163年）五月，诏令户部行下所属，将今岁发三衙官兵暑药，目下计置津发。先期差官，趁末伏以前到军前，枢密院差使臣一员管押，去都督府差官给散。及行在诸军夏药等勘量修制支散。以都省言和剂局逐年所支三衙官兵夏药20多万帖，军身既已在外，切虑本局循例就此支付本寨，理宜措置，所以有此命令。

孝宗隆兴三年（公元1165年，后改乾道元年）四月，诏两浙东路安抚使洪适，并依例赐夏药。从此可见南宋对军官赐药的普遍，并作为定例。

淳熙八年（公元1181年）因军民多有疫疾，令医官局差医官巡门诊视，用药给散。其中殿前司分配医官12人，军马司2人，步军司7人，临安府内、外厢界20人。所有药饵令户部行文下和剂局应付，并且各人设置历薄，将医过人数抄录具报。

另外，在夏秋和疾病流行的季节，常由太医局定方，配制夏药和瘴药，或令惠民和剂局支付，发给各军常备药物，并在疫情严重时，由太医局派遣医官治疗。

由上可知，南宋长期担任在京部队医疗工作的是太医局学生。至于太医局的医官，除教育医学生和为统治阶级医疗外，在疫疾流行时，也临时担任在京军民的医疗工作。

元朝是我国古代医政机构最为庞大的一个朝代，设有太医院、官医担举司、广济担举司、广惠司、回回药物院、御药局、行御药局、御香局、惠民药局、御药院、尚药局、典药局、修合司、药政司等14个医药机构，有各级医官数百人。元灭南宋，杭州改为江浙行省治所。由于元人入城大肆掳掠，太平惠民局泯灭，著名药铺凋谢。太宗（窝阔台）九年（公元1237年），开设惠民药局，“官给钞本，月营子钱，以备药物，仍择良医主之，以疗贫民。” “太宗九年（公元1237年），始提燕京等十路置局，给银五百锭为规运之本。……江浙行省（杭州）二千六百一十五锭。”[3]

元至元初（公元1264年左右），杭州改施药局为医学提举司，掌考校诸路医生、课艺、试验太医教官、校勘名医撰述、辨验药材。据嘉靖《仁和县志》载：元至元初年（公元1270年左右）始置惠民药局，官给药值，设提领一员管理局事。这是施药于民的官办慈善机构。后各路设惠民药局的有杭州（在惠民巷）等。药政管理，曾一再下令禁止售卖毒药、堕胎药和假药，凡卖毒药致人死者处死。至元二十五年（公元1288年），江浙行中书省置官医提举司。1341年倪居敬被荐补杭州路医学正，旋升江浙官医副提举。

据马可波罗记载，杭州城内有戍兵巡逻，发现有残废或患了某些疾病流宿街头的人，将他们送入医院，城里每个地区有公立、私立医院，痊愈后要求他们从事某种职业。又如埃及富商在杭城内开办阿拉伯医院，直接把阿拉伯国家、埃及的医药学传入杭州等地，推动了杭州与国外的医药学交流[4]。

明朝有太医院、生药库、惠民药局、医学担举司、御药局、御药房等。洪武三年（公元1370年），诏令天下府州县开设惠民药局，拯疗贫病军疾患，杭州置局8所，后并为1所，置于西文锦大街西。万历年间（公元1573～1620年），改惠民局为医药署，掌管考试医生、审查编辑医药书籍、考查辨验药材，直至清朝。具体设置详见表1[5]、表2[6]。

表 1　明朝杭州惠民药局设置简表

府县名称	年份	地址	更替及职能
杭州府	1370	西文锦南大街西面	原惠民药局 8 所，后并成 1 所，万历间更名医药署，制药疗病。

表 2　明朝杭州医学署及医官设置简表

府县名称	年份	地址	更替及职能
杭州府	1384	西文锦南大街西面	医学正科 1 人，主掌医药事。医学训科 1 人，制药惠济贫病者，方喆曾任正科、方谷曾任训科。

清朝只设太医院与御药局，一医一药，各司其职。在杭州等府州县分设医学署、府正科、州典科、县训科。康熙十年（公元 1671 年）旱，疾疫大作，总督在杭州设药局，派名医主持。

光绪二十九年（公元 1903 年），清廷颁布《商会简明章程》。同年，清廷在警察机构中设卫生警察掌管医药卫生行政，并将浙江巡抚翁曾桂的常备亲军营改为警察军。

宣统二年（公元 1910 年），裁并警务处，改警务长公所为巡警道衙门，内设四科掌管医药、卫生、保健和防疫等事项。

值得一提的是从北齐至清朝，杭州籍职官兼精医药学者以及医药学家兼任医官者大有人在，他们在各级医疗行政机构中，为当地人民的身心健康奔波，这可从下列表 3、表 4 中窥见一斑[7]。

表3　杭州籍职官兼精医药学者简表

朝代	姓名	籍贯	官职	学科
北齐	徐道度	杭州	太守	针灸
唐	陈仕良	杭州	陪戎都尉	药学
宋	沈括	杭州	龙图阁待制	内科
宋	王介	杭州	内阁太尉	药学
宋	郭敬中	杭州	光禄大夫	妇科
宋	郎简	临安	工部侍郎	内科
明	吴毓昌	杭州	内阁中书	内科
明	沈士逸	杭州	游洋将军	内科
明	吴瓒	杭州	知州	内科
明	倪居敬	杭州	保冲大夫	内、外科
明	卢淳熙	杭州	稽勳郎	内科
明	张懋忠	杭州	教谕	内科
清	连文冲	杭州	户部郎中	流行病学
清	吕震名	杭州	州判	内科
清	仲学辂	杭州	教谕	内科
清	吕震	杭州	州判	内科
清	吴樽	杭州	内阁中书	内科
清	吴毓昌	杭州	内阁中书	内科
清	林澜	杭州	通判	内科
清	闵珮	杭州	御吏	内科

表4　杭州籍医药学家兼任医官者简表

朝代	姓名	籍贯	医官	学科
唐	陈仕良	杭州	药局奉御	药学
宋	靳从谦	杭州	御直翰林医官	儿科
宋	李信	杭州	太医院待制	儿科
宋	罗知悌	杭州	宫中医侍	内科
宋	管范	杭州	内医官	内科
元	吴绶	杭州	太医院院判	内科
元	沈好问	杭州	太医院院判	内科
元	倪居敬	杭州	副医学提举	内科
元	吴恕	杭州	太医院御医	内科
明	钱寰	杭州	太医院御医	儿科
明	嵇胜	杭州	太医院官	伤科
明	叶文龄	杭州	太医院院判	内科
明	葛林	杭州	太医院院判	儿科
明	姚应凤	杭州	太医院院判	内科
明	李元素	杭州	南京太医院医士	内科
明	方谷	杭州	杭州医官	内科
明	陈鼎	杭州	太医院医士	妇科
明	陈鼐	杭州	太医院医士	妇科
明	陈谟	杭州	须天府医学大使	妇科
清	朱方华	杭州	太医院吏目	内科
清	吴志中	杭州	太医院吏目	内科

总之，综观古代杭州医药卫生行政管理机构及其医疗机构的创设，可以得出这样的结论：医政制度离不开政治制度，并受制于社会文明程度和生产力发展水平，也与同时代

的医疗水准紧密相连。宋朝以前，杭州的医药卫生行政管理机构及其医疗机构的创设滞后全国，直至赵宋朝廷偏安浙江，“大驾初驻跸临安（今杭州）”[8]，带动各业兴盛，使杭州成为全国的政治、经济、文化、军事中心，医药卫生事业最发达的地区。尽管随后历朝，北方医政机构的建置规模大大逾越杭州，但该地区的相关事业仍承前启后，有所发展，杭州籍医药学家得宠朝廷荣膺国家医政机构的医官者大有人在，这些都将彪炳中国医学发展史册。

第二节　近现代医药卫生行政管理机构及医疗机构的设置

以鸦片战争为转折点，素以“风景如画”之称的杭州与全国一样罹难了半殖民地半封建社会的坎坷命运。但是，该市民众在荆棘丛生的道路上顽强搏击，在医疗卫生事业方面仍有一定的发展。随着近代西医学在杭州的传播，近代医学体系，主要包括医药卫生行政管理机构及医疗机构随之逐渐形成。现就我们所掌握的星散资料，勾勒这一时期此方面的轮廓。

一、浙江省卫生处、杭州市卫生局、热带病研究所的建立

根据浙江省卫生处秘书室统计股 1945 年 7 月的资料来看，设置在杭州的浙江省卫生行政主管机构卫生处的名称、机构变化多端，先后经过了 6 个阶段：（1）1927 年 7 月成立了浙江省政府民政厅第 5 科，标志着浙江省卫生行政机构正式问世，内设医政、防疫、保健 3 股。附设机构有 1929

年7月创设的卫生试验所、省立传染病医院和省立助产学校。(2) 1931年4月改名为浙江省民政厅第2科警政科，内设卫生行政股，原第5科附设的3个机构由该科接管，在1931年4月增设了省立医院。(3) 1935年4月改名浙江省政府民政厅卫生实验处，内设总务、技术2股。附设机构除延辖了原3个机构外，1936年8月增设了绍兴安昌卫生所、嘉兴治血吸虫病工作队和1937年9月设置的临时护士讲习所。(4) 1938年1月改名为浙江省政府民政厅技术室，办理一切卫生事宜，附设机构有1938年1月设立的浙江省战时救护总队、7月成立的战时医疗防疫总队。(5) 1938年9月改名为浙江省政府民政厅卫生处，内设总务、技术2组办事，附设机构有战时医疗防疫总队（改隶）、卫生试验所（恢复），1938年9月创设碧湖卫生所、仙都卫生所、方岩卫生所，1939年1月创设柿后卫生所、3月创立战时卫生人员工作讲习班，1939年10月创设丽水松坑口卫生院、方岩门诊部，1940年1月创立丽水卫生院、第一、二巡回医疗防疫队，3月创立缙云卫生院、松阳卫生院。(6) 1940年9月改名为浙江省卫生处，脱离省民政厅，直隶于省政府，陈万里首任处长，孙实甫继任，办理医药人员及医院、药商注册登记事项，内设第1科管理医政、第2科管理保健防疫，第3科管理总务、兼设材料库和统计及人事2股、秘书室、医药器材经理委员会等，附设机构有除继承原设单位外，1940年10月又增设了浙西卫生院。1941年1月成立了省会卫生事务所、第9区中心卫生院、临时第一、二防疫队，7月成立了省卫生处护士训练班，1942年1月设置了省立医院、省医疗防疫队、第一、二、三辅助医院、第五区中心卫生院，2月成立了第一、第十一区中心卫生院，4月成立了

表 5 民国 34 年(公元 1945)浙江省卫生行政组织系统

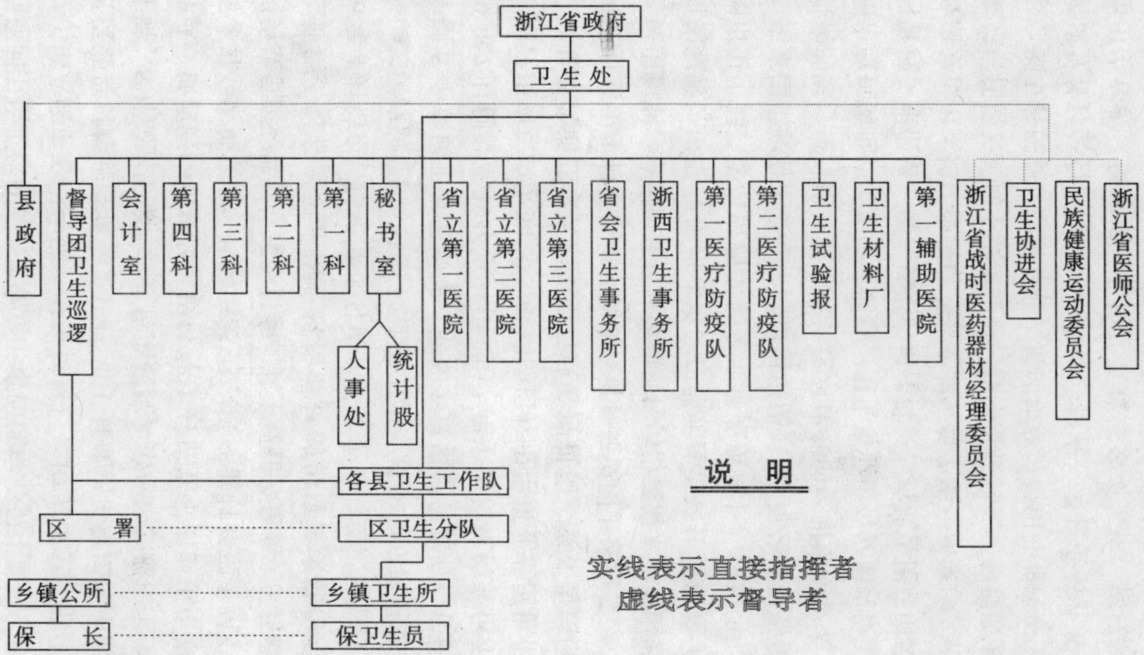

浙西巡回卫生工作队，8 月成立了第四区中心卫生院，9 月成立了第八区中心卫生院、卫生材料厂，10 月成立了省卫生处医药器材经理委员会。1943 年 1 月成立了第二区中心卫生院，6 月成立了第一、二传染病院，第一、二巡回卫生工作队、浙西医疗防疫队。1944 年 1 月成立了浙西卫生事务所、省会传染病院。1944 年 5 月，医药器材经理委员会改组为战争医药器材管理委员会，其主要任务是充实医药器材之征购，对各级卫生医疗机构器材的供应，该机构至 1946 年 4 月结束。1945 年 1 月成立了省立一、二、三医院，第一、二医疗防疫队。上述浙江省卫生处机构的 6 次更易，其中前 5 个隶属于省民政厅，第 6 个隶属于省政府，它从 1929 年 7 月创设至 1946 年 4 月的 17 年中内设机构变化不大，附设机构却约达 54 个，管辖的医疗卫生事业范围也很大，实是近代浙江最大的卫生行政管理机构。表 5 为民国 34 年浙江省卫生行政组织系统表，可补充说明上述内容。

民国初期，杭州医药行政管理机构仍沿袭清末时期由警察机构兼管。1927 年杭州建市，在邵元冲市长任内组建了杭州市卫生局，著名医药学家金宝善荣膺局长。1930 年 5 月，南京国民政府正式公布《市组织法》，上海公共租界警政机构的医疗建设比较规范[9]，这对比邻的杭州影响较大。杭州市政机构也作了相应的调整，卫生事业由公安局内设卫生科管理，张信培、盛光远先后担任科长，抗战告捷后国民党政府复设卫生局，张信培、翁文渊、盖宝璜、唐家珍、张振夏先后任局长。局下设医政科，缪宇屏任科长，管理医务行政，颁发各医院、诊所开业人员的执照，组织开业医务工作者成立各种公会，协助政府监督、检查、考核会员业务，从事卫生宣教、预防接种和地区急救等多项工作，辖权颇大。其附设机构有自来水厂、市立医院、市立残废院。卫生科（后改称为医政科）的职责是派员检查、训示及改良一切卫生事业工作，具体可分为三大类任务：第一，关于保健事项的有清河清道、学校卫生、肉类检查、取缔粪尿、卫生宣传及饮食堂检查、牛乳检查及野犬处置；第二，关于医药事项的有市立医院免费诊治病人、中西医管理、接生婆训练和平民产院补助；第三，关于防疫事项的有平民免费注射、派员检查卫生、病家消毒、患者隔离。民国时期，杭州市政府对卫生事业颇为重视，1933 年用于卫生事业经费达 208 112 元，具体分项如病院及诊察所经费 44 940 元、各医院代行诊查津贴 7 800 元、卫生稽查薪金 5 292 元、兽医俸金 960 元、防疫 1 650 元、捕捉野犬 360 元、卫生运动 360 元、学校卫生 2 316 元、救护汽车 660 元、杂项 600 元、卫生牌照费 1 278 元、服装 2 582 元、公共垃圾箱 1 500 元、公共厕所便池 1 500 元、工资 56 850 元、杂支 7 782 元、清河清道 64 632 元、卫生设备 6 950 元等，这一笔经费占市政府全年经费的 10% 强。可见，政府对于全市的医疗卫生事业颇为重视，卫生行政管理机构设置较为规范。

1928 年 7 月，国民政府教育部派洪式闾在杭州西湖钱王祠设立了我国第一所寄生虫研究机构——热带病研究所，这是我国早期重要的热带病学专门研究机构，其研究组织分为病理学、细菌学、寄生动物学、医化学、药化学、动物学等组，另有血清疫苗制造及临床治疗两个部门，其经费主要由教育部和浙江省政府支付。30 年代初期，其研究设备已初具规模，具有病理学、细菌学和寄生动物学的仪器、标本等设备，主要中外图书杂志 1 020 册，显微镜 2 架，切片机 1 台，孵卵器、干燥消毒器、蒸馏器各 1 具，寄生虫标本

100 多种，病理组织及血液染色体标本 2 000 多种，还有各种玻璃器具若干。汤尔和担任所长，有 8 名职员。30 年代初期主要研究疟疾、霍乱、姜片虫等热带和亚热带地区常见的细菌性及寄生虫性等疾病。主要研究工作有：对杭州地区疟疾发病情况的调查、疟原虫在宿主细胞内的斑点染色法、恶性疟疾的临床治疗经验总结、萧山地区居民肠道中各种姜片虫的调查、霍乱菌在国产茶酒等饮料中存活能力的调查、嗜酸性白细胞的黄色呈现实验等。该所的研究工作对我国早期的热带病学发展有一定的贡献。

综上所述，进入新民主主义革命时期，杭州市比较完整意义上的卫生行政管理机构才初具端倪，市领导对这一领域的工作颇为重视，机构建置比较周全，医疗卫生防疫制度逐步完善，这些对当地人民的身心健康十分有益，并在近代中国医疗卫生史上占有一席之地[10]。

二、西医医院和诊所的建立

在 1840～1949 年百余年的历史长河中，伴随着欧风美雨的浸润，西方医药学也席卷而来，1800 年 Morisor 和 Livengstone 在澳门设立的诊疗所，是西方医药学传入我国的标志之一。我国真正意义上的近代医院始建于 19 世纪 30 年代，它是随同帝国主义侵略及基督教传入而发展起来的。帝国主义通过教会在我国举办医院的直接目的在于传教，其根本目的在于摧毁我国人民的民族自尊心、爱国心，麻痹人们的斗志，从而为他们的侵略铺平道路。起初，西医仅局囿于广州一隅，后辐射到沿海和内地一些城市[11]。当教会医院有了相当发展后，侵略者便想进一步利用华人，利用他们训练出来的“西医”，控制我国的医疗事业。为此，他们采取了另一重要措施，即把各派教会医院联合起来，创办几个质量较高的医事中心，并以它为中心建立全国医院网。由此可见，帝国主义者在我国兴办医院，目的不是为了促进我国医学的发展，而是出自殖民主义需要。鸦片战争后，辽阔的中国领土，成为帝国主义瓜分逐鹿场地，无数的教会医院，也成为他们灌输奴化思想、训练洋奴买办、为帝国主义及资本家服役的地方。在传布西洋医学的同时，由于满清统治者崇洋媚外、排斥和歧视祖国医学，形成了中西医派别，严重地妨碍了有几千年历史的中医药发展，助长了医药卫生界的崇洋心理，有的人甚至丧失民族自尊心与自信心。我们从外国人在我国开办医院的发展过程中，可以清楚地看出它与帝国主义者侵略的瓜葛。不过，20 世纪初叶，在杭州这块星罗棋布着传统中医药学璀璨明珠的土壤上，也散发出西方医药学的芬香。西医医院和诊所争相崛起，客观上与传统的中医院、所交相映辉，为近代杭州人民的医疗卫生保健事业做出了贡献。

近代杭州的西医院有教会、国立和私立创办三种，其中教会医院开张最早。杭州最早建立的教会医院为仁爱医院（今红十字会医院），1868 年天主教仁爱会修女在天汉洲桥（今中山北路）创立仁爱会医院分院，称“仁慈堂”。杭州历史较长的西医院还有广济医院，1869 年英国安立甘会派 Meadows 在横大方伯巷建立戒烟所，在此基础上 1871 年创办大方伯医院，后以“广行济世”之意改称广济医院，1881 年改派传教士梅藤更来杭州掌管广济医院。1892 年，国际麻风协会的工作扩及中国，Main 在报告中写道：“杭州沿街路边有不少的麻风病人请求赈济，在美国麻风协会的资助下，在杭州设立了麻风病院，开始收治麻风病人，同时为女患者建有楼房，为了照顾患者的健康子女，为孩子们提供了专门房间。”设置在杭州的浙江医院创始人是慈溪人韩清泉，他原来是养正书塾的学生，光绪末年被派往日本学习西医。当韩在养正书塾学习时，目睹英国人梅藤更在杭州横大方伯巷所办的广济医院和广济医专对学生欺凌压迫，欺骗病家，对中国人敲诈，极为愤慨。从日本回国后，他想办一所医院与英国人主持的广济医院相抗衡，于是会集留日同学厉绥之、汤尔和等，并得到杭州地方人士陈汉第、陈敬第的支援，共同申请省库拨借 8 000 元，于 1911 年在羊市街租赁一所四开间前后两进的西式楼房，开设医院，取名浙江医院。这是国人在杭州自办的第一所西医院。该院开诊后，汤尔和主持内科，韩清泉主持外科。数月后，由于疗效显著，服务优质，收费低廉，深得社会人士的好评。辛亥革命后，请准政府将运司河下前盐运使署址数十亩地拨为浙江病院院址。而且，医院基础逐渐稳固，社会信誉不断提高。1912 年浙江省立医药专科学校成立，它是一所附设医院、药厂的西医学校，附属医院由校长综合管理。1928 年初 Sr. Haccard 捐资在刀茅巷 222 号继建仁爱医院，又名圣心医院。

据《杭州指南》和《杭州概况调查》，当时的西医院还有大公医院、大华医院、西湖医院、民生医院、博爱医院、延龄诊察所、东坡诊察所、博济产科医院、安生产科医院、新民产科医院、济生产科医院、保健产科诊所、大同齿科医院、中国洁齿院、其昌齿科医院、杭州齿科治疗所、浙江病院（117 医院的前身）、省立杭州第一医院、省立产科医院、市立医院、市立传染病院、杭州第二后方医院、杭州第 69 后方医院、国立浙江大学附属医院、杭州时疫医院、同春医院、沈保庆医院、东南医院、广平医院、西湖肺病疗养院、西湖葛岭疗养院、石氏眼科医院、杭州耳鼻喉科医院、杭州产妇科医院、杭州保健产科医院、建生产科诊所、杨瑛产科医院、三江医院、惠民诊所、振华医药化验所、杨瑛医学化验所、浙江省医疗防疫大队。当时，省民政厅第5科附设医疗机构有卫生试验所、省立传染医院，第2科附属医疗机构有省医立院。省卫生处附属医疗机构有省会卫生事务所、省会传染病院、浙东卫生事务所、浙西卫生事务所、省立第一辅助医院、省立第二辅助医院、省立第三辅助医院、省立第一传染病院、省立第二传染病院、省立第一医院、省立第二医院、省立第三医院、省立第一至第十一区中心卫生院等。当时，还有一些私人开办的西医院和诊所，如保庆医院、同仁医院、复明眼科医院、东方花柳病院、杭州公济医院、长生医院、杭州花柳医院、仁爱医院、四明医局、寿山医院、安吉产科医院、周南医院、杭州医院、凌霄医师诊所、张星一医师诊所、王心原医师诊所、西湖妇孺疗养医院、钟更生医师诊所、广济医院、江干医院、公济医院、田宝永牙科医院、杭州文明眼科医院、临安医院、单懋青诊所、杭州市立医院、六和医院、南海医院、华民救济医院、杭州下午医院、同仁外科医院、地方医院、云英医院、仁和医院、德济医院、合组医院、杭州城南医院、杭州平民产院、杭州湖滨疗养院、西湖医院、三山医院、明德医院、地方内科医院、吴山医院、普济医院、江秉甫诊所、阮其煜诊所、庞笛孙诊所、吴一之诊所、杨士达诊所、杨席儒诊所、钱云英诊所、张文耀诊所、赵竞初诊所、俞乃恒诊所、果树棠诊所、包金琳诊所、冯继芳诊所、钱潮诊所、王志成诊所、何志姜诊所、盛佩葱诊所、沈建候诊所、陈道隆诊所、黄静如诊所、王心原诊所、王汝嘉诊所、邬思皋诊所、汤铭新诊所、陆根仙诊所、陆庆平诊所、祝南山诊所、汪建候诊所、冯祖英诊所、冯庚伯诊所、民生治疗所、广济诊所、吴鸿德诊所、沈承埔诊所、任仰苏诊所、邹怀渊诊所、张纶宽诊所、杜眉圣诊所、黄曼欧诊所、徐树敏诊所、王心诊所、钱济时诊所、郭竞志诊所、陈训华诊所、林镇余诊所、周颂南诊所、厉绥之诊所、邵卓如诊所、抄古山诊所、张信培诊所、张包熙诊所、黄自雄诊所、钟仲青诊所、裘诗新诊所、金伟方诊所、张福英诊所、钟品菊诊所等。

三、中医医院和诊所的发展

古代，中医给人看病有的在自己寓所，有的在药店内坐堂，有的几处挂牌，有的以售药为主兼行医治，少数游方郎中走江湖跑码头流动行医，没有比较完整的医院和诊所。到了近代，杭州出现了规模较大的中医院和诊所。

民国时期，杭州市内中医院及诊所有：保庆医局、三三医院、惠孚病院、时和医局、锦标伤外科医局、南阳施医局、龙彪医局、庐湘云医局、胡氏医局、祥林医局、克济医局、何志姜医师诊所、文明眼科医局、西藏天生药局、艮山医局、宽德医局、复明眼科医局、守白医局、志成伤外科医局、保德医局、显真道院医局、开元伤外科医局、同济医局、寿安医局、湖墅医局、陶荚生医局、崇德施医局、胡氏医舍、平阳医舍、中和医舍、徐景元牙局、张霞轩牙医局、章松林镶牙局、新东医肝、桐荫医舍、潘氏医室、言惠澜医舍、姚镕泉医庐、郑一锋医室、徐万清医舍、芝芳镶牙局、张寿南牙医舍、庐氏医寓、旭初牙医局、渊记牙医局、浙江省国医分馆、同善堂医药局等。杭州市内个体中医诊所有：章仁瑞诊所、曹树百诊所、娄俊才诊所、殷总郇诊所、费念祖诊所、丁馥泉诊所、孙逢吉诊所、郑步云诊所、冯大礼诊所、方秋槎诊所、江云山诊所、钟海侠诊所、田宝永诊所、金汉照诊所、美德生诊所、张景龄诊所、石君培诊所、高泰兴诊所、陈德铭诊所、李郁文诊所、盛颂恩诊所、王壶隐诊所、王泽民诊所、方氏女科诊所、王小珊诊所、来樟盛诊所、章选青诊所、翁成甫诊所、徐闲庵诊所、张子濂诊所、沈仲来诊所、施稷春诊所、张绶臣诊所、包元吉诊所、金宝珊诊所、沈启新诊所、戎宋谦诊所、阮义超诊所、秦菊如诊所、潘颂先诊所、僧清华诊所、沈叔野诊所、方善长诊所、孔恺琛诊所、陈少卿诊所、孙里千诊所、唐绍曾诊所、黄雨金诊所、徐嘉才诊所、陈卓生诊所、周风山诊所、韦上林诊所、庐耀鋆诊所、李椿荣诊所、沈保庆诊所、邵云孙诊所、张蕙藜诊所、冯智堃诊所、单懋清诊所、陈绍裘诊所、陈道隆诊所、詹子翔诊所、李天球诊所、王筑孙诊所、周子祥诊所、骆晓初诊所、陈公典诊所、高林森诊所、何樨香诊所、杨仰山诊所、王一仁诊所、莫聚垣诊所、严少山诊所、郑健庵诊所、冯隐先诊所、陈祖尧诊所、谢寿田诊所、孔保寅诊所、徐究仁诊所、王春泉诊所、沈蓉舫诊所、杜述盦诊所、郑达程诊所、章勉旃诊所、傅风池诊所、孙芝舫诊所、滕鹤丰诊所、黄坚白诊所、宓华璋诊所、叶颂夷诊所、李云泉诊所、徐桂云诊所、孙伯仁诊所、蔡燮阳诊所、胡开培诊所、王福堂诊所、余少棠诊所、董曼仙诊所、宋一心诊所、朱玉麒诊所、朱指南诊所、朱焕章诊所、张湛源诊所、费溥泉诊所、潘之安诊所、李清涟诊所、盛懋勋诊所、裘祖安诊所、金觉记诊所、董志仁诊所、韩崧灵诊所、叶颂夷诊所、诸哲生诊所、朱子清诊所、田礼君诊所、宣振元诊所、王子惠诊所、秦又和诊所、霞逸庐诊所、梁日初牙科等。这些医院中尤其是1923年裘吉生创办的三三医院很有特色，该院址先在杭州十五奎巷四牌楼，后迁将军路柳营路口。“三三”是指做个好医生，既要有丰富的医学知识，也要善于总结失败的教训，这样才能治好病，成为良医。该医院是当时全国为数不多的中西医联合医院。医院后院有10多间病房，数10张病床，对贫民治病免收诊金和出诊费，如遇赤贫则另赠药费。医院设有中医内、外、伤科，也有西医内科、妇产科。医院前厅悬挂一块紫红色巨匾，写着孙中山的“救民疾苦”四个大字，医院规模不大，声誉却很好。1927年，虞祥麟在杭建立以骨伤科为主的“祥林医院”。邢涌华在杭州开设的“延龄医寓”和王邈达与史沛棠合办的“六通中医疗养院”已集治疗和保健为一体。这些医院的相继建立，突破了浙江中医历朝以来坐堂门诊的简单模式并注意吸纳西医药技术，有的还添置了西医的设备，不少医院在科室设置与管理制度上已有相当水平。1931年，中央国医馆成立，杭州市成立支馆。1933年1月27日，浙江省国医分馆成立，范耀雯任分馆长，王泽民、应鉴清任副馆长。

可以肯定地说，近代杭州医药卫生行政管理机构及医疗机构为当今该地区的相关设施的建立夯下了坚实的基础。近代浙江中、西医院和诊所主要集中在杭州，该市中西医院、诊所的规模、数量和质量均处于全国比较领先的地位，中西医结合救死扶伤当地人民，在近代中国医疗发展史上光芒四射。

参考文献

[1] 朱德明. 浙江医药史 [M]. 北京：人民军医出版社，1999：13

[2] 朱德明. 南宋时期浙江医药的发展 [M]. 北京：中医古籍出版

社，2005：41～59
［3］宋濂．二十五·元史·世祖纪［M］．上海：上海古籍出版社，1986：7245～7284
［4］朱德明．浙江医药史［M］．北京：人民军医出版社，1999：15～16
［5］〔光绪〕杭州府志·恤政四［M］．卷73
［6］〔雍正〕浙江通志·职官六［M］．上海：商务印书馆影本，1934：2077～2078
［7］朱德明．浙江医药史［M］．北京：人民军医出版社，1999：33～45
［8］陆游．老学庵笔记［M］．卷8
［9］朱德明．三十年代上海公共租界警政机构的医疗状况［J］．华东师范大学学报（哲学社会科学版），1996（3）：93～94
［10］朱德明．浙江医药史［M］．北京：人民军医出版社，1999：46～54
［11］朱德明．近代上海租界卫生史略［J］．中华医史杂志，1996（1）：14～18

第三章　医家学派及其学术思想

第一节　丹溪学派的渊源

金元时期，中医药发展比较缓慢，但其最突出的成果是“金元四大家”的出现，而“四大家”之一的朱震亨滋阴学说就源于杭州。朱震亨得知杭州罗知悌医术超群，当即登门求师，却被拒之门外。罗原为南宋理宗御医，以医术侍奉宋理宗赵昀，甚得宠厚。元时，罗已弃业隐居，朱“候门下三载”，1325 年秋，罗终于收他为徒。因“念其诚”，“尽以其术授之”，朱因此而得以自创一家。据朱震亨自述，罗知悌治病并无固定药方，对待病人必令弟子诊视脉状回禀，但卧听口授，用某药治某病，以某药监某病，以某药为引经。而一方之中，自有攻补兼用者，也有先攻后补者，有先补后攻者。这使朱震亨深受启发，大悟古方治今病，焉能吻合？而以古方治今病，正如拆旧屋凑新屋，须经匠人之手方可，这即是“随时取中”之意。这种方法论特点对于朱震亨治疗思想有着深刻影响，丹溪临床处方用药特点直接钵衣罗知悌。

《格致余论》还记有这样一则医案：罗氏治一病僧，寺僧黄瘦倦怠。罗知悌给其看病，因僧是四川人，出家时其母在堂，在浙右游历 7 年，某天突然思母心切，欲归无钱，只得朝夕西望而泣，得了重病。时僧 25 岁。罗令他隔壁泊宿，每天以牛肉、猪肚甘肥等煮糜烂给他饮食，半个多月，还不断安慰他。罗又说我给你十锭钞用作路费，我不希望回报，只想救你性命。观察病僧心情稍有舒畅，便给他一日三帖桃仁承气服用，血块、痰积方止。第二天只给他熟菜、稀粥，又过半月，病人康复；又半月，给他十锭钞，使他成行。丹溪从中体会到“攻击宜详审，正气须保护”的治疗原则，“大悟攻击之法，必其人充实，禀质本壮，乃可行也；否则邪去而正气伤，小病必重，重病必死”，由此确立了他的治疗思想。此案不仅可见罗氏处治用药游刃有余的高超医术，更可见其拯救病人的崇高医德。

罗知悌著有《心印绀珠》1卷，钱曾曰：“集六散三丸十六汤，以总持万病，意在康济斯民，甚盛心也。是册缮写精楷，乃名手所书，宜珍秘之。”可惜已失传。今存有《罗太无先生口授三法》，戴原礼序曰，此书是他的老师丹溪先生跟从太无先生的所见所闻，命内侄赵凝笔录成书教授原礼的书籍，医家们十分珍视该书。

朱震亨认为人体“一水不能胜五火”，所以“阳常有余，阴常不足”，始创滋阴学说，著有《格致余论》、《丹溪心法》、《局方发挥》、《伤寒辨疑》、《本草衍义补遗》等书。尤以评论《太平惠民和剂局方》的《局方发挥》一书最有影响，书中对香窜燥烈诸药，谆谆致辨，扭转了当时医药流传中的积弊，是南宋以后中医药的重要发展及其成果。因此，《四库全书提要》医家类撰：“儒之门户分于宋，医之门户分于金元。”丹溪继承罗太无的医学而发扬光大，成为一代大师；太无则全仗丹溪的宏扬，使得他的医术永垂不朽，可见丹溪学派源于杭州罗知悌医术，并在中医药学史上具有划时代的历史意义。

第二节　钱塘医派的概况

一、医派形成的学科背景

从全国来看，明清的中医药学，无论从基础理论的研究还是到临床各科的发展，都已趋向成熟与完善。在基础医学方面，由于王清任的大胆实践，纠正了历代医书中关于“灵机发于心”的错误，说明了“脑主记忆”与指挥语言的功能，确立了“灵机在脑”的概念，使中医学关于大脑功能的认识达到了近代科学水平。张登编著的《伤寒舌鉴》绘成舌图120幅，并述其证、明其理、列其治，使医宗的临床诊断第一次有了可供参照的舌诊图谱，从而大大提高了中医诊断的水平。在预防医学方面，人痘接种术的发明与推广不仅有效地预防了全国天花的流行，拯救了不计其数儿童的生命，而且很快流传到国外，直接促成了国外牛痘接种术的出现，大大造福全人类，这是我国明清医家对世界医学发展的最大贡献。在临床医学方面，内、外、妇、儿与骨伤等科从学科理论到诊疗技术都有新的提高，形成了系统完备也更符合临床实际的辨证治疗体系。由于叶天士、薛生白、吴鞠通与王孟英“温病四大家”的杰出贡献，温病学说在理、法、方、药上已经独成体系，从而使中医学在急性传染病及危重感染病的医疗技术取得突破性提高。期间，名医辈出，医著宏富。综合性医著与专著不断涌现，所论及的病证更为广泛与专深，对临床科学发挥了更为有效的指导作用。并刊刻了大量启蒙、入门医药著作，文字浅显、方药实用，对中医药学的普及推广起到了很大作用。唐大烈编印的《吴医汇讲》广收医论佳作，使吴中一带医学同道从此有了交流医学经验的媒体。《内经》、《伤寒论》、《金匮要略》与《本草经》等经典医籍的研究趋向多元化，注解衍义展出新见，分类研究各具特色，临床应用着重方药，而辑复考据则独树一帜。

明清时期，以钱塘为中心的杭、嘉、甬、绍地区中医药学出现了十分繁荣的局面，名医、名著数量冠于全国各地。在基础理论研究和临床技术的许多领域，都居领先地位。张志聪等对《内经》，张遂辰、柯琴、俞根初对《伤寒论》，王孟英对温病学说进行了全面系统的研究、考证与阐发。赵学敏编撰的《本草纲目拾遗》系统总结了1802年之前我国中医学成就，汇载了716种《本草纲目》没有收入的中药和当时传入的域外药物，是继《本草纲目》之后我国又一部具有重要学术价值的中药学巨著。赵学敏还与当时著名铃医赵柏云合著了我国第一部详细介绍走方郎中方药技术的专著《串雅·内外编》，开创了整理研究民间医药技术的先河。临床各科发明了不少新的诊疗技术，如李生以“挂线疗法”治疗痔疮，祁坤的《外科大成》记载了“纱布条引流术”，王茵用桑树皮制成手术用线。胡廷光在所撰《伤科汇纂》中绘成的14幅骨折脱位手法复位图，是中医骨伤科史上第一套比较完整的复位图谱。吴尚先编著的《理瀹骈文》集清以前外治技术之大成，系统阐述了70多种外治方法。王孟英分温病为新感与伏气两大类论治，大大提高了疗效，又撰《霍乱论》专论霍乱辨治。继而又有雷丰提出四季不同时病的辨证论治，著成《时病论》。弋朝荣创“小儿纯阳阴虚”之说，为儿科临床提供了又一理论依据。家传世医已遍及内、外、妇、儿及骨伤等专科。历史之悠久，专科之众多，为各地所罕见。著名者如宁波宋氏、绍兴钱氏、桐乡陈木扇与萧山竹林寺妇科、绍兴何氏内科、湖州德清俞氏外科、慈溪花墙门吴氏与周巷景氏儿科、宁波陆氏、绍兴“三六九”伤科等。

杭州中药资源丰富，制药行业在明末清初已形成相当规模。在杭城，以吴山为中心，中药店铺沿街遍设，著名的有创建于明万历年间的“宝和堂”、“朱养心药店”，创建于清初的“方回春堂”。中药材生意更为兴隆，浙西兰溪的诸葛药业和吴山脚边的杭城药市，均是当时国内闻名的药材市场。吴山上有“药王庙”，日夜求医问药香火鼎盛；吴山西北，则是“钱塘医派”创办的“侣山堂”，研经讲医，门庭若市。有着如此发达的中药业为后盾，杭州医家遣方用药自然得心应手，不愁无良药可用，临床疗效则得到进一步提高。

明末清初的官办医学教育已不复历代兴盛，基本沿袭宋元以来的制度与办法。医学分科曾三次改制。太医院主要培养医官，学员须由官员举荐与医官作保；地方官府医学教育规模很小，主要培养吏目、医士。在官办教育趋向衰退之际，民间教育却逐渐兴旺，且办学形式多样。具有悠久传统的家传与师徒相授仍为主要渠道，并造就出许多名医。在杭州首创医学教育“讲学”形式的乃是张志聪的老师卢之颐，真正形成规模并在中医教育上留下重彩笔墨的则为张志聪继之而起创办的“侣山堂”。

由上可见，在中医药学领域，无论全国的大环境和杭州的区域环境，都为“钱塘医派”在讲学、医疗与经典医籍研究提供了大显身手的历史舞台。

二、医派嬗递

1. 先驱开创

“钱塘医派”形成于明末清初，延续到清末光绪年间，亘绵200多年，其阵容强大，杰出人物众多，在历朝医学学术流派中罕见。仅据史料记载，明确有同门及师生关系的医家就有40多人。张志聪是“钱塘医派”的核心人物与集大成者，卢之颐与张遂辰是张志聪的老师。与志聪先后授师张遂辰的同门弟子有张锡驹、张开之、沈亮辰、杨元如、肖明俊、张天生、陈胤倩等，其中高世栻既是志聪的同学又是他的衣钵弟子。张志聪的学生门人有王弘义、王庭桂、莫昌善、徐永时、倪大昌、朱输、朱景韩、计圣公、张二中、董惟圆、赵瑾叔、曾玉楷及其长子张兆璜、次子张应略等。高世栻的门人有吴嗣昌、王子佳、曹自玉、管介眉、徐皆知、朱曙升、杨岺、杨长舒、奚尚公等。无师生之实，但自觉传承“钱塘医派”学术的有仲学辂及其同道弟子李宝庭、程逊斋、施瑞春、章椿柏、林纾春和王绍庸等，可谓人才济济，延绵不断。

卢复，明万历、天启（公元1573～1627年）年间在世，钱塘人，字不远，号芷园。家为世医，幼习岐黄，遍习古今医书，兼通大乘佛法，好以佛理阐述医理。与当地文士、医家、佛法大师结交广阔，知己颇多。常与当时名医王绍隆、缪仲淳等彻夜论医，探讨学术。一生著作丰厚，计有《芷园医种》等14种。所撰著作，多论及药物，且论述常有新义。卢复考据功底深厚，博学文史哲医，于本草学研究最深、贡献最大。他历时14年将万历年间所见各种医籍之中散载的《神农本草经》资料加以收集整理，所辑成的

《神农本草经》是现存《神农本草经》的最早辑复本，为明以后对本草学的学习研究提供了很大便利。卢复还是明末清初医学研究“尊经”派的领衔人物。卢复认为，医家习素、灵、难与本经是第一要义，由此才能衍生各种医学种子。故在《芷园医种》的“医经种子”中收入《本草经》、《难经》，在“医论种子”中收入《伤寒论》与《金匮要略》，在“医方种子”中分析经方，在“医案种子”中则取《薛立斋医案》。由此可见其极重医学经典学习。

卢之颐，原字晋公，字子繇（一作子由）、繇生，自称芦中人。生于明万历二十七年（公元1599年），卒于清康熙三年（公元1664年）。幼承家学，又多得名医传授，年青时即精于医学，论医似父卢复，多参以佛理禅机。之颐学风严谨，著述刻苦。父亲在世时曾编《金匮要略摸象》，因父催促，草草而成。但觉不满，竟烧之，并说“十年后才著书”。后用5年编撰《伤寒金禅疏钞》，是书30万言，用教典释文之法解释张仲景的《伤寒卒病论》。之颐夜以继日著述，体力消耗过甚。完成父亲遗著时已右目失明，疏钞《伤寒金禅》时左眼又花。其父卢复晚年撰《本草纲目博议》遇有疑义不能自决是，之颐常为之判定。是书未成，卢复病重，之颐遵父续编，时年仅27岁。在其父《本草纲目博议》未完稿的基础上，子颐用了18年时间编成了《本草乘雅半偈》一书。其间，明朝南都（南京）沦陷，鲁王朱以海监国于绍兴，浙江的反清义士纷纷响应，子颐亦前往拜谒，并为鲁王重用，授予职方郎。鲁王入闽，他又跟随。事败后归家，重操医业，闭门著书。此时，子颐两眼失明，而论疏《金匮要略方论》才及一半。于是，瞑目而坐，摸索其义，如有所得，便口授子婿陈曾篁记录。如此五年后书成，并命名为《摩索金匮》。摩索者，言暗中得之也。

张遂辰，字卿子，号相期、西农老人。生于明万历十七年（公元1589年），卒于清康熙六年（公元1668年）。原籍江西，后随其父迁移杭州，早年为明朝诸生。遂辰年少时博览群书，尤工诗词，曾赋野花诗10首，有“傲霜茅屋鸣残叶，细雨林塘湿野花”等名句，蜚声众口，故有“张野花”之称。他曾与陈继儒、董其昌等著名文人唱和，有《湖上白下集》诗书。后成为清初杭州著名的“西泠十子”之一，与同为成员的陆圻（系当时著名医家）交往甚密。他的医术既非家传，也无师授，而是幼年体弱多病，不能医愈，后由自己“日检医方，遂以医名”。他自述曰：“顾善病，喜读黄帝书，见同病者辄恻恻然相哀憐，为之决死生，辨强弱，无论中与否，丐方求诊，遂妇孺知名，几于长安市上不能凿怀遯矣”。明亡后，他意绪忧郁。陆圻因庄廷陇《明史》案受株连对他打击沉重。晚年他隐于城东，潜心行医。张遂辰居杭州城东葛蒲巷（后称为“张卿子巷”），以行医为生，擅长治疗伤寒病，并善诗文古文，研究医道，著有《张卿子伤寒论》，为医家必读之书。

遂辰对《伤寒论》研究最深，并在明末清初的《伤寒论》研究中首倡“维护旧论”，提出应维护《伤寒论》原有编次，在整理《伤寒论》中与错简重订说形成对立观点。

遂辰于医学最大贡献莫过于培养了一批学验俱富的弟子。《清史稿》说他弟子中“以张开之、沈亮辰为最著”，其实不然，他最著名的弟子应为张志聪和张锡驹。正是此二张承袭并发展了他的学术思想，相继为恢复医经的原貌不懈努力，形成了闻名海内的“钱塘三张”，从而构建了“钱塘医派”“尊经维旧”的学术特色。

2. **张志聪承上启下集大成**

张志聪，生于明万历三十八年（公元1610年），康熙丙子年（公元1696年）高氏开始在侣山堂讲学，这时志聪已去世一年，故其卒当年为康熙三十四年（公元1695年）。自署西陵隐庵道人，后世称隐庵先生。志聪自称为张机后裔，先祖为河南南阳人，后迁徙钱塘，少年丧父，后弃儒习医，广学博览，并追随张遂辰学医。

志聪年青时曾为粮道（督运糟粮官吏）书吏，时粮道患癃闭，诸医无治。有人推荐志聪，志聪以补中益气汤投之，一剂即愈。可见其医术之精。

张志聪一生勤于医学，直到80多岁未尝倦学，对于经典医籍的研究尤为用力。《清史稿》称："张志聪之学，以《灵枢》、《素问》、《伤寒》、《金匮》为归。生平著书，必守经法。"志聪先受业于遂辰，后又追随之颐，尽得两位老师真传，医学功底深厚。对《灵枢》、《素问》、《本草经》等经典医籍均有独到研究，对《伤寒论》的钻研致力尤深，不仅继承了先师遂辰在编次上"维护旧论"的观点，而且有许多独到之处和精辟的见解，他指出："仲祖《伤寒论》，其中条绪井井，原系本文，非叔和所能编次，盖谓断简残篇者，是因讹传讹也。"（《侣山堂类辩·伤寒论编次论》）他奠定了《伤寒论》六经研究中的气化学说，提出"学者当于大论之中五运六气承之，伤寒之义思过半矣"，认为不懂五运六气就谈不上治《伤寒论》。他认为："明乎伤寒之道，千般病难，不出于范围焉。故医学入门，当从伤寒始，先难其所难，而后易其所易。"（《侣山堂类辩·医学入门》）他还提出了《伤寒论》以护养胃气为重要法则，对后学启发很大。志聪研究《伤寒论》历时二十余年，著作曾三易其稿。初稿为《伤寒论宗印》，二稿为《伤寒论纲目》，三稿为《伤寒论集注》。《集注》是他研究《伤寒论》的最终结晶，也是“钱塘医派”的代表作，对后世影响最大。仲学辂评价说：“凡阴阳气血之生死出入，脏腑经络之交会贯通，无不了如指掌矣。隐庵之功，岂在仲景之下欤?”

志聪仿效老师之颐，在侣山堂论医讲学，其盛况比之颐有过之而无不及。清·王琦称：“盖其时，卢君晋公，以禅理参证医理，治奇疾辄效，名动一时。张君隐庵继之而起，名与相埒，构‘侣山堂’，招同学友生及诸门弟子，讲论其中，参考经论之同异，而辨其是非。于是，谈轩岐之学者，咸向往于两君之门，称极盛焉。”（《侣山堂类辩·跋》）志聪对医理的探究辨别极为重视，他认为“辩之而使后世知其同，既知其所以异矣；知其异，既知其所以同矣；知其同不为异，异不为同，既知其所以同，所以异矣，无事辩矣。”公元1670年，即康熙九年，志聪在其60岁花甲年之际，将其与学友同道及门生弟子在侣山堂探讨医理、讲论方药、钻研学术的内容，以医论、医话的体例撰成了《侣山堂类辩》一书。是书分两卷，上卷论医，下卷论药。全书内容广泛，举凡阴阳气血、脏腑经络、四诊八纲、病因症治、方剂本草、遣方用药无不涉及，且议论允当，说理透彻，条分缕析，深入浅出，言简意赅，引人入胜，至今仍是学习中医学极有价值的读本。

侣山堂本是张志聪的寓所和诊所之地。张氏在《侣山堂类辨·序》中说“余家胥山（杭州吴山之别称）之阴，峨嵋之麓”（吴山西北有山脉古称峨嵋山）。侣山堂后来成为张志聪行医讲学和“钱塘医派”活动的主要场所，遗址当在今杭州市吴山西北山脚，其建筑在乾隆年间已毁于兵爽。志聪在“侣山堂”论医讲学不仅培养了一大批医学人才，而且首创了集体探究、合力注释阐述之先河，用5年时间编撰的《黄帝内经集注》是影响颇大的《内经》全注本，其注解屡出新见，对后世启迪很大。其领衔编撰的《伤寒论集注》后由高世栻完成，是清代研究《伤寒论》的力作。故其声望实在两位老师之上。

3. 张锡驹、高世栻、仲学辂、王琦等步尘

张锡驹，字令韶，钱塘人。生于明崇祯十七年（公元1644年），卒年不详。但从其完成《伤寒直解》已是公元1712年计算，卒年当在花甲之后。锡驹与志聪同乡又同师，虽不及志聪明才智有名，但其学术观点均禀承遂辰之学，主张维护《伤寒论》原有编次，故后世有“钱塘二张”之誉称。

锡驹一生致力于《伤寒论》研究，鼎力协助师兄编撰《伤寒论集注》。为发扬志聪“养护胃气治伤寒”重要法则的学术思想，还著述了《胃气论》一书。晚年所撰《伤寒直解》，亦基本上“依隐庵《集注》之分章节”，只是删去了“伤寒例”，移“痉湿暍”于“易复”篇后，并于书末另附《伤寒附余》1卷，以图发挥。是书文字通俗，质朴不浮，问世后流传较广，深为医家所重。与其师兄不同的是，锡驹更强调《伤寒论》在临床中的指导作用，认为《伤寒论》是治百病的全书，而非仅为伤寒证治而著。他在书中指出“夫此书之旨，非特论伤寒也，风寒暑湿燥火六淫之邪，无不悉具。岂持六淫之邪而已？内而脏腑、外而形身，以及血气之生始，经俞之会通，神机之出入，阴阳之变易，六经之循环，五运之生制，上下之交合，水火之相济，……详悉明备，至矣！至矣！”锡驹的这个学术观点，不但在当时将“钱塘医派”的尊经思想进一步突出，而且对后世医家重视《伤寒论》等经典医籍的研习与指导临床的作用也产生了很大的影响。

高世栻，字士宗，钱塘人。生于明崇祯七年（公元1634年），卒年不详。但从他的代表作《医学真传》完成于公元1699年推算，世栻享年在65岁以上。世栻少时家贫，童年丧父。因科举不中，就在倪冲之门下学医，倪授以《药性全生集》、《明医指掌》、《伤寒五法》、《诸方歌诀》等。世栻于23岁时挂牌行医，时颇有称许者。28岁时患痢疾甚重，自治未见好转，请他医治疗无效，最后竟不药而自愈。为此，感叹“医治我若址，我治人想亦若是，以医觅利，草菅人命，谓天理何”。于是发愤再学，穷究医理。时闻志聪之名，乃投奔之，一学就是10年。而后，世栻医术大进，每遇一证，必究其本而探其原，处方用药，不同流俗。《清史稿》称世栻“乃从张志聪讲论轩岐、仲景之学，历十年，悉窥精奥”。世栻在志聪处受益非浅，可说是尽得真传。为此对老师崇拜至极，并一生追随。志聪对世栻也十分倚重，在《伤寒论集注》中称世栻为“高子”。清康熙丙子年（公元1696年），即志聪故世第二年，世栻虽已年过花甲（其时世栻已62岁），不惜以年迈之躯邀集弟子吴嗣昌、王子佳等10多人，在侣山堂继续志聪的论医讲经事业，并进一步探究前圣所未深入剖析的问题达4年之久。

更可贵的是，世栻并不注重自己的著述，而是集毕生心血协助志聪编注《伤寒论集注》。如他所说：“隐师稿未成而抱肺病以逝”，最后由他纂集辑补而成并使之付梓。《伤寒论集注》的文字如此浅明，得力于世栻的功力。后世栻又撰《伤寒集解》、《素问直解》，并在校勘上下了很大的功夫，至晚年世栻仿效志聪《侣山堂类辩》体例，请学生们将其在侣山堂论医讲学的内容整理成《医学真传》一书。该书近百余论，补充志聪《侣山堂类辩》之遗，深发理、法、方、药，或释疑解惑，或补偏救弊，独到之处，比比皆是，充分体现了世栻“以示正道，以斥旁门，而使初学者不可不慎也”（《医学真传·先生自述》）的宗旨，其学术价值与志聪《侣山堂类辩》不相上下，是“钱塘医派”论医讲学内容与特色的又一传世之作。

仲学辂，字昂庭，清末钱塘人，生卒年不详。清光绪元年（公元1875年）中举，光绪六年（公元1880年）任浙江淳安县教谕，为人正直清廉。由于清朝日见腐败及官场黑暗，学辂在仕途上颇不得志，一直未得升迁，故晚年弃官一心学医。学辂博学多识，对医学经典钻研很深，医学基础理论扎实，本草功底犹为深厚。临证义吾于灵活变通，疗效卓著，在当时名重于世。据清代名医薛宝田的《北行日记》记载，清光绪六年（公元1880年）六月，慈禧太后患病，太医们医治无效，乃从大臣建议，广召天下名医。浙江巡抚谭仲麟举荐仲学辂与薛宝田两人进京，先受太医院测试，认定两人医学、脉理均极精通。两人拟养心汤和保元汤加减，不出一个半月，即治愈慈禧顽疾。为此，两人颇受清廷赞许，并着内务府招待游西苑（时为皇家花园）。

由于相隔年代久远，学辂和志聪、世栻及其门人弟子并无直接师承关系，但学辂对他们的“尊经崇古”思想都极为赞同，并身体力行，自觉传承。

学辂初行医于浙东一带，后返回故里，在钱塘开设了杭垣医局，医局不仅开设门诊，疗疾诊病，而且承袭侣山堂遗风，论医讲学，对医学经典详解开示，常有同道及弟子近

10多人聚集探讨，延续20多年，一时传为美谈。学辂在医疗与讲学中顾虑当时的本草学无善本可读，以志聪《本草崇原》为纲，集众家之长，采用《本草经读》、《本草经解》、《神农本草经百种录》等材料增补辑校，但着重汲取了《侣仙堂类辩》和《医学真传》二书论药内容，并以志聪气化学说阐明药性为首要，撰成了《本草崇原集说》，这是学辂留传于世的惟一医著。该书探原衡今，类辨同异，析疑解谬，以药论性，因性论方，因方论治，因治论病，学辂数十年临床实践与教学研究中对药性功用与临床应用的独到见解跃然而见，是清朝本草学颇有影响的著作，至今其对临床与教学都有重要的参考价值。

学辂对"钱塘医派"的另一重要贡献是时值清末战乱之际，志聪、世栻的重要医著如《内经集注》、《黄帝素问直解》等已罕有存者，大有失传之险。学辂集同道弟子不遗余力，广为搜集，终获完本并付浙江官医局重刊，方使传载"钱塘医派"学术的医著流传至今。

在"钱塘医派"医著搜集与校刻方面作出重要贡献的还有一位人物，那就是王琦。王琦原名士琦，字载韩。清乾隆年间曾为诸生，生卒年不详。但据其为《侣山堂类辩》所作跋中落款"乾隆已丑三月五日戊子胥山老人王琦跋"这段文字推算，乾隆己丑为公元1769年，其卒年最早亦在该年之后，古称老人，年龄至少当一个甲子，即60岁。故其生年当在公元1709年之前。王琦与张志聪既是同乡又是邻居，长年居住在侣山堂附近，和张志聪、高世栻平生虽未能晤面，但"闻之耆老……"（王琦：《侣山堂类辩·跋》)，因此较熟悉张、高二氏侣山堂聚徒讲学事迹，十分崇敬他们。王琦在《侣山堂类辩·跋》中称："两君所著书，皆堪传世，张氏所辑者，俱已授梓行世，甫及百年，流传日少。其《针灸秘传》及《侣山堂类辩》二种，已难得购，余寻之有年，始得《类辩》一种。观其准古衡今，析疑纠谬，足为后学规矩准绳，亟为重梓，以广其传。”据《浙江历代医林人物》记载，王琦本欲重刻张、高二氏所有著作，由于“力未逮”，乃取切要者，即张志聪的《侣山堂类辩》、高世栻的《医学真传》、张、高二氏的《本草崇原》，又取卢复的《芷园臆草存案》与卢之颐的《学古则诊》、《痎疟论疏》，并分别为之作跋，加以宣传。再选其他医家著作6种，合刻成《医林指月》丛书。该书初刊于康熙末年，所收“钱塘医派”医著6种，除《侣山堂类辩》在此前有单刻本外，其他5种均自《医林指月》汇刻后方有历朝翻刻本。故王氏为“钱塘医派”学术思想得以传承后世实功不可没。

三、治学特色

“钱塘医派”以侣山堂为主要活动场所，集讲学、研经与诊疗为一体，把维护旧论作为学术主张，研究的内容遍及医经、临床和本草，并且问世了丰富的学术著作。其规模、成就、延续的时间，在我国的医学发展史上实属罕见。诚如清·王琦在《侣山堂类辨·跋》中所云：“自顺治至康熙四十年间，外郡人称武林为医薮”。这些成就靠的是医家们的认真和勤奋，在这方面“钱塘医派”的医家们并不逊色于他人。如卢之颐就是刻苦尚学的典型代表，他曾经在父亲的催促下编写了《金匮要略摸象》，夜以继日地写作以致右眼失明。但因仓促写就，甚觉不满，竟付之一炬。其后又用5年的时间撰写了30万字的《伤寒论疏钞金錍》，积劳成疾又致左眼发花，最终导致双目失明，但仍然治学不已，以口授婿记的方式，用5年时间写成了《摩索金匮》。此外象张卿子也是位上至岐鹊，下及各家的饱学之士。张志聪同样也是位"耋期未尝倦于学"的博学名家。然而，我们将着重要从方法论角度全面探讨"钱塘医派"治学方法的过人之处，这可归结五个方面：

1. **医经为本，理医相参**

"钱塘医派"既看到了历史上许许多多著名的医家上述成功的经验，同时也深刻认识到医学经典对于自身知识结构的重要性。他们几乎都对《伤寒论》颇有研究，如卢之颐有《伤寒论疏钞金錍》，张卿子有《伤寒论集解》，张志聪有《伤寒论集注》，张锡驹有《伤寒论直解》，高世栻《伤寒集解》。尤其是张志聪对于《伤寒论》的痴迷可以说到无以复加的地步，他花了20多年的时间，曾三易其稿，先著《伤寒论集注》，然后撰写《黄帝内经素问集注》和《黄帝内经灵枢集注》。

我们认为"钱塘医派"研究医学经典的思路有别于前人，其特点是研经注重临床，理论结合实践，可谓是"钱塘医派"治学的大纲。而且他们研究医经往往都从阐释《伤寒论》入手，重在研究临床的实际。这既能解释为什么他们往往能成为治病的高手，象张卿子那样，由于医术之精而改名。同时也能理解为什么他们的著作都能如此切合实际，尤其是张志聪更是深入浅出，说理精细。

清朝以前的医家们在从事医学的研究过程中往往势单力孤，常常凭借匹夫之勇，耗费大量的人生时光而艰难独行。但是，随着形势的不断发展，医学研究的不断深入，运用这样的治学方法是很难超越前人的。在这个问题上，宋明理学聚众讲学的形式为“钱塘医派”提供了治学研经的新途径。“钱塘医派”中开此先河的是卢之颐，他为完成父亲《本草纲目博议》而编撰《本草乘雅半偈》的数年内，经常邀集地方名医在家中研讨医学，讲解仲景学说与《内经》。一时间其善讲医经的名声鹊起，慕名者接踵而至，连已经拜在张卿子门下的张志聪也时时前往听讲，耳闻目睹，张志聪医学大进。于是继之而起，在自家诊所“侣山堂”开讲医学，并扩大规模，广聚同学，集思广益，博采众长，在侣山堂从学及研经者常有数10人之多，有的学员一学就是10年，如后来传志聪衣钵的高世栻。

充分发挥集体的智慧，这恐怕也是“钱塘医派”能够取得辉煌成就的一大原因。《清史稿·列传·艺术一》曾给予了很高的评价，其曰：“明末，杭州卢之颐、繇父子（此误，实为同一人）著书讲明医学，志聪继之，构侣山堂，召同志讲论其中，参考经纶，辩其是非。自顺治中至康熙初，四十年间，读岐黄之学者咸归之。”

张志聪主持侣山堂讲学延续了30年，直至患肺病逝世，可说是耗尽了下半辈子心血。志聪去逝后，清康熙三十四年（公元1695年），侣山堂停止讲学1年。第二年，高世栻便继承老师的讲学事业，使侣山堂继续开办了4年多，直到清康熙四十年（公元1701年）方告结束。到了清光绪年间，才有仲学辂在杭州（钱塘）开办杭垣医局，继承侣山堂集医疗、讲学与研经于一体的办学特色，传先师之学于后世。杭垣医局虽然学员也常有10多人，但其规模与声势大不如从前。

2. 医经互证，临床相佐

医经互证，这是“钱塘医派”治学方法中用来阐发医理的一大法宝，这是由其研经注重临床，理论实践互参这一“钱塘医派”的治学大纲所决定的，一方面它能为自己的观点找到权威的根据，另一方面它又成为理论指导实践、临床佐证医经的桥梁。有关这方面的例子，我们可以看看“钱塘医派”开创者张卿子注释《伤寒论》的情况。在他的《伤寒论集解》中，我们可以大量地找到他运用医学经典来为他的注释服务的例证。经统计共引用《黄帝内经素问》的条文135条，《针经》（即《黄帝内经灵枢》）的条文28条，《难经》的条文13条，《脉经》的条文12条，《神农本草经》3条。从引文的情况来看，他往往是用它们来阐释《伤寒论》所涉及的理、法、方、药各方面的问题，从而体现医学理论对临床的指导作用。除此之外，张卿子还引用了《伤寒论》的条文多达94条，《金匮要略》的条文也有32条之多。这充分反映了其注重内证的严谨治学作风。在相当多的情况下，张卿子既引《内经》条文，又引《伤寒论》的条文，从医理和临床两个方面反复印证。

3. 遇难不默，注重创新

为古医籍作注，其水平的高低很大程度上是看其是否能够做到知难而上，遇难不默。倘若很简单的问题却大费笔墨，真正的难点却避而不谈，那么，这样的注释就显得令人遗憾了。“钱塘医派”的医家们普遍地将遇难不默作为其治学的一贯主张并加以努力实践。遇难不默，从表面上看是如何对待治学过程中的难点态度和方法问题，实际上它还体现了一种发前人所未发，言前人所未言的敢为人先的勇气。“钱塘医派”，尤其是张志聪在治学的过程中特别注重创新，这方面的例证比比皆是。

4. 重在说理，轻于释词

“钱塘医派”的医家们尽管出身儒门，深谙训诂，但都不刻意苛求，而是重在阐发医理。如张志聪在《伤寒论宗印·序》中说："予因奋志，重释全经，不集诸家训诂，止以本文参悟，分析章旨，研究精微。"然而，需要指出的是"钱塘医派"这种治学的风格跟宋明理学的浮夸清谈是不可相提并论的，相反，由于他们十分地重视理论与临床的联系，所以他们的治学过程中充分地体现着深入细致的特点。

5. 维护原貌，疏略校勘

"钱塘医派"以张卿子为首，一改前代擅改医经痼疾。素以"维护旧论"作为研经纲领。从维持医经原貌，治学严谨的角度来看，无疑是一大优点。然而有一利则必有一弊，由于思想的守旧，对于医经中的一些文字错乱的现象，运用校勘学很容易解决的问题，他们往往费尽心思郢书燕说。张卿子是这样，在他的《伤寒论集解》中无一处见校勘，张志聪略有改进，但很不理想，直到高世栻才有所改观。

综上所述，"钱塘医派"的治学方法很大程度上受到了时代风尚的影响。一方面宋明理学崇尚义理，使他们轻于释词，重在医理，并体现出深入细致的风格；另一方面，乾嘉学派的考据之风尚未兴起，又加上守旧的观念，奉医经为金科玉律而不得擅改，所以他们对于校勘都是有所欠缺的。但是他们研经注重临床、理论实践互参的治学纲领，集体研经、博采众长、遇难不默、注重创新、已经互证、临床相佐等治学方法无疑为他们赶超前代，垂教后人提供了至为重要的法宝。

四、学术思想

我们认为"钱塘医派"的主要学术思想，就是继承发扬了中医药学中的精华——整体观，及“气化学说”。这一学术思想应该是贯穿他们研经、讲学和临床整个过程，可归纳为六个方面：

1. 倡导气化，禀承《内经》

最早阐述“气化学说”的是《内经》。“钱塘医派”以前，曾有不少医家对此进行过研究，比较有名的当数金元四大家之一的刘完素。“钱塘医派”提出的“气化学说”，其内容已涵盖了中医药学中的各个方面，包括病因病机、辨证论治、方药运用等。

“钱塘医派”所倡导的“气化学说”也曾被称为“玄学”而予否定，其实两者是完全不同的，应该说后者已突破了传统的模式，赋予了新的涵义。正因为其包含的概念广泛、涉及面大，因此其内容也极为复杂。

“钱塘医派”中倡导“气化学说”的主要人物是张志聪。张志聪一直把研究医学经典著作作为其一生的事业，而在医经中他又特别看重《内经》和仲景著作。这些医经都非常重视“气化学说”。

2. 气化概念、内涵丰富

正因为“气”的重要性，所以“钱塘医派”运用“气化学说”来说明人体的生理和病理。他们认为“气化学说”的理论可以贯穿整个中医理论体系中，主要表现在以下几个方面：

(1) 说明人与自然的关系：人体是个开放系统，在人的生命活动中，不断地与自然进行物质、能量和信息的交换。人与自然是相互联系的整体，而能量传递和物质的转换是人与自然环境的本质联系。人体的生理、病理变化无不受自然环境的影响。

（2）说明人体生理功能：认为气是宇宙的本源，世界上万物都是气构成的物质实体。人也是宇宙的一部分，故气也是构成人体和人的生命活动的物质基础。

（3）说明人体病理变化：人体生病是物质能量及运动形式改变的结果，是气的能量及运动形式改变而造成的。

（4）说明治疗用药变化：高士宗曾以“气化学说”来阐述治疗日常用药大略。“钱塘医派”倡导的“气化学说”，可以阐明人体生理、病理及人与自然的关系，并用以指导诊断和治疗用药，这充分体现和揭示了中医特色。

3. 气化配合，五运六气

《素问》后七篇专门讨论气化问题。张志聪在《侣山堂类辩》专立“十干化五行”章节进行探讨。

4. 气化本质，源于阴阳

气化来源于阴阳。张志聪在《侣山堂类辩·辩气》中说：“阴阳离合之道，合则为一，离则有三”。所谓“合”者即先天之一气，上通于肺，合宗气而司呼吸，并需要后天水谷之精气的资益。所谓“分”者，即“三阴三阳”之气。明确指出“气”因源于阴阳而各有其功能特点。在“气化”过程中，阳是化气过程，即把机体中的形质化为无形之气，供给功能活动的需要；阴是成形的过程，即把外界物质合成自己的形质。化气需要阳气，成形生成阴精。可以说明阴精是生命的基础，阳气是生命的主导。这充分说明气化本质，源于阴阳。

5. 气化运用，临床辨分

“钱塘医派”倡导“气化学说”，也同样需落脚在临床运用上。

6. 科学分析，正确评价

应该看到，中医学是人类在与自然界长期斗争的实践中形成的一门医学科学。“钱塘医派”所倡导的“气化学说”，强调天地阴阳四时变化的规律与人体有密切关系。从现代科学角度来分析，无疑是十分正确的。随着新的科学技术不断在中医学理论研究中的运用，对“钱塘医派”所倡导的“气化学说”认识也有一个新的突破。

五、主要成就

1.《内经》研究成就

《内经》自问世以来，先贤据经注经，典范垂鉴后代。其后群贤辈出，踵事增华。然而清朝“钱塘医派”首倡集体注经，发皇前贤，阐扬独见，著成《黄帝内经素问集注》、《黄帝内经灵枢集注》（后简称《集注》）及《素问直解》、《灵枢直解》（后简称《直解》），犹如空谷足音，旷野震雷，确然崛起《内经》注释的又一高峰。“钱塘医派”注释《内经》由张志聪领衔，高世栻步后。张氏之作曰《集注》，高氏继以《直解》。应该说，这两种注释《内经》的专著各具特色，其编排方式虽同，但所注内容则有区别。

（1）张志聪注释《内经》的特色与贡献：

①体例合理、层次分明。张志聪的治学态度非常严谨，从他注释《内经》的编排体例中可见一斑。不管是《素问集注》，抑或是《灵枢集注》，其卷数编次都一仍《黄帝内经》王冰注本之旧。然后按篇分段，条分缕析。篇首提示，篇末小结。张志聪的《集注》非常注重每章头尾的提示和小结，这对全篇内容起到提纲挈领、执简驭繁的作用。然而与前人不同的是他所采用的体例，我们把它称为“藏头露尾”式。所谓“藏头”，是指他将绝大多数的篇首提示置于第一段经文之后，而不是通常的标题之下。所谓“露尾”，

是指他将篇尾小结一概置于全篇之末。系联上下、及时归纳。张志聪的《集注》还十分重视阐明上下文的关系，使其每一段注释都能通贯上下，承前启后，使原来互相分割的篇章节段形成了浑然一体的有机联系。他还注意及时归纳段落大意，使人随时能够把握经文的思想实质，而不至于重犯“以注乱经”的章句之弊。

②集体研经、博采众长。张志聪构侣山堂，招同志讨论医学，开集体创作先河。大家集思广益，张志聪择善而从。我们可以说《集注》凝聚着众人的心血，体现了集体的智慧。在集体研经方面，张志聪无疑为后世作出了榜样。他在《集注》中经常博采众长引用大家的意见，一方面体现了实事求是的严谨作风，另一方面，又展现了他宽广无私的胸襟。

③旁征博引、多方论证。张志聪的《集注》注释经文，阐述观点的方式多种多样，这充分体现出他在研究《黄帝内经》方面具有丰富经验和高超能力。张志聪在《集注》中引经据典，充分反映了他的饱学风范。《集注》共引书177 次，以引《灵枢》最为多见，共引书目 23 种。《集注》大量地引用旧注，即继承了前人的研究成果，又为自己的观点提供了有力的佐证。点评前注，张志聪在《集注》中不仅借旧注以自资，而且还经常直言不讳地指出前注之未妥，以此匡谬正误，发皇学术。佐以眉批，眉批是张志聪注释经文的又一大特色，其功用正如他在《金匮要略·凡例》中说：“格外标题（指眉批）乃本文未罄余意，或与注内微有不同，姑两存之，以备参考。”

④以经解经、以哲释医。以经注经，是《黄帝内经》成书过程中已经存在的现象，也可以说，注文以正文的形式

出现，是医经注释的早期形式。张志聪继承了这种传统，在其《集注》中大量地采用了引经入注的方法，事实上，利用《黄帝内经》的经文来为注释服务，本身就是用求内证的方法来提供佐证，从而提高了注释的说服力。

⑤拾漏补缺、阐扬经旨。《黄帝内经》一书去古渊微，文字古奥，言语简洁，词义幽深，经历代贤者殚精竭虑，附意阐发，已是巨细通融，日臻完备。但是见智见仁，莫衷一是之处仍然比比皆是。张志聪倾其全力，精心校注。《集注》之中，异于前贤的创意独见竟然居其大半，究其大概，似有如下几个方面：1）前注未安、暗加驳正。每当遇到不敢苟同之注，《集注》往往采取春秋笔法，悄然加以分析改正。2）注有未备、补而足之。对于前人注释不太完备的地方，张志聪往往是在前人的基础上加以补正。3）具体详细、落到实处。在《内经》历代注家的注文中，有许多内容往往失之笼统。而《集注》却能够做到具体详细地加以阐述。4）紧扣文意、把握要领。与前代注家相仿，张志聪将《内经》的每一篇进行分段注释。但尤为可贵的是，他往往能够从纷繁复杂的文义中，紧紧抓住段落中心，进行深入浅出分析，使得注文既贴切文义，又突出重点。

⑥铺陈直叙、详略得体。张氏所注的医学著作围绕着经文平铺直叙，无华丽辞藻，而多质朴文句。因而内容恰当，通俗易懂便成为他的注释一大风格。他往往根据内容需要，有时一段注文俨然一篇论文，有时却寥寥数语，画龙点睛。

⑦精于训诂、重注轻校。训诂学是传统语言的一大分支，是分析理解和研究整理古典医籍的理论依据，广义上它还可以包括古典文献学，即版本、目录和校刊的内容。张志聪在其《集注》中，尽管是以阐述医理为主，但是在他认

为必须运用训诂学的时候，还是比较严格地按照训诂学的要求来释词解经，充分体现了他深厚的训诂功底。

⑧钩玄探幽、多有创意。张志聪注释《内经》善于在前人的基础上独出心裁，力辟蹊径。这一方面表现在前已述及的医理阐释上，另一方面还表现在他对某些词语的独到见解上。

（2）高士宗注释《内经》的特色与贡献：高士宗曾从张志聪讲论轩岐仲景之学，历时10年，悉窥精美。张氏著《素问集注》和《灵枢集注》，高氏继以《素问直解》和《灵枢直解》。高氏曾参加过《素问集注》的参订工作，得益非浅，故他在注释《内经》时，能吸取张氏的优点，而对其不足之处加以改正，从该书的质量上来看，实较张氏更胜一筹。

①注解力求完整。高氏注释《内经》和马元台、张志聪一样，都是全注本，但因《灵枢直解》已佚，故列入单注《素问》的医家之中。从其《素问直解》来看，力求全面完整。

②阐述简捷明了。高氏注释《内经》的目的是："隐庵《集注》，义意艰深，其失也晦"。所以他在注释时，力求直接明白，可合正文诵读，而取名为"直解"。

③解释时创新见。高氏注释《内经》思路较广，不囿于旧说，故其见识往往超越于诸家之上。

④校勘审慎精细。张氏注释《内经》的不足之处是校勘差。这一点，高氏下了不少苦功夫来弥补张氏的缺陷。其校勘精细，远较马、张二氏为优。高氏的注文，质朴易懂，不尚浮华，其言多中肯启人。虽步复张志聪，但青出于蓝而胜于蓝，清代名医陈修园大加赞赏其注释的质量高超，堪称

研究《内经》难能可贵的重要文献。

2. 仲景学说研究

"钱塘医派"对仲景学说的研究呕心沥血，从最早的张卿子、卢之颐到后来的张志聪、张令韶，数十年间，前赴后继，代代相传，从未间断，倾注了全部的精力，取得了较大的成就，也最能反映出"钱塘医派"的学术思想。

"钱塘医派"研究仲景学说较为严谨，其中的"三张"都姓张，故将仲景奉为祖宗，其中张志聪自称为南阳后裔，谓其系仲景第四十三世子孙。

此外，在研究仲景学说中，"钱塘医派"充分发挥集体的智慧，同时还发扬民主作风，不以师长自居压人。

(1) 注释《伤寒论》的特色和贡献：

①维护原书旧貌。从"钱塘医派"之前遗留下来的研究《伤寒论》文献来看，对《伤寒论》的编排各不相同，其中最为突出的是对辨脉法、平脉法、伤寒例的态度。"钱塘医派"所著的几本专著编排方法基本上与成无已的《注解伤寒论》相同，即忠实于原著编次，保留辨脉法、平脉法、伤寒例等，以解释伤寒的理、法、方、药，如张卿子的《张卿子伤寒论》、张志聪的《伤寒论宗印》和张令韶的《伤寒论直解》，只是张志聪在晚年所著的《伤寒论集注》删去了《伤寒例》。

②反对三纲鼎立。"三纲鼎立"即风伤卫、寒伤营、风寒两伤营卫，是历代研究《伤寒论》的学术观点之一。由于方、喻两氏名气很大，为给自己制造舆论，不惜大肆诋毁王叔和、成无已等，这种做法尊奉者固多，但反对者亦大有人在，并从不同角度对"三纲鼎立"学说进行剖析、批评，其中"钱塘医派"就是最坚决的反对派。以后也有许多注

家表示赞同“钱塘医派”的观点。方、喻两氏以后，对《伤寒论》的改编已经成为风气，后来的一些注家虽然在观点上并不赞成“三纲鼎立”，但也多根据自己的心得体会，重新编排《伤寒论》，说是仲景的原书样子，并誉为“圣人复出”，未免自作聪明。对此，我们认为“钱塘医派”研究态度十分严谨，他们并没有搞一套自己的“编制”，这一点应该值得肯定。

③提倡气化学说。

④六经统治百病。《伤寒论》一书因较多地讨论外感疾病，故许多注家仅从其外感疾病而论。但就原书内容来看，虽然书名“伤寒”，实际不是专论伤寒，而是伤寒与杂病合论。“钱塘医派”是最早提出《伤寒论》中的六经辨证体系适用于临床各科疾病的注家之一。

⑤伤寒传经新解。

⑥重视顾护胃气。胃气，通常指胃肠为主的消化功能。“钱塘医派”根据《内经》“五脏六腑，皆禀气胃”及“有胃气则生，无胃气则死”之说，认为仲景在《伤寒论》中是非常重视胃气在外感疾病中的重要作用。

⑦注重以经解经。“钱塘医派”都是医家中的复古派代表，因此在研究《伤寒论》时注重“以经解经”是他们的一大学术特色。张志聪在著《伤寒论宗印》时就采用“以经解经”的方法，他在该书凡例中说：“注释参讨本经文义，杂引《灵》、《素》诸经，只期理旨详明，不贵文辞藻艳。”在晚年其“以经解经”的态度更笃，正如他在《伤寒论集注》凡例中所说：“注解本论，必明仲祖撰论之原，方为有本。其序有撰用素问、九卷、八十一难、阴阳大论、胎胪药录之说。……由是而才识之士，须知仲祖撰论，本

《灵》、《素》而补其未尽，必于《伤寒》原序玩索有得，后观本论集注，始无间然。”

⑧学术推崇成氏。自金·成无己开始注疏《伤寒论》全文以来，有关《伤寒论》的注解著作大量涌现，不但使得经义渐明，也促进了中医理论上、临床上的提高和发展。“钱塘医派”对《伤寒论》的研究除在《伤寒论》的编次基本上沿袭成氏之外，在条文的注解上也继承发扬成氏的学术思想，在某些条文注解上虽然文字不同，但基本观点却是一致的。

⑨见解独特全面。

⑩文字训诂校勘。在“钱塘医派”之前，研究《伤寒论》的注家大都不通朴学，于小学训诂考据证实之学未谙，因而多师心自用、穿凿附会之谈，甚至改字解经，任意编撰，这就更增加了解读《伤寒论》的困难，可以说在《伤寒论》训诂考证方面几乎是空白。“钱塘医派”比较重视这项工作，如张志聪在《伤寒论集注》凡例中指出：“其新旧刊本，正文中有增一字者，有减一字者，有文法虚字各别者，有句读法不同者，有一节分为二三节者，有重出不作衍文者，今悉详确校正，当以兹刻为定本。夫垂世之书，理宜画一，犹四书五经，不容稍殊一字也”。由于他们大都身为儒医，能比较熟练地掌握这方面技术，因此开展工作也较顺利。

⑪通俗善解难点。

⑫注意病症鉴别。对《伤寒论》中某些在临证时容易混淆的病症，“钱塘医派”也做了详细的鉴别分析。张志聪在《伤寒论集注》凡例中专门叙述。

（2）注释《金匮要略》的特色和贡献：

①知难而上注金匮。《金匮要略》原书早已散佚，到了宋代，才由翰林学士王洙在馆阁蠹简中发现出来，虽经林亿等校订，其中残缺错误之处很多，较《伤寒论》尤为难读。所以历来注《伤寒论》者不下百数家，而注《金匮要略》的仅数10家，尤其在清以前，仅只有明·赵以德一人而已。对于这一点，“钱塘医派”中的代表人物张志聪有深刻认识。他“殚思竭虑，节序几忘，会神聚精，食寝俱废”，历经“菊英含露，桂子遣风，梅影在窗，寒威入户”之磨难，终于完成了10多万字《金匮要略注》一书。书成后，当学生问起“《金匮》较《伤寒》易否”时，张志聪深有体会地说：“《伤寒》故难，《金匮》更不易。”正因为张志聪的这种锲而不舍的精神，才使他在注释《金匮要略》时取得较好的成就。

②杂病辨治用经气。张志聪在注释《伤寒论》“六经”时用标本中气之说，而在注释《金匮要略》时则运用经气之说来辨治杂病。

③引经注经特色明。张志聪注释医经明显的特色之一就是以经注经，在注释《金匮要略》时也不例外。首先是援引《内经》来解释。张志聪认为《金匮要略》“阐《素问》之未尽，述《灵枢》之已言”。他在疟论篇中说：“以上五章，于《灵》、《素》疟论少有异同，盖仲祖纂《金匮玉涵》以补《内经》之遗，而并立救治之法也。”其次是《难经》。张志聪认为，《金匮》一书是仲景补《内经》等不足而著，他说：“盖仲祖著《金匮玉涵》，以补诸经之未尽也。”在以经解经中，张志聪还特别注意鉴别。同时，他还特别强调与《伤寒论》的相互引证。应该说《伤寒论》与《金匮要略》原为一书，再加上张志聪认为《伤寒》六经可

统治百病，所以他在注释《金匮》时常用《伤寒》条文来相互印证。

④注释依据重临证。更难能可贵的是张志聪在注释时能依据临证实际，对某些条文的解释能突破诸家之说，使之更切合临证。

⑤见解允正且独特。张志聪是名儒医，象他所注释的其他医学经典著作一样，在注释《金匮要略》时也发挥了儒家的“允正”的风格，有些甚至颇有独特见解。

⑥编注方式务实。张志聪认为《金匮要略》书名即是“以要而不烦，概括大略，故辞气类多简约而字意极渊深。”故他“惟探讨理文，不以藻饰章句。”说明他在注释《金匮要略》时比较注重读法。此外，张志聪还能在当时“乾嘉学派”未兴起的情况下做好校勘工作。

⑦具体论治有新法。《金匮要略》是论述杂病的专家，不象《伤寒论》那样治法依据六经辨证而有规律可循。张志聪除用“经气学说”辨证论治外，还针对具体情况进行分析，从而提出正确的治法。在他论述汤剂的作用时说：“邪入之有次第，而汤剂之亦有浅深。”如治疗腹满一证，《金匮》有数方，如何运用，张氏提出：“夫外邪入内，必由外之胸胁，内之中膈，而下入于腹胃。”故治疗时，如在“外胸胁之间者，宜小柴胡汤以和解之；在内之中膈者，宜大柴胡汤以下之；在下之腹胃者，宜大承气汤泄之”。更值得一提的是，张志聪提出补气可治胸痹。他说：“人参汤亦主之者，补气以资脉也。气盛，则经脉通而胸痹解矣。”

3. 对方药的研究

制方造药一直是中医学研究的重要内容之一，“钱塘医派”对此较为重视，在方剂研究上的贡献主要有：

（1）方剂大小在分量：说明所谓的大方、小方区别不在药味多少，而今在剂量的轻重，洵为卓识。

（2）反对炮制倡生用：张志聪对方剂药物的炮制非常反对，他提倡药物生用，以尽可能保全药物中的有效成分。

（3）立方大义明气化："钱塘医派"的主要学术思想就是倡导"气化"，即遵循"阴阳五行之说"。在对方剂中的立方原则也不例外。

（4）恶反合用有奇功：有关药物的"相须相使"、"相恶相反"，出自北齐徐之才《药对》。张志聪考证后认为"非上古之论也"。他详考《伤寒》、《金匮》、《千金》诸方，认为"相畏相反者多并用"，说明没有必要将此作为制方的原则，甚至他还提出"相恶相反"一起配伍使用，更能建立奇功。

（5）双向调节病中求：在方剂的组成上，有时往往具有补与泻、寒与热等兼用特点，即张志聪所谓的"治病有专宜于寒者、热者、补者、泻者，又宜寒热补泻之兼用者"。故他提出"并用寒热补泻而切当者，反为不在道者，寒热补泻兼用，在邪正虚实中求之则得矣。"

4. 本草研究的特色和贡献

（1）辑复《本经》，端本洞源：由于《神农本草经》（以下简称《本经》）原书早佚，内容则通过有关书籍保存下来，因此从南宋开始有《本经》辑佚本。最早是宋代的王炎（公元 1138 ~ 1218 年），他所辑的《本草正经》是《本经》的第一个辑佚本，目的在于不使《本经》文湮没隐晦，虽不见刊行，但却为明清时期"钱塘医派"开了风气之先。"钱塘医派"在尊经复古思想的指导下，对包括《本经》在内的医学经典著作进行了深入探讨，他们反对对

《本经》等医学经典著作的随意增减与窜修，为了恢复《本经》的本来面目下苦功夫，端本洞源，引经据典，著书立说，且前赴后继数百年之久，这种严谨的治学态度与持之以恒的精神着实可敬。

“钱塘医派”最早辑复《本经》的是早期代表人物卢复，他费时14年辑成《神农本经》3卷（公元1616年），为现存最早的《本经》辑本。

“钱塘医派”中期代表人物张志聪、高世栻在尊经复古思想的影响下，辑复《本经》的动机有二：一是认为《本经》“著为药性，开物成务，传于后世，词古义深，难于窥测”；二是认为“后人纂集药性，不明《本经》，但言某药治某病，某病须某药，不探其原，只言其治，是用药也，非药性也。知其性而用之，则用之有本，神变无方。袭其用而用之，则用之无本，窒碍难通”。所以要“诠释《本经》阐明药性，端本五运六气之理，解释详备”（《本草崇原·序》）。从他们所著的《本草崇原》来看，实际上只是重沓卢复的老路，又依据《本草纲目》所载的《本经》条文进行辑复，而且药物仅200多味，很难说是《本经》完整的辑注本。

“钱塘医派”后期人物仲学辂则干脆以《本草崇原》为纲，全书连正文、分卷都不改《本草崇原》之旧，仅略删张氏旧注烦冗之处。

“钱塘医派”辑复《本经》的愿望是好，但由于方法不对，仅停留在简单的辑录条文上，别无考证，故取得的成绩不大。

（2）尊经复古，以经释经：“钱塘医派”在本草研究中提倡尊经复古的思想来源复杂，从当时时代背景来看，中国的封建主义统治已达鼎盛时期，社会动荡，迫使大批文人放弃仕途，降志医学，“钱塘医派”中的大多数人都是儒医，在封建文化思想的禁锢下，又迫使他们皓首穷经，出现了对《本经》的整理研究热潮。早在“钱塘医派”之前，就有明代缪希雍打起尊经的旗号，对《本经》药物多加注疏，所著的《本草经疏》虽不是《本经》的辑注本，但在本草研究时鄙弃金元时期盛行的运气学说，推崇《本经》，在推求药理时徇名求义，比类象形，尤好以药物外形、生时生境来推演药理，这与当时沿袭东垣等药性学说的做法大相径庭。缪氏实开新派风气之先。受缪氏的影响，“钱塘医派”提倡尊经复古，在辑复《本经》的同时，又醉心于以经（《黄帝内经》）释经（《本经》），来阐述药理。

《内经》是我国现存最早的医学著作，书中的脏象、经络、病因病机、诊法、治则等学说是中医基本理论的依据，是中医诊治疾病的基本原则。“钱塘医派”所著述的一系列书籍无不本于《内经》这些基本原则进行发挥，在本草研究中也不例外。在具体方法上，首先《内经》中有关治则的条文很多，散见于各篇，这对后学甚为不便，因此“钱塘医派”将这些条文集于一处，并置于开首，以明经旨。

阴阳五行学说是《内经》的中心思想，也是几千年来中医药的指导实践的基础理论。自《本经》以来，各家本草著作都或多或少地贯穿着这个理论，很少有争论。但是，在《内经》阴阳五行学说里所包含的五运六气、生制合化、升降沉浮等理论，古代本草却很少提及。“钱塘医派”却明言“其阐明药性，端本五运六气之理”，即从药物性味、生成、阴阳五行之属性、形色等入手，结合主治疾病产生的机理，阐明《本经》所载的药物功效。

(3) 格物致知，阐发药理："钱塘医派"阐述药理是采用"格物致知"的方法。"钱塘医派"研究本草虽只《本经》所载的数百味药物，论述也较简单，且无多少新发明，但因为运用"格物致知"的方法，依据阴阳、五行、四时六气、药物形色及生长环境等与人体脏腑经络相联系，并以此来阐发药效，从而把药物本身与天、地、人结合成为一个完整的整体，使其药理层次更为丰富，也就是他们所谓"盖天地所生之物，咸感五运六气之生化，明乎阴阳生克之理，则凡物之性，可用之而生化于五脏六腑矣"（《侣山堂类辨》）。这比套用金元时期医家的旧说更来得细腻，更贴合用药实际。"钱塘医派"基本上摈弃了金元医家俗套，从药物生成、性味形色及与病因病机之间的关系来着手分析药理。

(4) 厘名定种，辨别真伪：关于药物命名的理论，以前本草著作均进行过论述，"钱塘医派"为此专门设立章节"药性形名论"予以探讨，并归纳药物命名原则是：以色命名如黄连、白芷、青黛、元参之类；以味命名如甘草、苦参、酸枣、细辛之类；以气命名如寒水石、火硝、香薷之类；以体命名如桑皮、橘核、杏仁、苏子之类；以时命名如夏枯草、款冬花、长春、秋葵之类；以功能命名如防风、续断、决明、益智之类；以形象命名如钩藤、兜铃、狗脊、乌头之类等，这些至今仍有其指导意义。

《本经》中记载的某些药物，由于各代本草著作论述不一，因而造成了药材市场中的混乱现象，"钱塘医派"对此进行了详细考证来辨别真伪。

(5) 纠订缪误，阐发己见："钱塘医派"尊经复古思想严重，故大肆抨击后人不足为怪。如"钱塘医派"虽然口头上要鄙弃金元时期四大家，但实际上却深受他们的影响，象刘元素的“形色气味”模式、张元素的“药象阴阳”模式、李东垣的“药类法象”模式，至于朱丹溪从五行属性论药，更为“钱塘医派”所采纳。此外，“钱塘医派”在论述药物时，能结合自己的临床实践，提出一些新的运用方法，十分可贵。

总的来说，“钱塘医派”对本草的研究态度是严谨的，尽管他们的指导思想上受尊经复古思潮的影响，而在方法方式上存在着一些错误。

5. 基础理论研究

“钱塘医派”非常重视对基础理论的研究。中医基础理论的内容很多，包括阴阳五行、藏象、气血、经络等，对指导中医临床实践具有重大意义，但由于这些内容大都保存在古代医籍中，而中医典籍浩如烟海，且文字古奥，辞义深邃，使初学者望而生畏，难以掌握中医基础理论。“钱塘医派”在阐发中医典籍的同时，对此也进行了比较系统的论述，不但为初学者提供入门阶梯、升堂津梁，而且为深入研究中医理论的精髓打下了坚实的基础。

（1）阴阳中阳重于阴：阴阳学说用来说明人体的生理和病理，虽然有其对立统一、相互制约、相互依存的一面，但归根到底还是要依靠阳气的重要作用，如温煦以保持体温，推动使血液循环等。这些都充分说明“阴阳学说”中阴阳两者的从属问题。“钱塘医派”所说的“阳重于阴”为“温补”理论提供了依据，在临床上有其一定的指导意义。

（2）病因病机的研究：中医病因病机学是论述疾病发生、发展及其传变、转归的机制和规律的学科。它以临床实践观察为依据，以阴阳五行、天人相应等学说为指导，以脏腑经络、气血津液为基础。“钱塘医派”对中医病因病机的研究较深，如张志聪认为：“人身本无病也，凡有所病，皆自取之。或耗其精，或劳其神，或夺其气，种种皆致病之由。惟五脏充足，六腑调和，经脉强盛，虽有所伤，亦不为病。若脏腑经脉原有不足，又不知持重调摄，而放纵无常，焉得无病?”高度概括了致病的原因，并从脏腑经络来进行划分，所以他又说：“治病必求于本，求其本，必知其原，知其原，治之不远矣。”明确指出了病因病机在中医临床上的重要性。

6. 诊法研究

有关诊脉察色的方法，最早见于《灵》、《素》诸经，西晋·王叔和因《伤寒论》、《金匮要略》编辑《脉经》10卷，这是第一部研究诊法的专著。“钱塘医派”认为其内容“虽采用经语，其中不无杜撰，且多七表八里之蛇足，图画七奇八怪之形状，疑惑后学，反多歧路之悲”。五代高阳生，假叔和名，撰《脉诀》2卷，然亦有所长，但“在叔和《脉经》，又未可为全壁”。故他们提出“学者当宗法《灵枢》、《素问》及仲景平脉、辨脉诸法”。

（1）诊脉当识审：关于诊脉，张志聪认为当分识脉、审脉两个过程，其中识脉虽难，但审脉更难。高士宗则在《医学真传》中专立“诊脉大法”篇，详细论述诊脉的机理及其方法。

（2）望诊重辨舌：高士宗则非常重视望诊中辨舌的临床意义，并直抒已见，诚如他所说：“余之辨舌，不合方书，观者未必能信。如能不弃余言，则杀人亦差少耳。”

（3）闻音声言语：闻诊，即听病人的声音、语言等以诊察病情。张志聪认为“不知音声之原委，又安能审别其病情乎?”说明闻诊的重要性。闻诊的主要内容是根据五行学说，即五音五声与五脏相应来辨别病变。张志聪说：“音声者，五音之声，嘹亮而有高下；语言者，分别清浊字面，发言而有语句。”认为音声的高低与脾、肺二脏有关，但又从肾间动气之所发，故肾气虚者，音声短促，上气不接下气。关于言语，他认为，语言的清晰与心、肝二脏有关。这在临床上有一定实用价值。

7. 治则与治法研究

中医治疗疾病有一定的治则和治法，对此，“钱塘医派”开展了深入的研究，也取得了一定的成就。

（1）治病应中庸不偏：“钱塘医派”依据儒家“中庸之道”，强调治病最忌偏执。

（2）养生有平调之法：《内经》提出养生理论“调和阴阳”，张志聪在此基础上，依据五行的生克关系，将其具体化。他总结说：“此阴阳五行，雌雄配合，各有平调之法焉。故善养生者，非惟苛疾不生，更可以延年不老。”

8. 临床研究

“钱塘医派”早期代表人物张卿子、卢复父子，就连张志聪也是一位十分出色临床医生。在他所著的《侣山堂类辩》中论述许多疾病的证治，并完整记载的医案就有六则，再加上王琦在跋中提到的一则医案。高士宗是一位十分出色的儿科医生，而仲学辂则因诊治慈禧太后病闻名天下。因此，“钱塘医派”的临床经验值得发扬光大。

（1）伤寒：伤寒作为外感热病之一，“钱塘医派”对其研究较透，此处所谓伤寒，主要指内感伤寒。高士宗说：“伤寒一名卒病。卒，暴也。阴阳不和，卒暴为病，凡恶寒发热，头痛骨疼，呕吐烦渴，皆伤寒也。”因内伤而伤寒者，病情较重，稍有不慎，往往有性命之虞。故治法应以温补元气为主；如不效，更当大温补。

（2）寒热往来：寒热往来，是阴阳之气乘于脉中，而为寒为热，非脉中之血虚，故见阳阳脉浮。如属血虚，则筋急，阴脉弱。由于营血生于后天水谷之精，阴阳本于先天水火之气，阴阳之气乘于脉中，而为寒热往来，非营血虚，故治疗以金匮肾气丸为主，配四物以养血。

（3）潮热：张志聪认为潮热的病机虽然与胃有关，但与夜热之不同，须审其先发于何部何处独盛，分六经而治之。夜热本于阴虚，潮热因于病气；潮热一潮而退，夜热至旦方凉。因证不同，治法亦异。

（4）中风：中风历来有内、外之分，张志聪却不以此为据，从病位的深浅来分，并有寒热、燥湿、虚实之变化。

（5）头痛：大凡医家将头痛往往归属于三阳，以为三阳之脉，上循于头而为头痛。张志聪认为，头痛为足六经之证逆于头而作。高士宗则认为，头痛之证有三：一为太阳头痛，一为少阳头痛，一为厥阴头痛。此外，头痛虽有寒、火、风三者之异，尤当观其微剧，察其阴阳。从而确立了阳虚头痛的证治，为后世医家临证有较好的指导意义。

9. 主要医学著作

“钱塘医派”传承200多年间，为后世留下了一大批的医学著作。他们的代表人物无不学验俱富、著述等身。据有关史料记载，卢复、卢之颐、张遂辰、张志聪、张锡驹、高世栻与仲学辂等几人所撰医著就有35种，其中绝大多数由于学术价值较高和临床指导作用较大，为后世一再翻刻而流传至今。这些医著属于经典医籍整理与阐发研究的有13种，属于临床研究的有15种，现据1992年版《全国中医图书联合目录》，摭录如下：

（1）本草类：《神农本经》，卢复辑，成书于1616年。现存日本宽保三年（公元1743年）泉屋卯兵卫刻本、宽政十一年（公元1799年）橘黄堂刻木、《医种子》丛书本及抄本一种。

《本草乘雅半偈》（11卷），卢之颐撰著，成书于1647年。现存清初卢氏月枢阁刻本、《四库全书》本及抄本一种。

《本草崇原》（3卷），张志聪撰著、高世栻编，成书于1663年。现存乾隆三十二年（公元1767年）王琦校刻《医林指月》本、光绪二十四年（公元1898年）香南书屋刻本和宣统二年（公元1910年）钱塘仲氏刻本。

《本草崇原集说》（3卷），仲学辂编著，成书于1909年。现存宣统二年（公元1910年）钱塘仲氏刻本。

（2）内经类：《黄帝内经素问集注》、《灵枢集注》（各9卷），张志聪撰著，成书于1670年。现存清初三多斋刻本、康熙十一年（公元1672年）刻本、光绪五年（公元1879年）勤思堂刻本、光绪五年（公元1879年）太医院刻本、光绪十六年（公元1890年）浙江书局刻本、光绪二十九年（公元1903年）善成堂刻本。光绪末年林堂刻本、刘青云刻本、清聚锦堂刻本。瀛州书屋刻本及同德堂刻本。

《黄帝素问直解》，高世栻编撰，成书于1695年。现存于康熙三十四年（公元1695年）侣山堂刻本、光绪十三年（公元1887年）浙江书局刻本及清刻本一种。

（3）伤寒、金匮类：《仲景伤寒论疏钞金錍》，卢之颐编撰，成书于1644年。现存明刻本、清顺治六年（公元1649年）刻本、顺治十四年（公元1657年）刻本及清刻本、抄本各一种。

《张卿子伤寒论》，张遂辰撰著，成书于1644年。现存明刻本、清初圣济堂刻本、清文翰楼刻本、绵和堂刻夺、清刻本一种及日本京帅书坊刻《仲景全书》本、日本刻本一种。

《伤寒论崇印》（8卷），张志聪撰著，成书于1663年。现存康熙年间刻本、清末抄本一种。

《伤寒论纲目》（9卷，附1卷），张志聪撰著，成书于1673年。现存康熙十二年（公元1673年）自刻本。

《伤寒论集注》（6卷），张志聪撰著，高世栻纂注，成书于1683年。现存乾隆年间刻本、咸丰六年（公元1856年）刻本、同治四年（公元1865年）灵兰堂刻本、同治九年（公元1870年）内邑公司刻本、光绪二十五年（公元1899年）石印本、光绪三十四年（公元1906年）石印本、清平远楼刻本、京都硫璃厂刻本、内江刻本及刻本一种。

《伤寒论直解》（附伤寒附余），张锡驹撰著，成书于1712年。现存康熙五十一年（公元1712年）钱塘张氏三余堂刻本、乾隆二十四年（公元1759年）抄本、光绪十一年（公元1885年）福州醉经阁刻本及清刻本一种。

《金匮要略注》（4卷），张志聪编注，成书于1683年。现存康熙二十二年（公元1683年）文瑞堂刻本及清抄本一种。

（4）临证类：《芷园臆草存案》，卢复撰著，成书于1616年。现存乾隆三十年（公元1765年）刻本、乾隆三十二年（公元1676年）宝笏楼刻木、《医种子》丛书本、《医林指月》丛书本及抄本一种。

《芷园臆草题药》，卢复撰著，成书于1619年。现存清末上海中华新教育社石印本。

《医种子》，卢复撰著，成书于1620年年。现存明天启四年（公元1624年）刻本及日本抄本一种。

《芷园臆草勘方》，卢复撰著，成书于1622年。现存《芷园臆草》丛书本。

《学古诊则》，卢之颐撰著。成书于1644年。现存乾隆三十五年（公元1770年）宝笏楼《医林指月》丛书本、光绪二十二年（公元1896年）上海图书集成印书局铅印《医林指月》丛书本及清刻本一种。

《痎疟论疏》，卢之颐撰著，成书于1657年。现存乾隆三十二年（公元1767年）宝笏楼刻本（附方1卷）、乾降五十一年（公元1786年）刻本、光绪二十二年（公元1896年）上海图书集成印书局铅印本（附方1卷）及清刻本、《当归草堂医学丛书》、《中西医学劝读十二种》、《四库全书》、《医林指月》、《中西医学群书》、《古今医学会通》及《医学十种》丛书本。

《张卿子经验方》，张遂辰撰著，成书于1657年。现存清海宁蒋氏别下斋校刻《汇刊经验方》丛书本、粤东富文斋刻本及清刻本一种。

《侣山堂类辩》，张志聪撰著，成书于1663年。现存康熙九年（公元1670年）刻本、康熙三十五年（公元1696年）刻本、乾隆三十二年（公元1768年）宝笏楼刻《医林指月》本、乾隆年间刻本、光绪十五年（公元1889年）刻本、光绪二十二年（公元1896年）刻本、光绪三十一年（公元1905年）田思绂抄本及清刻本一种。

《医学要诀》，张志聪撰著，成书于1663年。现存清昆明崇德堂刻本及清刻本一种。

《杂证纂要》，张遂辰撰著，成书年代不详。现存郑日新汀抄本一种。

《医学真传》，高世栻撰著，成书于1699年。现存乾隆三十二年（公元1767年）宝笏楼刻本、光绪二十二年（公元1896年）上海图书集成印书局铅印《医林指月》丛书本、光绪三十二年（公元1906年）焕文堂刻本、望海堂刻本、光绪年间成都刻本及抄本一种。

《高士宗部位说》（附十二经脉歌诀），高世栻编撰，成书于1699年。现存抄本一种。

《简验良方集要》，张遂辰编撰，成书年代不详。现存乾隆四十七年（公元1782年）刻本。

《胃气论》，张锡驹撰著，成书于1712年。现存日本东都书林刻本、日本博济堂刻本及抄本一种。

六、历史贡献

明末清初，钱塘曾出现我国医学史上鲜有的繁荣局面。当时，医家云集，人才荟萃，习岐黄学者咸向往之，盛极一时。清·王琦云：“自顺治至康熙之初四十年间，外郡人称武林（钱塘别称）为医薮。”钱塘是当时海内外医家向往之地，名扬四海，缘由“钱塘三张”（张遂辰、张志聪、张锡驹）的杰出表现。他们聚众论医，开创中医教育以讲学形式培育医学人才的先河，培养医家一批又一批；洞本清源，竭力维护经典医籍的原貌，并首创集体编注医经的新例，编撰医著甚多；精于临证，理、法、方、药循古训而善创新，医治疑难病高手林立。他们的作为，使当时钱塘乃至浙江全省的医学活动生机勃勃，进而促进了全国医学研究的学术争鸣，重彩浓墨地在我国医学发展史上书写了一段佳话。

1. 开创中医教育讲学模式的先河

我国的中医教育历史悠久，源远流长，并经历了口传心授、家族相传、师徒相授、聚众讲学、政府培养以及近现代学校教育等多种模型。远古时期，我们的祖先在长期生活和生产活动中形成了医药知识，又在共同劳动中以口传心授方式传播了这些知识，这是最原始简单的医学教育。随着社会分工的出现和医药知识经验的积累，出现了家族和师徒相传的中医教育形式。中医的家传包括父子、叔侄和兄弟等，一般由长者担负教育责任以继承家学。由于世代相传的医疗经验的积累，久而久之就形成了很多中医专科和中医世家，孕育了众多名医。伴随家传式中医教育出现的是名医带徒的师承教育。这种中医教育形式越过了“医术秘不外传”的雷池，扩大了医学流传的范围，有利于培养更多的医家，适应了民众防治疾病的需求。许多医家在传授时结合自已的经验，以自己的见解发挥前人的学术，各成一说，各树一帜，从而形成了不同的中医流派。

官府办学始于五代十国的刘宋王朝及北魏，盛于隋唐，唐政府建立了中央与地方两级医学教育制度，规模很大。宋代的医学教育既重视医学典籍的教学，又注意传授临床技术，并且重视实习训练。元明至清初，医学教育虽然依照两宋旧制，但各方面均不如前朝，衰退之势已经出现。官府的医学教育主要培养医官与吏目，为太医院和医政管理部门输送人才，远远不能适应医学事业需求。明末清初社会的全面发展与人口增多、疾病种数与难度的增加，既需要大量的医家为民众防治疾病，又要求医家提高自已的医疗水平。当时的江浙一带，国学大师讲学之风盛行，尤其在钱塘，书院林立，比较有名的有敷文、紫阳、诂经三大书院，明季著名哲学家王守仁曾多次在敷文书院讲学。在这样的背景下，聚众讲学这种医学教育新形式便首先在钱塘产生了。

“钱塘医派”的早期人物卢之颐是我国中医教育聚众讲学形式的首创者。卢之颐与其父卢复均好结交，与当地文人名士往来甚密，且议论无所顾忌。起初，多为探讨佛禅及文史。之后，卢之颐为完成父亲《本草纲目博议》而编撰《本草乘雅半偈》多年之中，经常邀集地方名医在家中研议医学，讲解仲景学说与《内经》，并深受大家推荐。最热烈的要数明崇祯三年（公元1634年），其时“武林诸君子大集余舍”，这在该书自序中有文字明确记载。渐而久之，卢之颐善讲医经的名声便传播开来，慕名者接踵而来，连已经拜在张遂辰门下的张志聪也时时前往听讲。耳闻目染，张志聪医学大进，同时受到启迪。志聪本来就一向重视经典医籍的研习，深恶时医的流弊，感到唯有讲学，方能洞本清源。于是，在自家诊所“侣山堂”开讲医学。

“钱塘医派”聚众讲学具有以下特色：

其一，学员并非初学医者，大多为当时已出道多年的医家与世医弟子，许多颇有医名，如张志聪、高世栻。按照现行中医教育制度的说法，那就不是大专与本科教育，而是对医务人员的继续教育提高班，抑或是高级研讨班。为此，讲学起点高，教师必是贯通古今功底深厚与医术精湛者；学员要求高，出去后必为医术更精与临床水平更高者。

其二，教学形式多样，即有讲授，更多讨论与辨析，学习气氛热烈、活跃，老师并非一人，凡学有所长者均可讲学。如在侣山堂主讲的除张志聪外，还邀请了当时负有盛名的张开之、沈亮辰等医家，类似当今的外聘教师。这就充分利用了外界的教学资源，使得学员学术兼收并蓄，获得更广泛的知识。

其三，既强调经典医籍与医学理论的研究，更注重临床实际与各种病症的剖析。传载“钱塘医派”讲学内容的两本教材，无论是《侣山堂类辩》或《医学真传》，无不理论联系实际。均结合当时临床的主要病症，详解基础理论，阐明辨证施治，并力排只阅方书不明经论的时弊。

其四，既出人才又出成果。张志聪、高世栻先后主持侣山堂讲学数10年，仲学辂办杭垣医局讲学20多年，在“钱塘医派”创办的这二处讲学之地得到培养的学员有案可稽者就有40~50人，而名不见经传者恐怕更多。这些学员大多学有所成，医术大进，诚如高世栻弟子所云：“群弟子先后进问，道渐以明，医渐以备。”（《医学真传·卷首语》）其中不乏后来成为名医者，这些名医又无不著述颇多，成果累累。据有关书目统计，“钱塘医派”成员所撰著述近百种。特别引人注目的是，其中多种重要的医著是“钱塘医派”集体研究的成果。

2. 开创民间集体研究医经及编注的新例

对经典医著的研究整理，始于三国两晋南北朝时期。明代，马莳对《灵枢》、《素问》合注发微，张景岳分类编次《内经》成《类经》，卢复辑复《神农本草经》。在《伤寒论》研究上，开始出现了方有执为代表的“错简重订”说与“钱塘医派”开山祖张遂辰为代表的“维护旧论”说。

由上可见，清初以前历代对经典医著的整理研究在组织形式上大致有两种类型：一是由政府组织若干医家开展整理，二是医家们的个人行为。而“钱塘医派”对经典医籍的整理研究，既开创了民间集体研究的先例，又发端了集体撰注的新著述形式。如卢之颐在其父《本草纲目博议》基础上编撰《本草乘雅半偈》的18年中，常借聚众论医讲学之际，倾听大家的意见，并对中肯之论无不采纳。“钱塘医派”成员中对经典医籍研究致力最深者当系张志聪，他对《灵枢》、《素问》、《本草经》、《伤寒论》等典籍均有独到阐释。然而，他的著述中凡对后世影响深远者如《内经集注》、《伤寒论集注》无一不是在讲学之中与同学及门弟共同参论探求而成。“钱塘医派”的另外两本代表作，即张志聪的《侣山堂类辩》和高世栻的《医学真传》，其实也是集体研究探讨而成的佳作。这两本书记录了张氏、高氏在侣山堂的讲学内容，书中虽然多为他们的阐述，但也不乏他人的议论。

“钱塘医派”在医学经典研究中独辟蹊径，首开集体探讨分析与编注之风，这在文人相倾与医学秘不外传风气颇盛的封建社会实属难能可贵，其思想已有了近代科学研究意识。由于广开言路，集思广路，其研究成果倾注了师生同门弟子的智慧，其研究水平自然就高过了历代。上述几种医著，在当时乃至近、现代，都是中医学著作中的佼佼者，至今都有较大的参考价值与指导作用。他们对中医经典孜孜不倦的共同探讨，无疑也启迪了后世医家，形成了清末民初杭州医家们互相切磋的风气。

3. 极善疑难病证的诊治

我国古代医学家有的精于医疗，不善著述；有的擅长著述，但医术不精。至于历代医学流派，能集临床、著述与讲学于一体者甚为鲜见，而三方面均有造诣者惟独“钱塘医派”。“钱塘医派”的成员大多为临床医家，而他们之中的代表人物无不医术高超，个个善治疑难病症。

张遂辰以善治伤寒而名闻四方，各地求诊者无数，门庭若市。以致后人称他的住处为“张卿子巷”（今杭州市横河桥附近的蒲昌巷），可见他当时的诊疗业务非常繁忙。

卢之颐业医几十年，至晚年虽双目俱矇，仍诊疗不断，并口授子婿记录已得。《侣山堂类辩·跋》称：“盖其时卢君晋公治疗奇疾辄效，名动一时。”当时有其粮道官患内闭，溺不得下，病势甚危，诸医束手无策。之颐以人参、麻黄各一两定剂，诸医不敢认同。幸患者不疑而饮其药，不久便溺下，诸医无不佩服。

张志聪先祖九代世医，本人悬壶数十年之久。他在临床上注重人体的气机，如用化气行水法治水肿（见《侣山堂类辩》），及用益气法治癃闭（见清·王琦《侣山堂类辨·跋》）等，见识高超，非一般医家所能相埒。

高世栻23岁悬壶，行医40多年，临床经验极为丰富，尤善辨证求因，对六淫外感独有研究，认为“外感之说，其义有二：一言六淫外通于天，一言六淫主外通于六气。义虽有二，总谓六淫在人而不在天，凡有所病，皆本人身之六淫，而非天之六淫也”（《医学真传·六淫外感》）。意即风、寒、暑、湿、燥、火发病，皆视机体内部阴阳气血盛衰变化而定，绝非决定于外界六淫本身。高世栻在儿科临床方面造诣最深。当时天花肆行，时医多执清利温补之成法。世栻在张志聪经验基础上总结出一套切于临床实用的治疗方药，并以辨痘的形态来判断预后。从《医学真传》所载几则治疗痘疹的验案来看，疗效较高。

仲学辂主持杭垣医局20多年，若非医林高手，医业焉能如此兴旺不衰？学辂于辨证极为精细，善于细微之处捕捉病因。

从上可知，“钱塘医派”的主要成员在临床中均有独到之处。之所以他们能察人之未察，断人之未断，治人之未治，原因不外乎三。其一，他们长期从事临床实践，积累有数十年的系统丰富的行医经验。其二，他们极其重视医学经典著作的研习，从卢之颐到仲学辂莫不如是，因而无不精通医理、功底深厚。其三，得益于讲学活动。讲学的传道、授业与解惑，使他们深厚的医理与丰富的临床实际更加融会贯通，因而医技更精。

“钱塘医派”的创新首先在于聚众论医，首开中医教育讲学模式，从而填补了中医教育方法的空白，提供了新的培养中医学人才途径，这对当前中医人员的继续教育有着重要的借鉴作用。其次在经典医籍的研究整理中能够运用师生集体力量，发挥众人的智慧，这在当时可谓独树一帜，对当今中医科研人员从事科学研究有着积极的参考意义。从继承上看，“钱塘医派”一贯主张的“尊经维旧”观点显然源于医经派，但又有区别。

他们在《伤寒论》研究中坚决反对“错简错订派”的随意增减章节与窜改，力主维护原有编次，其目的是为了恢复《伤寒论》的原有面目，并不是排斥在内容上从各种途径研究《伤寒论》。实际上“钱塘医派”对《内经》、《伤寒论》的注解研究，确实兼收并蓄、屡有新见。他们的尊古而不泥古思想，在临证医疗中更为突出。“钱塘医派”在经典医籍的研究中所投入的时间、精力和人力很大，往往是“十年磨一剑”。为了说明问题，他们正本清源、引经据典、广采博收、群策群力、探究辨析，甚至前赴后继、持之以恒，这种刻苦严谨、踏实端正的治学态度令人敬佩，值得从医者学习。

由上可见，张志聪是“钱塘医派”的中坚人物与集大成者。正是他，继承与发扬了老师张遂辰和卢之颐尊经崇古、维护旧论的治学特色，发展了卢之颐论医讲学的事业，以侣山堂为基地，培养了高世栻等一大批杰出的医学人才，壮大了“钱塘医派”队伍与阵容，并开创了集体编注医学经典的先河，为代表“钱塘医派”学术思想著作的问世打下了扎实的基础。张锡驹全力协助志聪师兄研究《伤寒论》，并编撰了《伤寒直解》，使“钱塘医派”研究伤寒学的成果更加丰厚与更具特色。高世栻是“钱塘医派”的忠实传承人，他在侣山堂延续了同学兼老师志聪的讲学授医事业，以毕生心血完成了先师遗著《伤寒集注》与编撰了《素问直解》，扩大了“钱塘医派”研究经典医籍的成果。仲学辂使“钱塘医派”有了颇为完满的结局，他开办杭垣医局，再度凸显“钱塘医派”行医、讲学与研经三位一体的特色。从清初到清末二百年来，“钱塘医派”各代医家治学上“尊经崇古”，学术上推崇气化，代代相承，聚众论医讲学风气相袭，研究经典医籍前赴后继，成就显著。从明末清初到光绪200多年中，“钱塘医派”在讲学、研经与临床三个方面为我国中医药学的发展作出了自己的贡献，为我国古代中医药学说流派画上完美的句号。

第四章　医药学家及其医著

第一节　古代医药学家及其医著

一、元朝以前医药学家及其医著

杭州地处长江中下游，土地肥沃，气候温暖，雨量丰沛，物产丰富，河流密集，交通便利，尤其自宋朝以降，各业昌盛，为该市的科技文化发展创造了雄厚的物质条件。因此，医药学家辈出，世医众多[1]。当今，医药学已成为科学技术中极为重要的一门学科，可在古代，躬身这一领域的医药学家却往往被列在各类史籍方志末端的方术传、术艺传、艺术传、方技传、艺术志和仙释传内，备受封建社会达官贵胄的歧视，品秩低下。但广大医务工作者仍全心全意地为杭城人民服务，做出了卓越的成就。

元朝以前医药学家及其医著纷呈，这与两浙藏书及刻书业繁荣有关，两浙官方藏书之富首推临安。南宋初朝廷大力收购图书，绍兴十三年（公元 1143 年）绍兴府人陆宰即献书 13 000 卷。杭州的印书业在北宋时已名闻天下，印刷质量上乘，京师国子监所编著的书籍常常交给杭州付印。宋室南渡后，国家出版中心迁至杭州，印书业更加繁荣。国子监翻刻了北宋时的监本书，修内司、两浙转运司、德寿宫等处也设有刻印机构。两浙私家刻印更普遍，中心仍在杭州。当时杭州的大书铺有棚北睦亲坊陈宅书籍铺、棚北大街陈解元书籍铺、洪桥子南河西岸陈宅书籍铺、鞔鼓桥南河西岸陈宅书籍铺、太庙前尹家书书籍铺、众安桥贾官人宅经书铺、修义坊相对王八郎家经铺、行在棚南大街前西经坊王念三郎家、钱塘俞宅书塾、中瓦南街东开印史书籍荣六郎家、钱塘王叔边家、杭州大隐坊、杭州钱塘门里车桥南大街郭宅铺等。这些私家刻印作坊遍布杭州各处，极大地丰富了图书文化市场；所刊书籍流传久远，极大地推动了医学书籍的刊行。如宋朝皇家主持编写了《太平圣惠方》、《圣济总录》、《神医普救方》、《开宝新详定本草》等大型医书，并成立了校正医书局，校订出版了《素问》、《甲乙经》等9部著名医籍。自南宋在杭州建都以来，杭州的医学书籍刊行也进入了一个新的发展时期，使得医学书籍的整理刊行中心开始移到浙江一带。当时除了皇家官办的校正医书局外，还出现了大批的私家刻书坊，医学书籍也大抵以浙本（包括杭州本、婺州本、衢州本、台州本等）为多，与闽本、蜀本鼎足而三。宋朝杭州坊刻较多医书，如杭州大隐坊在政和八年（公元1118年即重和元年）刻《校正朱肱南阳活人书》18卷。嘉定丙子（公元1216年）太医局刻《小儿卫生总微论方》20卷。上述这些书坊、书局着实为该地区医药学家医著出版创造了有利的条件。

1. 医药学家及其著作

魏晋南北朝有杜京产、暨齐物、徐之才、徐之范、徐少卿、徐同卿、徐敏齐、徐珍惠。隋唐五代十国有陈仕良。宋朝有沈括、陈沂、王衮、裴宗元、陈师文、钱乙、范思贤、李立之、郎简、陈承、王复、靳起蛟、稽清、靳鸿绪、范防御、徐防御、王介、严防御、周守忠、章杰、邢氏、吴观善、郭昭乾、初虞世、陈谏、李立之、曹五、林洪、陶华、严观、彭浩、金刚中、祝氏、严恭、潘殿直、林逋、陈静复、货药道人、张上舍、千佛寺异僧、郭冯氏、靳豪、靳从谦、萧氏、临安名医、管范、僧法坚、沈允振、肖氏、管归真、西溪寺僧、杭州婢、杭州道人、临安僧医等。

上述是按朝代罗列的杭州籍医药学家，现按朝代对其中著名的医药学家及其在杭州任官期间为当地医疗卫生事业做出贡献的职官加以进一步阐述。

（1）唐朝时期：陈士良，钱塘人，唐乾宁（公元864～898年）时期，以医术闻名，曾任剑州（今四川剑阁县）医学助教，任官陪戎都尉和药局奉御，著有《食性本草》10卷，奉诏修《圣惠方》。陈士良对杭州医药事业的发展起了一定的作用。

822年深秋，白居易刺史杭州。他在杭州任官期间，实施了一系列医药学方面的措施，对这一领域的腾飞推波助浪。白居易的担任杭州“市长”前后3年（公元822～824年）间兴修水利，浚湖筑堤，写下了许多描绘西湖的诗篇，使西湖名扬神州。他在医学方面和环境卫生也颇有建树，疏通大井、治理西湖，改变了居民的饮水条件和环境卫生。白居易在《贫日》诗中讲述了冬天晒太阳的好处：“杲杲冬日出，照我屋南隅。负暄闲目坐，和气生肌肤。初似饮醇醪，又如蛰者苏。外融百骸畅，中适一念无。旷然忘所在，心与虚空俱。”这是一首赞美太阳浴疗法及修炼养生的诗歌。他在40多岁时患有闪辉性玻璃体融化症眼疾。所以，他刻苦钻研眼科专著《龙树论》，并作诗“案上温铺龙树论，盒中虚贮决明丸，人间方药应无益，争得金篦试刮看。”可见，他对眼疾的因、证、脉、治的认识很清楚，特别是在黄连、决明丸都未治愈之下，毅然采用金篦刮目法，反映了他在医术上的高明。他在《动静交相养赋》中曰：“道不可以终静，济之以动；性不可以终动，济之以静。养之则两全而交利，不养之则两伤而交病。”这种养生观念值得推广。白居易晚年患中风，通过禅观而痊愈，因而他在《病中诗序》中说：“开成已未岁，余蒲柳之年，六十有八，冬十月甲寅旦，始得风痹之疾。体瘝目眩，左足不支，盖老病相乘，时而至耳。余早栖心‘释梵’，浪迹‘老庄’，因病观身，果有所得，何则？外形骸而内忘忧恚，先禅观而后顺医治，旬月以还，厥疾少间，杜门高枕，澹然安闲。”[2]

（2）北宋时期：这一时期杭州籍医药学家人数占全国前茅。值得注意的是有著名的政治家赴杭任官对当地医药学发展起过重大作用的，有文化界名人兼精医药学的，有宗教界人士精湛医理的。

范仲淹是一位锐意改革、励精图治的政治家。他在1050年任杭州知州时均以兴学培养人才为重，并在杭州医疗卫生事业上倾注了心血，提出了著名的流芳千秋的格言“不为良相，当为良医”，把医药事业摆到很高的地位。人们对他评价很高：“历代宰相通医者，伊尹而后，狄梁公（仁杰）、范忠宣公（贽）、范文正公县卫。”

另一位是北宋著名的文化巨匠、杰出的医药学家苏东坡。他8岁时就拜张易简为师，主精内科、养生学、气功、吐纳引导之术。他于1075年写成了《苏沈内翰良方》、1100年撰成《圣散子方》。他在脉学、本草学、偏头痛、消渴、虫症、遗泄、按摩疗法、沐浴疗法、药膳、人口素质、眼科学诸医药学领域都有精湛的研究，我们这里主要记述他在杭州的一些医药活动。他曾先后两次到杭州做官，一次是

1071～1074年任杭州通判，另一次是1089～1091年任知州。1071年苏东坡一到杭州就着手调查市民饮水的情况，发现唐朝李泌在此挖掘的6口井已堵塞、混浊恶臭，他派僧人仲文、子瑾、如正、思坦罗致20多人浚疏6口井。他第二次来杭任知府时又对6井作了全面的整修，大大改善了周边居民的饮水卫生。苏东坡还写了《六井记》，指出水井对居民日常生活的重要性及如何保证饮水供应与清洁的方法，并弹劾权贵对水井的污染。苏东坡应杭州居民的恳请，在《杭州乞度牒开西湖状》中，历陈西湖有水产、饮用、农田灌溉、内河航运、酿酒等重大作用，五不可废。在草拟的《申三省起请开湖六条状》中，罗列了管理、设备等事项。在他的努力下，1090年4月28治理西湖的工程开张，用了半年的时间，出了20多万工，挖了25万丈土，把挖出的湖泥葑草堆积成长堤，堤上夹种花柳，形成了著名的苏堤，浚湖筑堤的工程由此告竣。为了保护西湖水质的清洁，严禁在湖中种植菱葑。1089年苏东坡来杭时正值城内疫病四起，苏氏请几名医生来医治，然后把药方抄贴在全城，让患者识病找药治疗，随后创设病坊，医治无钱看病的人。他又派官吏制作稀粥药剂，带医师走坊串巷，为民治病，结果无一人死于这场饥疫。他还种植药草，写了《种德亭》诗，赞美候潮门外精通医道的秀才王复，苏东坡还亲自登门拜访了这位不计报酬为民治病的大夫，并为王复的宅园题款为“种德亭”，后来在此地上建成的种德堂药店就借用此名，生意兴隆。他在虎跑养病时曾留下了“因病得闲殊不恶，安心是药更无方”的养病名句。

苏东坡也精于养生，十分娴熟道教养生方法。他在《养生诀（上张安道）》自述说，近年颇留意养生、读书，延问方士多矣，其法百数，择其简易可行者，间或为之，辄有奇验。苏东坡认为最佳练功时间在晚上子时（23时~1时）或稍后，起身披衣，面向东，或向南盘脚坐在床上，然后练功：首先，叩齿36次，握固闭息。其次，内视五脏。再次，渐渐呼吸重新开始，要等到呼吸变得自然轻微之后，让舌抵唇齿，搅拌口中唾液，使其慢慢增多，再闭住呼吸，内视体内五脏，让心火下降至丹田。最后，以左右手分别摩擦两脚心的涌泉、脐下和腰部，让这三部位表面渐渐温热后，再依次摩擦眼部、耳部和颈项部分。然后是捏鼻5~7次，梳头100次。全套功法到此全部完毕，此时就可以继续睡觉。这套方法实际上是道教气功修炼方法，只不过苏东坡删除了其中高深的内容，变成了一种习静养气的速成简易方法，对于养生极为有利，因此，他又是一位养生学家。

这一时期最著名杭州籍医药学家的当推沈括（公元1029~1093年），字存中，杭州人。沈括的祖先原籍武康，世为大族，唐末族人徙居钱塘，五世传至沈括。父沈周，字望之，太平兴国三年（公元978年）生，大中符八年（公元1015年）进士及第，官至太常少卿，分司南京（今河南商丘）。钱塘沈氏至沈周及其兄沈同相继中进士后，家业振兴。母许氏，出身于苏州吴县一家注重武略的书香门第，为北宋前期著名的战略学家许洞的幼妹，“读书知大意，其兄所为文辄能成诵”，是一个很有教养的女子。沈氏一族有收藏文物、搜集医方的传统，为吏多精明能干，许氏又从娘家带来了文韬武略的基本知识。沈、许两家的联姻，对沈括影响重大。

约在庆历六年（公元1046年），沈周于三司判官任内奉命为江东路转运使，赴金陵任职，沈括也到了这个六朝故都。在沈周的江东转运使任期内，沈括到过润州，但大部分时间客居金陵，用功读书、习字，开始学医。

沈氏家风重视医学，家传有《博济方》。《苏沈良方》卷3说："顺元散，……右予叔祖钱氏时得此方，卖于民家，故吴中至今谓之沈氏五积散。"沈括家传的药方还有"白龙丸"、"通关散"等。或许是父母老年得子之故，沈括少时的体质欠佳，加上读书十分用功，不免产生"心热血凝，心胆虚弱，喜惊多涎，眠中惊魇"的病症。庆历（公元1041～1048年）中，池州医生郑感为其处方，用"至宝丹"屡试有效。由于家风的熏陶，他又从治病中体会到医方的实用，沈括在攻读经史之余开始研习医药。

《苏沈良方》卷4"神保丸"条说："予三十年前客金陵，医人王琪传此方。"王琪告诉沈括："诸气惟膀胱气、胁下痛最难治，独此丸辄能去之。"沈括将王琪传给他的神保丸方妥为保存，后来收录在自己编写的《灵苑方》和《良方》两书里。熙宁（公元1068～1077年）中，沈括患项筋疼痛之病，诸医误诊，数月未愈，挛痛甚苦。他想起当年王琪所说此方的功效，取《灵苑方》，检得此方，合药服之，"一投而瘥。后尝再发，又一投而瘥。"

沈括曾任海州（今江苏沭阳县）主簿、东海（今江苏灌云县）县令、宛丘（今河南淮阳）县令。北宋嘉祐八年（公元1063年）登进士第。神宗时积极参与王安石变法，担任过扬州司理参军、太子中允、太常丞、提举司天监、知制诰、权三司使、翰林学士、龙图阁待制、团练副使等职。元丰五年（公元1082年）被贬京口。北宋元祐五年（公元1090年）复出，授光禄少卿，分司南京，迁居润州梦溪（今江苏镇江东郊），自号梦溪丈人。

沈括擅长文学，曾向朝廷贡上《熙宁奉元历》，编修《天下郡国图》，著有《春秋机话》、《长兴集》等。后退休林下，屏迹交游，抒以往的见闻笔录成书，写成《梦溪笔谈》26 卷。沈括学术浩博，文艺深长，经史之外，在天文、方志、律历、音乐、医药、卜算等方面都有论述。其大半生沉浮于宦海，是一位杰出的政治家和外交家。他以惊人的毅力和非凡的才华在自然科学和社会科学两大领域内有重大建树，尤其在医药学方面成果累累。

沈括在医药领域内有多方面的造诣，自从 1049 年他 18 岁时，晚上经常书写小字，病目昏，开始研习医药，后在医药学的绝大多数领域都有研究。在基础医学方面，对解剖学、生理学、药理学等有深刻的研究；在临床医学方面，编有《灵苑方》、《良方》两种方书，后者对许多疾病做了详尽描述，提出了自己一整套诊疗理论；在药学方面，对药用植物学、药剂学、药学理论等都提出了精辟的论述；在卫生学方面，对素食、去蚤虱、食物中毒、废井下毒气袭人、清洁井水诸方面都有论述。尤其在他的《良方·秋石方》中保留了现存最早、最完善的大量从人尿中提取出相当纯的性激素制剂“秋石”这一重大科技成果，西方医学要到 1927 年才有类似的发现[4]。而且，他为了提高自己的医技水平，不耻下问医师、里巷小人、士大夫、山林隐士，用自己精湛医技治愈了众多病人，他不愧为我国古代杰出的科学家。

他的研究从搜集医方起步，尝自称：“予治方最久。”他一生数十年如一日求访各种医药能人和药术，“凡所至之处，莫不求访。及一药一术，皆至诚恳切而得之”。尽管他从未当过专业医师，他的医药著作却常被后世本草所称引，如李时珍《本草纲目》、赵学敏《本草纲目拾遗》中，就采纳沈括的不少研究成果。

在苏州攻读期间，沈括继续搜集医方。《苏沈良方》卷2“乌头煎丸”方后的“又方”说：“予少感目疾，逾年，人有以此方见遗，未暇为之。有中表兄许复，尝苦目昏，后已都瘥，问其所以瘥之由，云服此药。遂合服，未尽一剂而瘥，自是与人莫不验。”据上节引录《苏沈良方》卷7中沈括的记载，他本人18岁在金陵始“病目”。逾年，已在苏州。那时有人赠以治目昏方，沈括因攻读不辍，“未暇为之”。从其中表兄许复亦曾病“目昏”，用此方先期治愈的记事来看，可知沈括始得此方确在苏州。以皇祐二年（1050）沈括19岁计算，与其生于明道元年（公元1032年）若合符契。

在东海县时，沈括所搜集来的药方又有增加。他看到东海县民家有卖“治小儿走马疳”药的，便记录下来，后编入《良方》，并指出此药用砒霜、粉霜、石灰制成的，“慎勿多用，恐入腹中有大毒，慎之”。于此可见，沈括搜集医方的动机已不限于个人治病健身，开始上升到济世惠民的高度。

沈括博学善文，对医药亦很有研究，所著《梦溪笔谈》第26卷“药议”及《续笔谈》、《补笔谈》中记有许多医药学成就（共计69条），对药物形态、配方、药在人体内的吸收过程等都有精辟的论述，同时亦纠正了人有水喉、食吼、气喉的“三喉”谬说。在沈氏的《良方》中，记录了许多有效的方药，并详论辨疾、治疾、饮药、处方及辨药“五难”等。其中秋石方记载了我国11世纪从人尿中提取秋石（性激素）的制备方法，这是世界上已知的关于性激素提取及其实际功效的最早记述。后人将《良方》与苏轼的《苏学士方》（又名《医药杂学》）合编，易名为《苏沈良方》，《苏沈良方》又名《苏沈内翰良方》，原书15卷，是北宋末年（一说南宋）佚名编者根据沈括的《良方》（又名《得效方》、《沈氏良方》、《沈存中良方》）10卷与苏轼的《苏学士方》（又名《医药杂说》）整理编撰而成的医学书籍，现流行10卷本。本书呈医学随笔体裁，广泛论述医学各方面问题，卷1为脉说、脏腑、本草及灸法；卷2~5介绍内科杂病及治疗方药；卷6为养生及炼丹；卷7~10论述五官科、外科、儿科、妇科疾病及治疗方药。各种疾病多附以验案。对本草性味、采集、配伍、剂型的论述也很精辟。治疗方药多经作者耳闻目睹后所辑，简便易行而较为可靠，有一定临床参考价值。卷6所载秋石一药的“阳炼法”、“阴炼法”，是人工提取较纯净的性激素的方法，是制药化学的一大成就。本书现存最早版本为明朝嘉靖刊本；清朝有多种刊本，主要有四库全书、六醴斋医书本、人民卫生出版社1956年出版影印本。

沈括注重实践，勤于调查研究。在编辑《良方》时，对辑入的验方、秘方，“必目睹其验，始著于篇”，在《梦溪笔谈》中，对动植物（包括药用动植物）的地理分布、形态描述和分类、药物和药理作用、生物防治等的记述大都是作了调查后的忠实记录。

沈括著作甚多，另有《灵苑方》也记录了许多效方精论，原书已佚，现代有人辑得佚文80多条，《梦溪怀忘录》中也载有地黄、黄精等药用植物的栽培经验总结。还有《别次伤寒》（今佚）、《长兴集》、《易解》、《春秋机括》、《左氏传记》、《孟子解》、《乐论》、《乐律》、《天下州县图》、《使辽图钞》、《熙宁奉元历部》、《清夜录》等书。沈括所集方书《苏沈良方》8卷，永乐大典本。而后人又以苏轼之说附之。考《宋史·艺文志》有括《灵苑方》20卷，《良方》10卷，而别出《苏沈良方》15卷，注云"沈括、苏轼所著"。陈振孙《书录解题》有《苏沈良方》10卷，而无沈存中《良方》，尤袤《遂初堂书目》亦同。晁公武《读书志》则二书并列，而于沈存中《良方》下云："或以苏子瞻论医药杂说附之。"《苏沈良方》下亦云："括集得效方成一书，后人附益以苏轼医学杂说。"盖晁氏所载《良方》即括之原本，其云"或以苏子瞻论医药杂说附之"者即指《苏沈良方》。由其书初尚并行，故晁氏两载。其后附苏说者盛行，原本遂微，故尤氏、陈氏遂不载其原本。今《永乐大典》载有《苏沈良方》原序一篇，亦括一人所作，且自言"予所作《良方》"云云，无一字及轼。是亦后人增附之后，并其标题追改也。案：明晁瑮《宝文堂书目》有《苏沈二内翰良方》一部，是正、嘉以前，传本未绝，其后不知何时散佚。今据《永乐大典》所载，掇拾编次，厘为8卷。史称括于医药卜算无所不通，皆有所论著。今所传括《梦溪笔谈》，末为《药议》1卷，于形状性味，真伪同异，辨别尤精。轼杂著时言医理，于是事亦颇究心。盖方药之事，术家能习其技，而不能知其所以然，儒者能明其理，而又往往未经试验。此书以经效之方而集于博通物理者之手，固宜非他方所能及矣。

沈括撰《灵苑方》，原书早佚，1975年上海中医学院从《证类本草》、《幼幼新书》、《苏沈良方》、《永乐大典》等书中辑得78方，按《和剂局方》体例重编成书，时间不详。

苏轼、沈括合纂《苏沈内翰良方》10卷，是苏轼《苏学士方》和沈括《良方》合编本。原书15卷，现流传本10卷。包括医方、医论、本草、灸法、养生及炼丹等内容，收于《四库全书》、《知不足斋丛书》、《六醴斋医书》、《丛书集成初编》。

苏轼、沈括合编《苏沈良方拾遗》，不分卷，有1895年福建刻本，此为后人编成而托名苏、沈者。沈括撰《惠民药记》，有1924年上海扫叶山房石印《五朝小说大观》本。

沈括是中国科技史上的卓越人物，博学善文，在天文、方志、律历、音乐、医药、卜算无所不通，受到中外人士的高度赞扬。李约瑟博士称他为“中国整部科学史中最卓越的人物”，其著作《梦溪笔谈》为“中国科学史上的里程碑”。[5]

北宋时期除了上述范仲淹、苏东坡、沈括以外，还有杭州人裴宗元、陈师文等医药学家较为著名。

裴宗元，杭州人，徽宗时，任太医令。其赴汴京前，为绍兴名医。大观年间（公元1107～1110年），历任奉议郎、太医令兼措置药局检阅方书等职，奉命与陈师文、陈承等校正医方。编辑《校正太平惠民和剂局方》10卷，《校正外台秘要》3卷，并撰有《药铨总辨》3卷。

陈师文，生卒年不详，杭州人。曾任朝奉郎、尚书库部郎中、提辖措置药局等职。精于医术，与裴宗元齐名，大观年间（公元1107～1110年），陈师文等考虑和剂局自创办以来所有医方“或取于鬻药之家，或得于陈献之士”，未经考订，不无舛讹，虽屡经印行，未免传承谬误，至于通衢张榜药方，更是错误百出。于是建议朝廷进行修订。不久宋徽宗诏准这一请求，并命陈师文、陈承、裴宗元等对和剂局配方进行校订。陈师文等多方收集资料，严格校订，“校正七百八字，增损七十余方”成《和剂局方》5卷，对后世影响极大。

（3）南宋时期：由于宋室南渡，学术重心南移，杭州成为学术昌兴的最重要地区，反映到医药学领域则是人才济济，群星璀璨。南宋杭州籍医药学家供职太医院者多、御医者多、医官者多。抚今追昔，我们根据已掌握的史载资料，窥探了他们的群体贡献，这在朱德明的学术专著《南宋时期浙江医药的发展》中已有详尽的论述[3]，在此免赘。不过，我们对南宋时期意犹未尽的几位杭州医家再着墨数笔。

范防御，杭州人，因治儿疾名噪四方，人多以其官名“防御”直接呼之，其名反不为人知，后代均操儿科，尤以五世孙范思贤名重于世。据《东皋隐若传》云：“其先世在宋时有为防御者，医小儿名。思贤为防御五世，传其业，益精。居旁近人无贫与富，有小儿疾，辄趋思贤求医，其为医，务利人不务利己，名愈益。”

赵与𥲅，官至吏部尚书，淳祐年间（公元1241～1252年）任临安知府达11年之久，为杭州人民做了许多医药卫生方面的益事，如疏浚城内外河道，整治西湖水质和环境卫生；创办慈幼局慈善机构，把抛弃在街头巷尾的婴儿收养起来，给衣给药，奏请朝廷建立施药局，雇请医生深入闾巷为群众治病，深受人民爱戴。

旧传南宋有异僧寓杭州千佛寺，遗一囊去，启之得是书《咽喉脉证通论》1卷，后乃流传。清道光中，海宁许梿见抄本、刻本，皆多讹谬，重为参校刊行。光绪中，归安姚觐元复刊入丛书。是书18证，曰锁喉，曰重舌，曰气痈，曰乳蛾，曰弄舌，曰缠喉，曰哑瘴，曰骨槽，曰悬蜞，曰烂喉癣，曰热风喉癣，曰弱证喉癣，曰喉闭，曰呛食，曰发颐，曰悬痈，曰喉菌，曰牙痈。其首列总论及通治用药、用药禁忌、丸散方药，凡四则，其大旨谓，医者能识受病之原，与虚实、痰火、风寒、热毒之异，于望闻问中参究脉理，尤为先务之急，治分散风、下气、清火、消痰为大纲，条理清晰，无所偏重。案：喉科古无专书，《内经·素问》数言喉痹，大都属之手阳明、少阳、足厥阴三经。《素问·至真要大论》“少阳司天，客胜则丹胗外发，喉痹、头痛、嗌肿”，即今之瘟疫兼证。《灵枢·痈疽篇》“痈发于嗌中，名曰猛疽，不治，化为脓，脓不写，塞喉，半日死”，即今之悬痈、喉闭等证。《伤寒论》“阳毒之为病，面赤斑斑如锦纹，咽喉痛，唾脓血”，“阴毒之为病，面目青，身痛如被仗，咽喉痛”，即今之瘟疹兼喉证，故治从瘟疫，而无专方。《金匮》亦无专篇，《千金》、《外台》虽有专方，而治法未备。嗣后医家，治法分见于伤寒及肿疡类中，相传有三十六证之说，不尽属咽喉。是书专提出十八证，然仍有兼口齿数条。其总论谓，业喉科者全不讲脉，治之鲜效，故重在以脉辨证，于通行喉科书中较为切当。许梿云，相传为宋人作，而书中言及棉花疮，此疮元时始入中国，疑出元明人伪托。其说近是。清季以来，白喉盛行，多由瘟疫，其证最险，是书犹未剖析及之，然审脉用药之法，亦未尝不可隅反也。

郎简，杭州人，官任工部侍郎，精医，以自己的验方给古人治病，多有奇效，著有《集验方》医著[6]。

陈沂，杭州人，他治愈了宋康王妃疾病，被皇上赐给御前罗扇，凡宫中有疾，随时召人，让他持扇入禁中，后任翰林金紫良医，著有《陈秘兰妇科》5卷、《素庵医要》15卷等书。子孙世传其术，以刻木扇为荣，杭州人称为陈木扇。

今其后人居住在嘉兴角里街，门前列一把木扇，扇上书写着“宋赐宫扇南渡世臣”8个字，仍执医妇科，从宋代至今已有500多年历史。

靳豪，原籍开封，迁居杭州，因治儿疾屡验而名重一时，遂为太医，后世靳从谦精祖业，亦为宋翰林医官，曾受赐“百子图”，后人称其所居之巷为“百子图巷”，至今仍存。

李信，原籍开封，迁居杭州，精通儿科，任太医院判。《钱塘县志》载：“高宗得危疾，曾诏其入宫陪侍，因年老行走不便，特许乘小车直入宫，故时称李车儿。”

钱乙（约公元1032～1113年），字仲阳。祖籍钱塘县（今杭州）。曾祖北上在郓州东平（今山东东平县）落户，遂为山东东平人。钱氏自小由姑母抚养，并随姑父学医。研习医药书，诸如《本草》等书。年长后，挂牌行医，以善用《颅囟方》闻名于山东。北宋元丰年间（公元1078～1085年），钱氏因治愈宋神宗公主女儿病，被任命为翰林医官。其后，又因治愈皇子的“瘛疭”（即抽搐）病，升为医丞。不久，因病请辞。宋哲宗（公元1086～1100年）时，又被朝廷召回，后因患“周痹”（即周身痹证），归乡养病并行医，求治者甚多。他对小儿方药甚有研究。根据小儿体质具有“脏腑柔弱”、“成而未全”、“全而未壮”的生理特点和小儿得病后“易虚易实”、“易寒易热”的病理特点，提出儿科五脏辨证法，并注意四时季节变化对内脏的影响。在治疗上，强调不任意使用耗损小儿身体的药物，主张侧重调养小儿脏腑和扶正的药剂。反对当时盲目使用对小儿身体不适宜的香燥药的习气。精心创制了许多适于小儿体质和寒热虚实不同病情的补泻方剂，如异功散、白术散、六味地黄丸、益黄散、泻白散、导赤散等。这些名方一直沿用至今，其中六味地黄丸已成为滋阴的代表性方剂。杞菊地黄丸、知柏地黄丸、左归饮、都气丸等均以钱氏的六味地黄丸的方剂化裁而成。著有《钱氏小儿药证直诀》、《婴孩论》、《钱氏小儿方》、《伤寒指微论》等书。除《钱氏小儿药证直诀》外，均佚。《钱氏小儿药证直诀》是由门人阎孝忠编集而成。全书理、法、方、药俱全，深受后世医家推崇。

咸淳年间（公元1265～1274年），有一位医僧居住临安，明脉识证，前来看病的人很多。太学生想要弄他，有王上舍，气体充实，身长八尺，平生无疾，诈令为病，请僧诊视。王方食将竟，听说僧已到来，仓猝就榻，偶绊一跌，乃起而寝。僧入诊脉，亟出语诸生曰："不可救矣。"诸生抚掌大笑，僧曰："非索价妄语也。须臾死矣，虽良药不可治。"诸生们骂他并驱赶他，过了半天，而王死，实系饱食体肥，遭跌而肠断致死。[7]

周守忠（榕庵），临安人，初以养生宜忌之事，按月编录，名曰《月览》。后于嘉定壬午又广为《杂纂》，曾为总叙三篇。次以事类分为十三部。后人以《月览》附刻于后，共为一书，总题曰：养生杂类，非其名也（四库杂家类存目）。又撰有《历代名医蒙求》2卷，医史著作，该书自上古迄宋，将历代文史和医籍中所载名医事迹，医林典故，加以汇集，用韵语形式，上下各以四字为联，每联下加注材料出处，对于了解我国医学历史的发展，颇有参考价值。如该书首联为"神农百草、伏羲九针"，前者以《史记》记载炎帝神农氏"始尝百草，始有医药"为依据，后者则以《帝王世纪》记述的伏羲氏"制九针，以拯夭枉"为资料来源，使人读韵语便于记诵，读注文又颇便了解名医事迹，故名

《历代名医蒙求》。南宋周守忠撰《养生杂纂》22 卷，附《月览》2 卷，两淮盐政采进本。

杭州伤骨科最早记载的是南宋时期。当时有嵇清，字仁伯，仁和（今杭州）人。家传正骨秘术，善疗金疮骨损，时称名医。时值兵荒马乱之际，曾随军同行。宫中有患折肱者，他医莫知所措，而清为整治，辄完好如昔。宋高宗尝骑射，时有伤损，招清治之，应期而瘳，于是益重之。正骨一科，当时江南极少，嵇清以正骨闻名，故人称“嵇接骨”。嵇接骨桥在部院仓桥北，北宋时名曰州桥，盐桥河、茅山河、菜市桥三水总汇聚此地。所以名嵇接骨桥，因医生嵇清得名，清世代秘术，由汴从宋高宗南渡。居此桥畔，年未弱冠，即征入掖庭。寿皇因骑射伤骨，清治愈，宫中诧曰：“小小嵇生，能接骨耶?”桥名顿生。其后裔有名胜者，明洪武间亦因祖传接骨，以杂科显。

饶有兴趣的是，南宋时期一些著名诗人、书画家兼精医药学，如林逋是一位著名的文学家、书画家，又懂药学，他 40 岁左右隐居杭州孤山，种梅养鹤。他的诗作中以咏梅花的佳句最著名，平淡幽美，有《林和靖先生诗集》，他还采药、种药、卖药，在中峰一带活动，他和葛岭上采药炼丹的道士交往起来，并参与道家经典的诠释，对药物学和养生学很有研究。

王介，字圣与，号默庵，约生活于南宋孝宗至宁宗年间（公元 1163～1224 年）。祖籍山东琅琊，善画，懂医药。庆元年间（公元 1195～1200 年），官内阁太尉，晚年退居临安慈云岭西。王介感于药物“产业万殊，风土异化，……况真伪相杂，卒难辨析”。因此，对住地周围的药草进行调查，取慈云岭附近 206 种植物药于嘉定十三年（公元 1220

年）彩绘《履巉岩本草》3卷，现存明抄绘本。《履巉岩本草》是杭州地区的地方本草著作，也是本草史上现存最早的彩色本草图谱，药图多就地取材写生，描绘精美，并以截取局部表现全体的方法，按比例绘制在小幅书页上，更突出了植物的鉴别特性。《履巉岩本草》与《政和证类本草》相比新增药品22种，如曼陀罗、虎耳草、醉鱼儿草、山黄杨等。但书中亦有若干图文不符，名实不符之处。有20多味药名下仅注以“入炉火药”。[8] 书画同源，书画与中国传统医药学的某些方面亦同源。中国古代书画家精通医药学者有之，医药学家泼墨渲染以抒发激情者亦有之，杭州历代一身兼精这两种祖国传统技艺者大有人在，王介就是杰出的代表。

这一时期与医药学家或相关的地名纷纷出现。如荷花池头西出王诰巷，南出紫金观巷。南宋初，医官王继先在此筑宅，内有荷花池。建宅时强占民房数百家，并填塞茅山河以通两岸。王广蓄姬妾，骄奢淫逸，即逢国丧，亦仍令妓妾舞而不唱，谓之“哑乐”，权势与秦桧相提并论。宋高宗曾说：“桧国之司命，继先朕之司命。”孝宗时他被贬谪福州，死在那里。同时，林司后南隔长庆街与六克巷相对，北折东出大东门直街。地处宋时皇城司翰林司营之后，故名。翰林司属光禄寺，主果实茗药。

2. 结语

宋以前杭州医药学家镶嵌史册的人数寥若晨星，闻名全国者更少。随着宋室定都临安，杭州便成为当时政治文化中心，医药机构相当完备，这导致医药学家辈出。有著名的政治家兼文豪白居易、范仲淹、苏东坡等来杭躬身医疗卫生事业及环境卫生的整治；有著名的诗人和书画家林逋、王介热衷于当地的中药材种植和研究；尤其是闻名遐迩的科学家沈括，医学成果累累，被英国剑桥大学李约瑟教授誉为：“中国整部科学史中最卓越的人物。”因此，我们不辞辛苦地整理研究元朝以前杭州医药学家的丰功伟绩，以期留芳中国传统医学史册。

二、元明时期医药学家及其医著

医生的社会地位依不同社会而不同，在中国封建社会制度下，主要取决于统治者对医学和医生的态度。就元朝来说，医生的社会地位和政治待遇较历朝为优，表现在征诏名医、医官品秩较高和减免医户赋役等三方面。元朝多次征诏名医。忽必烈为亲王时，开幕府于金莲川，结集了很多汉族文人，儒臣许国桢“以医征至翰海，留守掌医药”。忽必烈嗣立后授许国桢荣禄大夫、提点太医院事，赐金符。此后，他又曾多次诏令征求名医。至元十二年（公元 1275 年）进军南宋时，遣使去江南搜访名医。次年又诏谕临安新归附的府、州、司县官民，具名上报所知的医生。因此，元朝杭州出现了一些著名医家。

1. 元朝

元朝时期杭州出现的较有名的医家有严子成、罗知悌、吴绶、李洞、沈复东、陈以善、宋会之、周古遇、吴恕、崔进之、倪居敬、刘埙、刘均美、静隐处士、仇远、仇沄、仇天一、林子文、姚懒、燕志学、肖德祥、瞿祐、陈仲常、沈好问、沈允振、宋会之、僧月湖。

下面我们略述元朝罗知悌、李洞、吴恕、沈好问等几位医家，以彰显其业绩。

罗知悌（？ ~1327 年），大约生于 1238 ~1243 年间，

字子敬，人称太无先生，杭州人。少时入黄门，为寺人（黄门、寺人均指宦官）。金朝刘完素医术传给荆山浮屠，后者来杭再传罗知悌。罗氏熟娴了刘完素、张子和、李东垣3家学术。南宋宝祐年间（公元1253～1259年），以医术侍奉宋理宗，宠爱有加。1276年3月，元军攻入杭州，携掳宋帝、太后北上，罗氏被迫北行。后因病得赐在外居住，闭门谢客。他精通历史、天文、地理、艺术。后他的侄子罗司徒奏明太后其老病重，乞求还乡，得到批准。他将一生积蓄分给邻里，只带回数千部书籍告老还乡，遂于1325年春定居杭州。他是刘河间的再传弟子，朱丹溪的老师，精通内科，在金元医学发展史上是一位承前启后的重要人物，著有《心印绀珠经》医著1卷。

李洞，杭州人，长年在南京卖药，药品质量上乘，病人趋之若鹜，服后颇有效用，善诗。由于医技精湛，深受人民爱戴，纷纷冠以誉称。

肖德祥，杭州人，以医为业，有杂剧本《东堂老》和《南曲戏文》。

周古愚，钱塘人，擅长治疗伤寒。游客余观光到杭州后得了一场大病，浑身酸痛，眼睛失神，不几天就不省人事，周古愚给他开了几味含有大黄、芒硝的中药，病人连服两剂，排除体内瘀血即愈，名声大噪。

宋会之，杭州人，治水蛊病有效验。据鲜于枢记载杭州人宋会之，元朝名医。他的治水蛊法，以干丝瓜一枚，去皮剪碎，入巴豆十四粒同炒，以巴豆黄为度。去巴豆，用丝瓜炒陈仓米，如丝瓜之多少。米黄色，去丝瓜，研之为末，和清水为丸，桐子大，每服百丸，皆愈。其言曰："巴豆，逐水者也；丝瓜，象人脉络也；去而不用，借其气以引之也。

米，投胃气也。”[9]

沈复东，钱塘人，自幼聪颖，长大后立志从医，悉心研读岐黄医书，后成为一代名医，一般的病经他开几帖药即能痊愈。而且他不论贫贱富贵，都能一视同仁，弘扬医德。

吴恕，钱塘人，字如心，少时家贫，以卖鸟蛇丸治疗风疾为生。恰巧有使官到钱塘，因患此疾召吴治病，使官敬服吴对此病的研究，经他之手旋而康复，名声大震，后征至京师，成了太医院御医。吴恕对张仲景的《伤寒论》潜心研究，并参考朱肱《南阳活人书》加以注释，有益于初学者入门。吴恕撰《伤寒活人指掌》5卷，是在宋·李知先《活人书括》基础上增辑而成，有本年尚从善序及次年贾度序，附《药方料例》。后经门人熊宗立续补，编为《类编伤寒活人书括指掌图论》10卷。吴恕撰《伤寒活人指掌提纲》1卷，本书当为《伤寒活人指掌》的节录本，收于《医要集览》。

沈好问，钱塘人，字裕生，别号启明，祖上擅长针灸任职太医院，南宋时徙居杭州，杭人称为沈铁针。好问颖慧绝人，家传儿科医术到好问时日臻精绝，他给儿童治病，仿佛看到其脏腑，对疾病了如指掌。尤其对痘疹治疗，更为娴熟。后被征任太医院院判等职，著有《素问集解》、《痘疹启微》、《本草类证》等书，其子允振，字慎伯，世袭父风，也为良医。

2. 明朝

（1）人物：明末清初“钱塘医派”众医家已在我们编撰的《钱塘医派》一书中有详尽阐述[10]，在本书的第三章中也有展示，在此删略。不过，有明一朝，杭州籍医官及在太医院任职的医药学家众多，医家辈出，百家争鸣，各成一体，比较有名的有：张遂辰、李英、倪朱龙、卢复、卢之颐、王逵、邹观、叶文龄、叶折手、钱益、俞桥、王赐爵、诸余龄、严元、朱玩泉、林谰、沈太洽、王少泉、王仍奕、王修德、皇甫泰、葛林、嵇胜、郭绍渠、郭琬、郭桢、郭杞、郭枚、严观、严泰、翁禹训、王锦澜、王宏泉、王紫芝、王嘉嗣、高濂、郑晔、陆圻、陆林、徐镗、沈君宾、邵元、李珥臣、刘用宾、刘均美、倪居敬、靳鸿绪、毛某、张环、卢夔、燕喜时、锁文良、任鹤龄、皇甫中、皇甫嵩、郭毛氏、郭绍矩、郭嗣汾、彭浩、郭钦浩、吴毓昌、钱寰、陈振先、钱惟邦、沈汝孝、陈谢、钱国宾、陈元赟、王绍隆、吴元溟、马更生、沈士逸、潘辑、锁万言、姚应凤、陈椿、陈鼎、陈诰、陈谨、陈模、陈林、陈噁、陈引川、陈引泉、陈惟善、陈清隐、任二琦、任允谦、任懋谦、闵自成、孙志宏、刘默、戴曼公、方谷、胡文焕、李元素、朱天璧、吕恺阳、倪厚、倪垕、皇甫山、倪伯温、王允曙、西桥老人、瞿佑、潘氏、顾行、燕士俊、燕嘉时、靳吉、靳咸、靳谦、吴绶、吴瓒、吴仁斋、吴邦宪、吴绍裕、郭靖、郭凤、郭龙、闻忠、高武、周某、卢淳熙、于彰、方隅、朱应轸、锁乾、吴氏、毛氏、毛桢、毛杞、毛枚、卢万钟、王锡爵、仇沄、梅得元、孙如槐、孙志宏、孙适、孙琔、沈瑄、张懋忠、张文启、卢不远、卢似立、孙纯、孙桂岩、徐镗、蒋正斋、潘灼、潘灿、静隐处士、王茵、冷谦、洪楩、梅得春。

现再选述上述罗列的部分医药学家，以窥探他们的业绩。

刘均美，钱塘人，号阅耕，世以医名。读书通大义，性孝友，待异母弟如同母，把家产全让给他。洪武年间，以闾右徙实京师，仍以医行。居善药，售不二价，又免费为穷人治病，故四方持重价走均美市药者，日无算。而贫无钱走丐药者，亦无算。暮年，医术益精，活人益多，声誉益远，年九十卒。[11]

瞿佑撰《居家宜忌》，不分卷，养生类著作，有 1851 年宜黄黄氏《逊敏堂丛书》木活字本。瞿佑撰《四时宜忌》1 卷，养生类著作，按月辑录本草方书中的药物采收和饮食宜忌内容，收于《学海类编》、《丛书集成初编》。

冷谦撰《修龄要旨》1 卷，养生著作。载四时起居调摄、十六段锦法、八段锦法、导引歌诀等，收于《学海类编》，并见《道藏精华录》。

洪楩辑《洪楩辑刊医药摄生类》8 种，子目：医学权舆，寿亲养老新书，食治养老方，太上玉轴气诀，陈虚白规中指南，霞外杂俎，逸游事宜，神光经。

梅得春撰《药性会元》3 卷，分 12 部载药 560 味，重视药物主治用药法，附药物形态和质量鉴别。

关于静隐处士，有这样的记载，徐大章《弼刑说》云："杭人有徐其姓，而号静隐处士者，素以伤医为业，且善疗笞杖伤。有被笞杖伤者，辄趋处士请疗，疗辄愈。其术用药为齐，揉为膏，以傅于其伤。被伤者云：'药力所及，快若神仙家所谓玄霜绀雪。'"[12]

吕恺阳，明朝仁和（今杭州）人，擅长治疗骨折损伤，特别是治疗战伤、坠马、箭伤而昏厥的患者。《仁和县志》云："吕立志济人，偶得异人传，专治折伤。每于武闱骑射有坠马箭伤，即敷以药，立苏，并不告以姓名。"说明其医德也比较高尚。

吴毓昌，杭州人，任内阁中书却又精医。

方谷，钱塘人，1584 年校正方隅编撰的《医林绳墨》，以《内经》、仲景学说、李东垣、朱丹溪、刘河间等医论阐述多种常见病证，深入浅出。

胡文焕，杭州人，通医学，精诗文，著有《素问灵枢心得》等。胡文焕编《寿养丛书》18种30卷，子目：轩辕治病秘法，内经五脏六腑说，华佗内照经，褚氏遗书，寿亲养老书，海上仙方2卷，孙真人海上仙方后集，药性赋2卷，医学要数，医学碎金4卷，医学权舆，医学便览，灵枢心得2卷，素问心得2卷，食物本草2卷，食鉴本草2卷，脉诀，救荒本草应急良方。仅有明万历余氏种德堂一种刊本。

另外，胡文焕编《格致丛书》17种40卷，子目：李鹏飞《三元参赞延寿书》5卷，周守忠《养生类纂》2卷，《养生月览》2卷，胡文焕《摄生集览》，河滨丈人《摄生要义》，胡文焕《类修要诀》2卷，周臣《厚生训纂》6集，汪汝懋《山居四要》5卷，陈直《寿亲养老书》，胡文焕《食物本草》2卷，宁原《食鉴本草》2卷，胡文焕《养生食忌》，《养生导引法》，铁峰居士《保生心鉴》，王蔡《修真秘要》，混沌子《锦身机要》3卷，朱权《臞仙神隐》4卷。有1603年刻本藏中国中医研究院。另本《寿养丛书》，少《臞仙神隐》一种，明映旭斋刻本。

胡文焕编《医家萃览》3种4卷，子目：崔紫虚脉诀，新刻太素脉秘诀，新刻太素心要2卷，有明末刊本。胡文焕撰《原生训纂》6卷，为养生简易读物，载育婴篇、饮食篇、养老篇等，重食疗，重按摩导引。胡文焕撰《广嗣须知》1卷，收于《格致丛书》。胡文焕撰《医学要数》1卷，医论，阐述数字组成的医学术语如一息、二仪、二阳病、三才、三部等共70条，收于《寿养丛书》。胡文焕选录《素问心得》2卷，选录《素问》各篇原文，上卷56篇，下卷10篇，无按语注释，收于《寿养丛书》。胡文焕校正《太素心要》2卷，脉学著作。胡文焕校正《太素脉诀秘书》1卷，脉学著作。胡文焕辑《摄生集览》1卷，养生著作。论养神异气、防疾忘情及五味摄养之道。1603年虎林胡氏文会堂校刻，收于《格致丛书》和《寿养丛书》。

郭琬，杭州人，字宜生，其祖昭乾专治胎产诸证，父绍渠亦以医知名，母吴氏，妻毛氏皆能妇医，子桢、杞、枚均传其业，精妇科，可谓浙江又一妇科世家。

钱寰，杭州人，嘉靖御医，因侍太子疾有效，升右通政，《钱塘县志》称其“以小儿医名”。

杭州任二畸，字瑞庵，系儿科世家，观患儿啼叫，即知其痛苦所在。其子允谦、懋谦均传其业。

杭州仇凤翔，字敬寰，自幼习医，治小儿病常不用药饵，但视患儿经络所急，以手按摩令汗出，病即愈。

沈士逸，字逸真，仁和人，原为游洋将军官，后来祖父、父亲相继亡故，奉母命解甲归田，投身于研读本草、偏方，边学边行医，数年后名声大起，每天上门求医者数十百家，医愈者不可胜数。沈士逸从不趋炎附势，凡士大夫赶车驾到，不亲自到门口迎接，而有病求医则无论远近，亲自上门诊治，深得百姓爱戴。

吴元溟，字澄甫，由安徽歙县迁居钱塘，祖先精通医术。明万历年间，浙江大疫，他随父亲在道川上为患者治病，每天医活数十百人。晚年根据父亲的意愿，著有《痘科切要》、《儿科方要》等书。

倪朱谟（生卒年不详），字纯宇，仁和人。少时习儒家经典，后弃儒从医，学习桐君岐伯医书，得其奥妙，很多疑难疾病都能治好，求治者甚多。倪朱谟对历代本草诸书，穷搜广询，逐一验证。倪氏对药物十分关注，且不囿于古，注重当代用药实际。极力反对服食丹药“非良善之物”。倪氏曾采访各地通晓医药人士148人，将采访对象姓氏、字、号、籍贯开列于卷首。并将获得的用药经验、药性理论等资料，辨疑正讹，一一核录，又汇集历代本草40多种，撰成《本草汇言》20卷，载常用药581种，分类多与《本草纲目》相同。书中载有大量明末诸家药论和方剂，尤其以药理和临床用药居多。书中还记载了温州、处州（今丽水）山农人工种植茯苓的情况。另外，还在附方中摘引了大量明代医方资料。《本草汇言》，被医家奉为神书，其方颇为效验，如治妇人乳汁不行，乳房肿痛，以“穿山甲六钱、王不留行九钱、乳香四钱五分、天花粉四钱五分、没药四钱五分、蒲公英一两二钱、麻黄四钱五分”，用水煎服即愈。盖穿山甲、王不留行能通乳，有“穿山甲王不留，妇人吃了乳长流”之说，蒲公英为消炎药，对乳腺炎有选择性的效果，乳香没药能止痛，天花粉为清热养阴药，麻黄解表，能提高体表的抗菌机能。如为催乳，可去乳香没药、蒲公英，麻黄减去三分之二。倪氏也较注意药材品种的考证，对银柴胡、北柴胡、软柴胡有较明晰的辨析。倪朱谟《本草汇言》由其子倪洙龙刻行于世，洙龙亦以名医著称，纂《伤寒汇言》，与父书并行于世。

严观，仁和人，性聪颖，不拘古方，颇有胆略。他用姜汁制黑附。有人说，附子性热，为何复益以姜，严观认为：“附子性大热而有毒，用之取其性悍而行药，甚速，若制以童便，则缓矣，缓则非其治也。吾今佐以生姜之辛，而去其毒，不尤见其妙乎？”这味药用起来确实有效，因此人们称他为“严附子”。他用药有方有法，流传后世。其弟严泰，继兄而成为名医，精通方脉，治伤寒很拿手，多出奇效，在当时医林中屈指可数。

姚应凤，字继元，钱塘人，孤儿，随姑家长大，嗣为姚姓。他以治疗疮毒溃疡出名，能“割皮刮骨，一见洞然”，治疗外科奇疾，妙手回春，人称华佗。明朝崇祯时，巡抚喻思恂住在温州，背上长毒疮，疼痛难熬，召姚应诊，姚将其腐肉割下两大碗，敷以丹药，不几天病愈，名声大振。后官至太医院判，崇祀乡贤。

皇甫嵩，武林（今杭州）人，继承父祖之业，于习儒之暇究心医学。皇甫嵩的《本草发明》，6 卷 2 部，是一本按《内经》宗旨、参阅各种本草著作及金元诸家之说撰成的一部实用性著作。因见当时医者不深究药理，惟仗药性歌括以治病，投剂往往无效，盖由“药性不用，制用未当也”。于是有斯书之作。将临床常用药列在上部，稀用品列于下部，共收药物 600 多种，每药下设“发明”一项，介绍主治、配伍要点，分专治、兼治两法，简明实用。该书刊行于万历六年（公元 1578 年）。

高濂，杭州人，是著名的文学家、戏剧家。他的鸣世之作有《玉簪记》、《节孝记》、《陈情记》、《赋归记》、《雅尚斋诗草》等，而他的《遵生八笺》是一部内容包罗万象、征引广博繁富、却紧紧围绕医药卫生养生的不朽巨著。据初步考证，高濂所撰医药卫生著作存世者就有《八段锦》、《按摩导引诀》、《治万病坐功诀》、《服食方》等数 10 种，但其中内容在《遵生八笺》中已有记述，他的医学思想也已包涵该书之中。高濂撰《遵生八笺》19 卷，通行本。其书分为 8 目。卷 1、卷 2 曰“清修妙论笺”，皆养身格言，其宗旨多出于二氏。卷3至卷6曰“四时调摄笺”，皆按时修养之诀。卷7、卷8曰“起居安乐笺”，皆宝物器用可资颐养者。卷9、卷10曰“延年却病笺”，皆服气导引诸术。卷11至卷13曰“饮馔服食笺”，皆食品名目，附以服饵诸物。卷14至卷16曰“燕闲清赏笺”，皆论赏鉴清玩之事，附以种花卉法。卷17、18曰“灵秘丹药笺”，皆经验方药。卷19曰“尘外遐举笺”，则历代隐逸一百人事迹也。书中所载，专以供闲适消遣之用。标目编类，亦多涉纤仄，不出明季小品积习，遂为陈继儒、李渔等滥觞。又如张即之宋书家，而以为元人；范式官庐江太守，而以为隐逸。其讹误亦复不少。特钞撮既富，亦时有助于检核。其详论古器，汇集单方，亦时有可采。以视剿袭清言，强作雅态者，固较胜焉(四库杂家类)。他认为修养德行为颐生养寿的第一要旨，应根据四季不同而施以不同的调养方法，去病延年是养生须做之事，要慎起居、节嗜欲、远祸患、得安乐来调节养生，要提倡去除身心劳累、须时安处、赏鉴清玩、陶冶性情，要倡导饮食五味养五脏的食疗思想，要宣传方药治病养生的经验，要做到坚贞全形、物无客扰、神清气朗，养寿怡生。因此，明朝大戏剧家屠隆称赞高濂“家世藏书，博学宏通，笺裁玄朗”，是一代文豪兼医药学的杰出代表人物。

（2）书画与医药学：明朝时期，杭州是中医药学发达之地，亦是金石书画云集之域，而这两种中国传统的技艺能较好地融合在一些专家学者身上，是两种文化紧密结合的反映。书画艺术和中医药学均出自中国传统的儒家文化。中国古代的书画家亦或是中医药学家大多幼承庭训，淹贯经史子集，都想在举子业上有所建树，他们的儒学根底扎实，为中举子业书法功底亦不薄，只是有些人屡试不第，才在儒学的藩篱中突围出来，一部分从事书画艺术，另外一些人拜读医学经典，真正实现了范文正公所说的“不为良相，当为良医”的名言。因此，书画艺术和中医药学最初同出儒学一辙，稍加贯通，易于融合一身。同时，中医药学的精通必须娴熟古代汉语、民间宗教和习俗，这亦是书画家必备的素养。明清之际杭州之所以成为全国的医学中心、人才济济，这与当地名流硕彦有着深厚的中国古典文化修养有关。而且，著名的书画家与名医过从甚密，彼此敬仰。又如明朝时杭州多火灾，只有朱养心药铺免难，缘起一位乞丐，其遍体生疮，哀救诊治，朱氏款留调治后百日而愈，临别时乞丐为他画了一幅水墨龙以避火灾[13]。

明朝杭州的陈元赟和戴笠把中医药学、金石书画艺术一同携往东瀛，为中日医药、书画艺术的交流搭起了金桥，被日本人民誉称为介绍中国文化的功劳者。而且，医药学家在绘制解剖、人体、中草药图时也大大提高了他们在宣纸上泼墨渲染的技能。这些就是书画艺术与传统中医药学在某些方面的同源性。

（3）医药巷名：张卿子巷，东接报国寺巷，西出蒲场巷。明崇祯时，有张遂辰者，字卿子，工诗文，精医术，病者多受其惠，并以他的名字命名巷名。

金郎中巷，在盐卤缸南，东出东街，西折北至新桥河下。其宅在太平桥侧的河滨，因此得此巷名。其巷南为渡船弄。太医院御医金刚中，世家居住钱塘，世代相传医学。杭州人有抱札瘥疾者，必诣金舍医治。自其祖父到刚中，用医术济人，救活许多人。刚中在家时，给人治病不取报酬，仿效董奉，第令种杏，数年之后，杏树成林。刚中很高兴，在杏林中建房，而颜之曰“锦杏”。当即被皇上召至京师，在太医院任职，封为医官。他的医术闻名于世，钱塘实其故业，为国上医，其名誉事迹赫然光显，凡治风者其目若干居卷之者，病莫重于风也。治伤寒者其目若干次于风之下，治杂症者其目又次于伤寒之下，治妇人小儿者系其中焉。金氏随宋室南迁，返徒钱塘东里。世业医，至橘隐先生而其医大显。先生用药，损益古人之方，治人奇证，十不一失。仙逝后，其季子弘取其方增而编成《金氏集效方》1卷。

（4）医药学家及其著作统计：以上是元朝、明朝时期杭州医药学家及其著作的罗列，我们在此基础上进一步用数据统计留有医著于世的医家成表，具体见表6，以便更清晰地展示该市医药学家的人数及其主要贡献。

表6　元明时期杭州籍医家医药著作

朝代	作者	书名	朝代	作者	书名
元朝	罗知悌	心印绀珠1卷	明朝	张遂辰	心远堂类辨2卷
元朝	吴恕	伤寒论赋1卷	明朝	张遂辰	易医合参1卷
元朝	吴恕	伤寒活人指掌图5卷	明朝	张遂辰	张卿子伤寒论7卷
元朝	吴恕	伤寒活人指掌提纲1卷	明朝	张遂辰	张卿子妙方
元朝	瞿祐	四时宜忌	明朝	张遂辰	张卿子外科秘方
元朝	沈好问	痘疹启微	明朝	张遂辰	经验良方
明朝	梅得春	《药性会元》3卷	明朝	张遂辰	张卿子秘集验方
明朝	胡文焕	广嗣须知1卷	明朝	叶文龄	医学统旨8卷
明朝	胡文焕	医学要素1卷	明朝	顾行	伤寒心印1卷
明朝	胡文焕	素问心得2卷	明朝	洪楩	医药摄生类8种
明朝	胡文焕	校订格致余论	明朝	朱天壁	医准
明朝	胡文焕	灵枢心得2卷	明朝	朱天壁	脉旨举要
明朝	胡文焕	食物本草2卷	明朝	梅得元	药性会元3卷
明朝	胡文焕	香奁润色1卷	明朝	高濂	遵生八笺19卷
明朝	胡文焕	幼幼集3卷	明朝	高濂	饮馔服食笺3卷
明朝	胡文焕	校订保幼心心鉴1卷	明朝	王绍隆	医灯续焰21卷

朝代	作者	书名	朝代	作者	书名
明朝	胡文焕	素问心得2卷	明朝	胡文焕	类修要诀2卷
明朝	胡文焕	太素心要2卷	明朝	胡文焕	校刊保生心鉴
明朝	胡文焕	太素脉诀秘书1卷	明朝	胡文焕	养生食忌1卷
明朝	胡文焕	摄生集览1卷	明朝	胡文焕	食忌良方1卷
明朝	彭浩	伤寒秘用	明朝	胡文焕	修真三要
明朝	彭浩	杂病正传	明朝	胡文焕	养生导引法1卷
明朝	彭浩	医性	明朝	胡文焕	寿养丛书30卷
明朝	陈楚良	佛方灵寿丹方1卷	明朝	胡文焕	格致丛书40卷
明朝	陈楚良	武林陈氏家传仙方1卷	明朝	胡文焕	医家萃览4卷
明朝	瞿佑	四时宜忌1卷	明朝	胡文焕	原生训纂6卷
明朝	卢之颐	学古诊则4卷	明朝	陈振先	心医录
明朝	卢之颐	痎疟论疏1卷	明朝	钱国宾	女科百病问答4卷
明朝	卢之颐	本草乘雅半偈11卷	明朝	钱国宾	女科百病补1卷
明朝	卢复	神农本草经3卷	明朝	沈士逸	海外纪闻
明朝	卢复	医经种子4种	明朝	沈士逸	翌世元纪
明朝	卢复	芷园覆余1卷	明朝	沈士逸	清乘简园集
明朝	卢复	芷园臆草存案1卷	明朝	方谷	脉经直指7卷
明朝	卢复	芷园臆草题药1卷	明朝	靳起蛟	本草会编
明朝	卢复	神农本经3卷	明朝	吴元溟	儿科方要
明朝	方隅	医林绳墨8卷	明朝	倪洙谟	本草汇言20卷
明朝	瞿佑	居家宜忌	明朝	倪洙龙	伤寒汇言
明朝	刘默	本草发明纂要	明朝	皇甫嵩	本草发明
明朝	刘默	证字百问4卷	明朝	靳鸿绪	内经纂要
明朝	冷谦	修龄要旨1卷	明朝	李元素	本草经注
明朝	燕士俊	保婴集	明朝	戴笠	治痘辨要
明朝	孙钝	试效集成书	明朝	戴笠	痘疹百死形状传1卷
明朝	孙志宏	简明医彀8卷	明朝	戴笠	唇舌口诀
明朝	钱国宾	寿世堂医案40则	明朝	戴笠	痘疹唇舌口诀1卷
明朝	葛林	杏坞秘诀1卷	明朝	戴笠	痘疹唇舌秘诀2卷
明朝	高濂	气功著作15种	明朝	戴笠	痘疹论1卷
明朝	高濂	四时调摄笺4卷	明朝	戴笠	痘疹唇舌图诀1卷

朝代	作者	书名	朝代	作者	书名
明朝	高濂	灵秘丹药笺 2 卷	明朝	吴绶	伤寒蕴要全书 4 卷
明朝	高濂	延生祛病笺 2 卷	明朝	吴绶	伤寒论辨
明朝	高濂	仙灵卫生歌 1 卷	明朝	梅得春	药性会元 3 卷
明朝	翁养庶	安胎保产全书 1 卷	明朝	皇甫中	伤寒指掌 14 卷
明朝	翁养庶	绣阁宝生书 1 卷	明朝	顾行	治瘖全书 2 卷
明朝	皇甫中	明医指掌 10 卷	明朝	顾行	痘疹金镜重磨 3 卷

综上这些元朝、明朝杭州籍医药学家与杭城其他医药学家一起阐发中医药理论，酷似千峦竞秀、百川争流、不胜枚数，他们携手为祖国医药学的发展筚路蓝缕，做出了卓越的贡献。

三、清朝初期医药学家及其医著

清朝初期，中医学传统的理论和实践经过长期的历史检验和积淀已臻完善，杭州的医政机构和医官职掌分明。政府和民间人士从各自的角度出发筹集资金创办养济院、育婴堂、漏泽院，收养医治贫病者。临床各分科的实际诊治方法已有了完备的体系，西医传入的势头有所低落，西医学术没有机会进入中医领域。恰巧此时侣山堂的问世，使杭州中医教育跻身全国先进行列，为杭城培养了大批医学人才，他们各显神通为民服务，在闭关自守、尊经复古风行一时的窘境下，给杭城吹来一丝春风，值得追述。

1. **人物**

张志聪、高世栻、赵颜、赵学敏、魏之琇、仲学辂、张锡驹、陆圻、李元素、吴嗣昌、张文启、卢同、王琦、赵学楷、金鎏珂、金灿、傅一峰、郭琬、严文昶、西来上人、朱棫、李仁山、张兆璜、张应略、罗学凯、黄自超、徐大亨、徐上扶、徐弘衍、徐旭升、徐政杰、徐宝章、高良、赵庆兰、裴尔定、诸可宝、高雨、海尚、海麰、陆培、沈谦、陆孙鼎、刘诚、刘树蕃、陆壚虹、陈稖、陈士璠、陈月坡、陈东奏、陈鸿庆、孙日烈、潘杓烁、卢玉成、孙复初、孙震元、许溶、许嗣灿、许兰身、曹如灿、曹秉纲、曹斯栋、鲍国儁、魏襄、魏藻明、严稔、严燮、顾海洲、龚砥斋、张雯、张琏、张璟、张环、张之杲、张中发、张文启、张文嘉、张良枢、张东甫、张卫生、张应昌、叶恭樵、董在中、董魏如、闵珮、杨元如、赵柏云、灵隐寺僧、王晫、王元璐、王佑贤、王逊、王香岩、王梦兰、王嘉嗣、毛世洪、仇天一、朱方华、朱长春、任芳、任鹤龄、任源、任经、李璿、吕震、吕震名、汪士骧、汪之琦、沈琯、沈安国、朱雝模、吴梓、黄福珍、李炅、李元垢、许珊林、丁松生、陆言、陆森、邵氏、武蜨生、怀幼学人、袁枚、王又悟、王又槐、王形上、王学权、王国祥、何竹里、吕医、吴庚生、吴毓昌、马之骥、翟之瑞、月湖僧、周青旭、周达权、吴煜、吴樽、吴公望、吴安业、吴桂屏、吴尚先、何京、何纪堂、何应魁、何阔斋、何鹤龄、余泰琛、汪沆、汪淇、汪怀、汪西灏、汪祝尧、汪质庵、沈平、沈平同、沈烺、沈巨清、沈李龙、沈若济、沈宗淦、沈亮宸、沈赓虞、范思明、林大文、林炳华、金民、金俊、罗孙善、金丽泉、周错、周鏷、周光远、周位西、胡珏、胡龙友、胡谰轩、查学淳、柳易、俞世贵、姚光晋、马如铨、马圣则、华庐主人、尚达芦、莫熺、夏家、夏应祥、柴允煌、柴潮生、马大年、茅钟盈。

对上述清初杭州百余位著名医药学家的胪列，使我们看到其中不乏杰出人才，如杭州的沈李龙、赵学敏、张志聪、高世栻、魏之琇等，其中我们已对张志聪、高世栻等“钱塘医派”中坚人物作了详尽的研究[14]，出版了相关著作，在此免赘。下面我们再进一步对沈李龙、赵学敏、魏之琇等著名医药学家详加探索。

·沈李龙撰《食物本草会纂》12卷，康熙三十年（公元1691年）辛未刊本。李龙字云将，西湖人。是编前有康熙辛未李龙自序，云："余年来二竖为祟，切知病由口入，故于日用饮食间殊切戒严，但苦《纲目》太繁，而他本太简，因广辑群书，除近时坊刻十余种外，博求往古，如淮南王崔浩之《食经》、竺暄之《膳饲养疗》、孙思邈之《古今食治》、孟诜之《食疗》、陈良士之《食性》、昝殷之《食经心鉴》、娄居中之《食经通说》、陈直之《奉亲养老》、吴瑞之《日用本草注》、汪颖之《食物八类》、宁原之《食鉴》、周宪王之《救荒本草》，一一穷搜，摘其精要，益以见闻，著为是编。"是编盖康熙三十年辛未李龙汇集诸家之说而成者。其书都凡十有二卷，厘为十有一类，其目曰水部、火部、谷部、菜部、果部、鳞部、介部、禽部、兽部、日用家抄、脉诀秘传，而以食物本草图一卷列之编首。按：明李时珍集诸家之长，撰为《本草纲目》，复于《纲目》内择其切于日用者为《食物本草》，后之作者多据其书而为之图，然绚饰虽工，未暇晰其形似。是编于草木鸟兽鳞介诸品类，皆详考互订，拟肖逼真，又其于天壤间食物之有关日用者，皆细分品类，详为备载，其无关日用及怪诞罕见者，则概从简略。又于烹饪一事，多得之目验，且于每类名题之下俱用细书备载诸家注释及生物原始，尤有裨于读者。惟其于采用诸书，或标其名氏，或概从删节，殊嫌有乖著作之雅。又其于新奇典雅，堪佐诗文，采用者皆旁加圈点，以备文人不时之需，不知其书之作，本以备四民日用而设，乃它以为诗文采摘之用，亦未免自乱其例。至其书末梭附日用家抄及脉学秘传，则大抵皆因循前人绪论，更不必论其优劣矣。沈李龙撰《脉学秘传》，载诊脉诀，取脉法秘旨，诸脉要诀，怪脉类诀等8篇，述脉31种，怪脉23种，有脉图20幅，脉歌5首，末附33病宜忌脉，收于《国医小丛书》。沈李龙撰《诊法集成》3卷，诊法著作，有抄本存南京图书馆。

赵学敏（约公元1719～1805年），字恕轩，号依吉，钱塘人。他自幼聪明好学，“性好博览，凡星、历、医、卜、方、技诸学，间亦涉猎之”，特别爱好药物学。乾隆年间（公元1736～1795年）下沙大疫，其父延医合药，赖以生者数万人。学敏与弟学楷，皆承父命读儒学医。其父颜曾任永春司马，迁龙溪知县。其父所居曰“养素园”，园中种植多种药物，以察形性，并庋集一些著名的医书，学敏博览群书，凡家藏星历、医术、药学之书，无不潜心研究，每有所得，即汇抄成帙，积稿数千卷。家有“利济堂”，是诊病疗疾之所，兄弟寝食其间，治疗多效。族人赵柏云为走方医，乾隆二十三年（公元1758年）航海归，出所用有效方授之，学敏以诸授方多有至理，且便捷实用，乃予重加删订，又合平生所录奇方，1759年撰著《串雅内编》、《串雅外编》各4卷，其一千多条方或法。他认为，走方郎中小道未始不有可观者，“顾其方旁及玄禁，琐及游戏，不免夸新豆异，为国医所不道”，但其中颇有“可济于世者”。“名之曰《串雅》，使后之习是术者，不致为庸俗所诋毁”，是亦可登大雅之堂矣。此书切合贱、验、便的特点，注重疗效，是清代民间医药专书，值得称道。赵氏另有著作多种。1770年选取所编《利济十二种》，存目中知应有另外12种，即：医方书《医林集腋》16卷（公元1754年）及《养素园传信方》6卷；禁咒书《祝由录验》4卷（公元1755

年)；眼科书《囊露集》4卷（公元1756年)；导引养生书《摄生闲览》4卷；《药性元解》；《珍异药品》；炼丹书《升降秘要》2卷（公元1760年)；本草药性及植物书《本草话》32卷，《花名小录》4卷，《奇药备考》6卷，《药性元解》4卷。其弟学楷著有《百草镜》8卷、《救生苦海》100卷、《观颐录》等，部分内容可见于《串雅》。兄弟且合著《利济后集》，亦未见传世。赵学敏还注重实践，大胆吸收外国药物成就，他根据《泰西石氏本草》一书，首先使用碘酒、奎宁等西药，为后来西药在我国的广泛传播作出了贡献。他治学态度严谨，实事求是，同情人民疾苦，具有高尚的医德。

在医学史上，但凡一部伟大著作产生之后，往往会伴随着产生众多的后续性著作。在《本草纲目》众多后续性著作中，成就最大的无疑是清代赵学敏的《本草纲目拾遗》，这是在李时珍《本草纲目》之后又一部医学著作，代表了清代本草学的最高成就。赵学敏对李时珍钻研医药的精神非常敬佩，很赞赏《本草纲目》的广博。但他认为，《本草纲目》不可能包罗万象，而且“物生既久，则种类愈繁”，必须及时补充。“如石斛一也，今产霍山者，则形小而味甘。白术一也，今出於潜者，则根斑而力大，此皆近变产，此而不书，过时罔识”。这一点说明赵学敏通过对药用植物的细致观察，已具备了生物进化的观点，已发现了植物进化中的变异现象。这种先进的进化思想要比法国拉马克的“动物学的哲学”（公元1809年）早50年，也比英国达尔文的“植物在驯化下变化”（公元1868年）早100年。正是为《本草纲目》拾遗补正，赵学敏进行了艰苦卓绝的工作。在历近40年时间里，他查阅了600多种文献，请教了众多的有实践经验的劳动者，仅《本草纲目拾遗》书中所载的就达200人以上，既有“世医先达”，又有“土人”、“某仆”、“老妪”、“辛苦劳碌人”。除此赵学敏还亲身实践栽种和尝试某些药物。如有一种名叫“落得打”的具有消肿止痛作用的药物，在《百草镜》记载是“八月开花，苗叶如菊艾”。为了进行证实，赵学敏在家里亲自栽培并仔细观察，结果发现其形状实际是“叶子细碎如蒿艾”。后来他还用落得打为女佣治好了瘀血，验证了药物的实际功效。经过长期努力实践，《本草纲目拾遗》终于问世。

乾隆三十年（公元1765年），赵学敏撰成《本草纲目拾遗》，补阙拾遗，为一代名著。该书专为收录《本草纲目》一书所未载之药物而作，故名“拾遗”。共分水、火、土、金、石、草、木、藤、花、果、诸谷、诸蔬、器皿、禽、鳞、介、虫等18类，合计921种药物（包括附品药205种）。其中新增716种为《本草纲目》所未载、161种为《本草纲目》已收药物作补订。书前“正误”项下，另纠正《本草纲目》错误34条。分类中去掉了“人部”，认为“非云济世，实以启奸”；增加了藤、花二部，并分“金石”为二部。其中各种药述说不分项目，统而论之。个人心得则夹注文中或附注于后，无固定格式。收集多得自民间采集、种植，以及大量来自于约600种文献资料所记，搜罗可谓豪富。当时传入的西医西药资料，亦间见纳入，如日精油、金鸡纳、刀创水（碘酒）、鼻冲水（氨水）等。正品条下所记，不少药至今常用，如冬虫夏草、千年健、藏红花、建神曲、鸡血藤、胖大海、鸦胆子等。此外，书中特别收载许多边远地区、少数民族地区、沿海地区的药物，几乎遍及全国各省。药品分布地区之广，为历代本草所无。书中附有大量医方，多得自采访所记用药经验，简便有效，亦是赵学敏重视“串雅”走方郎中本色。

《本草纲目拾遗》10卷，赵学敏初撰于乾隆三十年（公元1765年），又续加补订而毕于嘉庆八年（公元1803年），至赵学敏死后，于同治三年（公元1864年）方得初刊。以后则多次重刊。

《本草纲目拾遗》的主要贡献在于总结了《本草纲目》之后药物学发展的成就。全书载药921种，其中的716种为《本草纲目》所未载。这一数字超过了古代任何一部本草著作所新增添的药物数。“纲目未载者则为增，纲目已载治法未备则为补。”对李时珍的错误或不妥之处加以订正，如《本草纲目》载铅粉辛寒无毒，世人“皆仍其误”，危害匪浅，赵学敏根据实地考查，证明这是错误的，并加以纠正。再如《本草纲目》在草部已列“鸭跖草”专条，又在杂草中列“耳环草”，赵学敏指出：“岂以其有碧蝉儿花之名误分也，不知碧蝉花即鸭跖草。”他还对李时珍分类的不恰当处一一辨明，予以改正。如将金石部分开为二部；增加藤部、花部，指出“木本为藤，草本为蔓”；删去人部，理由是设人部药“非云济世，实以启奸”。赵学敏对民间医药知识极为重视，他深入到民间劳动群众当中，虚心学习求教，采集了许多简、便、廉的草药和单方。如鸡血藤舒筋活络、鸦胆子治冷痢、千里光治疮、鹧鸪菜驱蛔虫、臭梧桐治头风、六月霜解暑毒等等都直接来源于民间经验。他还记载了清以来传入的药物知识，如治疗疟疾的金鸡勒、治疗咽喉肿痛的胖大海、外用的日精油及东洋参、西洋参、烟草等等。还记载了一些西药如消强水、刀创水、冲鼻水等。赵学敏编纂医药著作的目的是“可济于世”，因而他治学态度极为严谨。如他曾委托亲友从云南、四川带回鸡血藤，但药物形态与众不同，他一时不能作出结论，就在书中鸡血藤条下注明“惜不能亲历其地，为之细核，附笔于此。以俟后之君子考订焉。”他就是这样，“宁可从其略，不敢欺于世也。”因此，《本草纲目拾遗》不仅丰富了纲目的遗漏，并对纲目中已载药品的治疗未备或根实未详者也详加补充，是一部很有价值的本草著作，是清代内容最丰富的本草著作之一，代表了清代本草学的最高成就。

清朝康乾之治，压榨百姓，医药上取消明代的医户制度，医家需经考试合格后方准行医，职业行医者日众。杭州稍有名望的医家自立门户行医，一般职医则依附于中小药店应诊，名为“坐堂医生”，也有边行医边卖药的单干医生，靠祖传单方、验方行医配药为生，民间称为“草头郎中”，这一时代医籍汗牛充栋，杭州有史可考的名医如金尚谟，据《乾隆杭州府志》、《清波类志》载：“金尚谟，字建三，海宁人，五岁投吴山药王庙，稍长，即参元奥，从钱塘儒者冯晋宣游四十余年。……归杭后，仍于药王庙斗老阁为主持，雍正乙卯秋旱，祷雨有验，后应祷者六次，杭人尊礼之。”[15]

魏之琇（公元1722～1772年），字玉璜，别号柳州，钱塘人，享年51岁。世代业医，幼年丧父，家道中落，无力请师，20岁到典肆做帐房，掌出纳，藉以谋生，但昼夜诵读，深究医理，继业之志不灭。直到30岁之时，豁然贯通，开始专为亲朋疗疾，辄有奇效。40岁始出悬壶，以其善于调肝肾、填精益血、专治虚损、每获显效而著名。玉璜天资颖悟，工书、善画，雅好吟咏，酷嗜藏书，平日生活十分俭朴，积其为人书画润资，以及医疗酬劳，觅购善本书籍，所以家中藏书极丰。魏氏本身是位学验俱富的临床医家。因鉴于明朝江瓘《名医类案》所选资料尚多缺漏，而明后新见医案亦颇繁，乃“杂取近代医书及史传地志、文集说部之类，分门排纂。大体明以来事为多。而古事为瓘书所遗者，亦间为补苴。故网罗繁富，细大不捐。”乾隆三十五年（公元 1770 年）撰成《续名医类案》36 卷（原 60 卷）。该书分 345 门，内、外、妇、儿、五官等各科病症兼备。分类条理清楚，选案广泛，尤以急性传染病治案所占篇幅甚大，其中痘症（天花）即占两卷之多，可见当时传染猛烈及编撰者苦心。他个人治案大多述证明晰，辨证精审，论治熨贴，记录详尽；而于抄录诸家案例，加夹注和案后按语，着重于发明、辨析有关例证治异同，议论较为平正可取，对临床医生颇有参考价值，确实有“画龙点睛”之妙。本书卷帙之多，是江瓘《名医类案》的两倍，足见其内容丰富。但亦因此芜杂，编次尚有重复及失于精细处。此书现有《四库全书》本及同治、光绪年间刻本多种，1957 年人民卫生出版社曾据信述堂重刊本（公元 1885 年）影印出版。他另著《柳州医话》1 卷，刊于清代咸丰元年（公元 1851 年），实是王孟英据《续名医类案》中魏氏按语 85 条、单方 100 多条汇编、加按而成，虽非魏氏亲撰，但从所列内容分析，确是魏氏的学术思想。1772 年，魏之琇殁后葬于杭州赤山埠青龙山，碑题“钱塘诗人魏柳州之墓”。

此外，还有许多在民间行医，孜孜于临床而未留下著作的伤科医生，他们不少具有丰富的经验和高超的技术，如杭州二圣庙的尚达芦（公元 1853 ~ 1934 年），所治骨折、骨碎等症，全赖手法、膏药，施术前往往用手在患部按摩、掀纳，甚至抬举较长时间，使患部发生麻木，所以治疗时不感疼痛，常常一次成功，无须复诊，因此远近闻名。当时杭州医界名流，著名伤科医师虞祥林（公元 1893～1943 年）慕名执弟子礼，虞祥林后创办祥林伤科医院，所传弟子甚多，使达芦医技免遭湮没。

莫熺撰《难经直解》2 卷，又名《详注难经脉诀直解大全》。医经类著作，多取滑寿《难经本义》意，收于《莫氏锦囊十二种》。莫熺撰《脉学入门四言举要》1 卷，脉学入门书。参考《濒湖脉学》注释《脉诀》，收于《莫氏锦囊十二种》。袁枚撰《随园食单》1 卷，烹调与食品制作专著。前有烹调制法通论、作料须知、调剂须知，后列食物制作方法。陆言撰《经验方抄》4 卷，方书。按部位及病症分 64 门，尤详外科、损伤、解毒，兼录针灸，熏洗。初稿成于 1812 年，复经删订于该年付梓，1843 年嘉善张心渊重刊。

吴尚先（公元 1806～1886 年），原名樽，又名安业，字师机，号杖仙，别号潜玉居士，钱塘人。吴氏出生于书香门第，自幼秉承家学，少时随父笏庵寓江苏扬州，以诗文自娱，兼通医理。清道光十四年（公元 1834 年）考中举人，官至内阁中书。咸丰三年（公元 1853 年）太平天国战事，此时，吴尚先避乱于苏北泰州乡间，目睹当地百姓贫病交加，往往无力延医，或者有医方而得不到药物。吴氏逢此乱世，始出所学技艺行医济贫，并且致力于谋求简单易行的治法。他搜集民间外治法经验，查阅历代医籍记载，创用薄贴（膏药）治疗内外各种疾病。因为贫苦群众购药艰难，而膏药则便廉，故吴氏施诊专以膏药敷贴治病，用在穷苦人身上多获效验，逮亲验万人，始知膏药治疗无殊汤药，这种外治法简便易廉很实用。嗣后，于 1865 年吴氏返回扬州，即设立施药机构存济药局，延请高手专司摊膏药。吴氏每日应诊

"自辰至戌"，随到随治，远近求诊者每日数百人，深受广大群众的欢迎。他在医疗实践中研制出百余张膏药方，广泛应用于各种疾病，使外治法扩充了丰富的内容。吴氏虽以薄贴（膏药）为主，同时也辅以敷、熨、熏、浸、刮痧、火罐、按摩等外治手段，内容丰富多彩。为了广泛推广其医疗经验，吴氏认为施药须与传方并行。合药施送，只救治眼前穷苦人疾病，而刊书传播，则令天下皆观览，便于外治法传世。吴氏历时10年，总结毕生医疗经验，经十易其稿，终于完成一部学术专著，初名《外治医说》，后因正文系以骈文体写成，又取"医者理也，药者瀹也"之意，刊行时更名《理瀹骈文》（公元1870年）。吴氏1886年卒于扬州，终年81岁。

吴尚先在医学上取得的成就与其所处时代密切相关。他于战乱年代执业医事，因而简便易廉的外治法应时而兴。他立足于自己丰富的临床经验，整理前人论述，收集历代验方，对中医外治法进行系统的总结。外治法是与内服疗法相对而言，包括众多疗法，而吴尚先的建树主要在于扩大了膏药敷贴的应用范围，他通过实践提出："外治之理即内治之理"，薄贴膏药"可以治百病"、"凡汤丸之可效者，皆可熬膏"治疗。药物外治法发展成为一门专科，系始于吴氏。他的外治法以显著疗效而受到医界推崇。吴尚先为中医学发展作出重要贡献，被人称为近代外治法的宗师。

马大年，字锤岳，仁和人，始末未详。撰《怡情小录》不分卷，道藏精华录本。是编诸家书目亦鲜著于录，此本载于近人守一子所编《道藏精华录》第二集中。其书厘为十有六篇，凡睡味一篇、睡诀一篇、四休一篇、道侣一篇、五事一篇、十供一篇、六馆一篇、老境从容一篇、居常待终一篇、守志一篇、对酌圹中一篇、卜筑三篇、居闲二篇，大旨在阐明道家怡情养性之理。惟书中所录皆捃拾唐宋以来高人达士诗辞逸语，虽不自为论断，然征引渊博，别摘精审，凡有益于修养身心者，靡不搜记。又其所援引皆一一标其出处，亦深合著述之法。按：道家之言修养，凡起居饮食，皆有其宜，惟世传摄养之书，每每秘密深奥，明解为难，使后学之士，望而却步。是编摭录众说，无取深奥，故言简意赅，尽妙极玄，指阶浅入深之路，开由渐而顿之门，于饮食起居之宜、睡眠休养之方、四时游赏之理、闲居守志之道，皆备述无遗，而大要不离于清静合虚，灵觉常圆，是所谓摄养之道，无俟多谈也。又详其词旨，亦雅淡无华，类皆优游自得、独写性灵之文，无烟火味，有幽闲乐，摄养之士苟于明窗净几，焚香展诵，自足以怡情养性，开阔胸怀。进而求之，亦不难致恬淡而臻自然，诚完性全真之妙道。不可以掇拾琐语，多引前人绪余而少之也。

毛世洪辑《汇刊经验方》12 种，子目：便易经验集，敬信录经验方，续刊经验方，济世养生集，几希录附方，叶氏经验方，张卿子经验方，良方拣要，养生至论等。其中如毛世洪辑《养生至论》不分卷，辑录各家养生著作，无序，首书养生续刻，末有养老慈幼篇。摘录《广成子》、《神仙传》、《物理论》、《琐碎录》、《服药须知》、《十寿歌》、《传家宝》、《养老新书》、《孙真人卫生歌》、《同寿录》等多种古籍，收于《汇刊经验方》。又如毛世洪辑《便易经验集》1 卷，方书。按身体部位及妇、儿、伤科、药食、禽兽、奇病等分 19 类，载方 250 余，收于《汇刊经验方》。

王学权撰《重庆堂随笔》2 卷，医论，成书未刊而逝，后经其子永嘉辑注，孙大昌校正，曾孙王士雄始创，收于

《潜斋医学丛书八种》。

茅钟盈撰《感证集腋》2卷，类伤寒而非伤寒者，名为感证，本书审天时，辨地气，析经脉，葆真阴。

沈平同辑《金疮铁扇散》1卷，从《洗冤录》中录得一跌打损伤方，由象皮、龙骨、老材香、寸柏香、松香、飞矾6药组成，附案13则。

2. **文学、书画与医药学**

清诗总的成就高过前朝，当时杭州也出现了堪称第一流的大诗人。陆圻，康熙年间人，号讲山，钱塘人。陆圻早负诗名，为西泠十子之一，与陈子龙等结登楼社，世号西陵体。在文学上造诣极高，著有《诗经吴学》、《威风堂集》、《西泠新语》、《诗集》、《洛神赋辨注》、《陆生口谱》、《新妇谱》、《从同集》、《诗经易学》、《诗论》、《春秋九篇》、《口谱》等。父母去世后，弃家远游，文人墨客争相追慕。洪升答友人绝句赞道："君问西陵陆讲山，飘然瓶钵竟忘怀；乘云或化孤飞鹤，来往天台雁宕间。"以为追思。在文学上取得极高造诣的同时，陆圻也精通医术，当时在海宁有一个商业繁荣的市集叫"长安市"，中年的他就在那里卖药，因为医术高明，所以大家都来找他治病，不知道是由于他身上清高的文人气质，还是求诊者过多忙不过来，他只给经由亲朋好友介绍的求治者看病。1663年，陆圻因受庄廷陇《明史》案的株连，差点丢了老命，从此，他对周围的人概不信任，就连亲朋好友间也很少往来，于是求诊的人更少了。所幸的是，他后来将自己的经验写进了自己的医著《本草丹台录》、《灵台墨守》、《伤寒捷书》、《医林口谱》、《医案》、《医林新论》、《冥极录》、《医论》等，算是没有太遗憾。

杭州人汪沅曾与曾祥、杭世骏、符之恒、张熷名家一起，被人们称为“松里五子”，曾居天津查氏水西庄，南北诗人趋之若鹜。他对医药学情有独钟，著有《说疟》医书1卷。

金俊，杭州人，擅长山水画，画面层峦叠嶂，银涛千尺。他精通医理和针灸。

陈嵇，杭州人，懂医，著有《雪道人脉纂》。精通书法，用左腕书写擘窠大字特好，被时人推崇。

黄福珍，杭州人，懂医，著有《雪道人脉纂》。精通书法，用左腕书写擘大字特好，被时人推崇。

朱雝模，杭州人，著有7部医学著作，他又是一位著名的山水画家，1754年，年届96岁，仍点染不倦。

朱方华，杭州人，曾任太医院吏目，医术超群，但又能用枯笔画山水，他的泼墨花卉尤其著名。

3. 医药学家及其著作统计

以上是清朝初期杭州医药学家及其著作的罗列，我们在此基础上进一步用数据统计留有医著的医家成下表7，以便更清晰地展示该市医药学家的人数及其主要贡献[16]。

表7　清朝初期杭州籍医家及其医药著作

作者	书名	作者	书名
陆圻	本草丹台录2卷	高世栻	金匮集注
陆圻	医林口谱2卷	高世栻	素问直解9卷
潘若卿	医学札记	赵学敏	串雅内外编8卷
陆圻	医林新编2卷	赵学敏	本草纲目拾遗10卷
陆圻	陆氏医案1卷	赵学敏	囊露集4卷
陆圻	伤寒捷书	赵学敏	利济十二种
仲学辂	本草崇原集说3卷	沈好问	本草类证

作者	书名	作者	书名
李彣	金匮要略广注3卷	马大年	怡情小录
魏之琇	续名医类案36卷	周光远	急治喉痧要法
魏之琇	柳州医话1卷	沈巨清	痘科正传6卷
高世栻	医学真传1卷	莫熺	莫氏锦囊十二种
高世栻	灵枢直解注	莫熺	脉会辨1卷
吕震名	内经要论1卷	莫熺	脉学入门四言举要1卷
吕震名	伤寒寻源3卷	莫熺	难经直解2卷
张志聪	金匮要略注4卷	陈永治	百病症治
张志聪	本草崇原3卷	陈永治	灵枢素问注
张志聪	灵枢集注9卷	严燮	医灯集焰2卷
张志聪	素问集注9卷	翁机	医学心悟
张志聪	伤寒论宗印8卷	翁机	本草考证
张志聪	伤寒论纲目9卷	罗学源	素问校义24卷
张志聪	医学要诀	吴庚生	注释串雅内编4卷
张志聪	伤寒论集注6卷	王逊	药性纂要
张志聪	侣山堂类辨2卷	陆典三	本草诗
张志聪	仲景脉法续注2卷	李无垢	本草经注
吴槐绶	南阳药证汇解6卷	赵学楷	救生苦海100卷
高雨	医学阐要1卷	毛世洪	济世养生集1卷
吴嗣昌	伤寒正宗	毛世洪	汇刊经验方12种
周鹤群	良方集要1卷	毛世洪	济世养生经验良方8卷
方肇权	方氏脉证正宗	毛世洪	养生至论
汪祝尧	外科易知20卷	毛世洪	便易经验集1卷
沈平	金疮铁扇散1落卷	袁枚	随园食单1卷
万承志堂主人	万承志堂丸散全集	张锡驹	伤寒论直解6卷
徐鸿麓	医学摘要	钱受钧	增订达生篇1卷

作者	书名	作者	书名
王学权	重庆堂随笔2卷	何京	文堂集验方4卷
沈李龙	脉诀秘传	吴师机	理瀹骈文1册
沈李龙	诊法集成3卷	吴师机	理瀹外治方要2卷
王琦	医林指月22卷	沈安国	感症集
王琦	伤寒金鉴录		

4. 结语

清朝初期，杭州籍医药学家辈出，医著等身。杭州中医教育机构侣山堂不仅为社会输送了技艺高超的医务工作者，而且形成了闻名遐迩的“钱塘医派”，付梓了大量的医学著作。杭州籍医药学家赵学敏所撰的《本草纲目拾遗》，是继李时珍《本草纲目》之后又一部医学巨著，代表了清朝本草学的最高成就。上列表7中的清初杭州籍医药学家，均有医著留存于世，他们与杭城其他医药学家一起钵依祖国传统医学，各显神通，为民排难解忧，有些还开眼看世界，汲取西方医学的科学内涵，取得了医学研究的重大成果，他们留存下来的精神财富，仍被当今医家追捧。这一时期杭州的医家、医著对当时的医疗卫生事业贡献较大，将永垂清史。

第二节　近现代医药学家及其医著

中国历史上有过两次与外国进行规模较大的科技文化交流，第一次肇端于汉、唐时期佛教文化的楔入，第二次始于明朝中叶西欧传教士的纷至沓来，后者对杭州科技文化的发展起着重要作用。近代一些西方传教士利用西医药学定居杭州，办医办学，打破了传统中医药学一统天下的格局，使杭州籍医药学家中增添了新的家族。中、西医药学家各显神通，为民治病，流芳城镇乡里，我们现将其中著名的人物按清末和民国两大时期胪述如下。

一、清朝后期杭州医药学家及其医著

从杭州市志和其他一些史料中，我们收集了当时著名的医药学家名录。

龚自珍、龚自璋、丁丙、心禅大师、周鹤群、钱受钧、吴铠、叶香侣、朱某、董西园、顾敏三、李珥臣、沈汉澄、汪华山、张采田、詹志飞、詹起翔、沈少珊、冯铭山、陆德中、李鹏飞、周广远、龚月川、柴允铠、陈寄生、赵培之、李炅、陈斌、闵佩、汪士桂、葛元煦、翁机、孙日烈、姚仁、俞立仙、莫相疑、莫枚士、钱宝灿、何九香、何穉香、王镜澜、王晋夫、杜仲骏、郑家学、余长腿、赵泰、连宝善、连文冲、连自华、莫相疑、方肇权、严奕、丁文策、任经、吴志中、李育元、柳易、张灏、魏襄、杨馥蕉、关梓、胡珽、潘耀墀。

杭州地处东南一隅，风气渊雅，英杰云聚。清朝后期出生的上述数十位杭州籍医药学家中，不乏杰出人才。下面我们对董西园、连自华、龚自珍、丁丙等再作简述。

董西园撰《医级宝鉴》10卷，首末各1卷。首卷“必自集”，总论医理诊法，卷末无目录，杂论。正文为各科证治。董西园撰《治痞全书》，不分卷，麻疹专著，不名撰年，附载于此，有1930至1936年上海中医书局铅印本。王晋夫撰、王鹏寿续增《医方易简集》9卷，方书，载方2 400首，附有庄在田《遂生福幼合编》，无名氏《外科大症形图》，有自刻本。

关梓辑《精选集验良方》2卷，方书，整理汇编吴中某名医所藏良方传本而成，350多方，多效而简。

胡珽辑《琳琅秘室丛书》1种，医书子目：伤寒九十论。有本年仁和胡氏木活字本。

万承志堂主人辑《万承志堂丸散全集》，不分卷，介绍堂售成药389首。

黄统，字伯垂，广东顺德人，清·道光末年进士，后为太史。1843年，他随其父任职武林（今杭州市），因患痔疮行走不便，常翻阅医书录求方药，每见书中简便易行之方则随手抄录，数月间竟辑录700多方，求教于仁和（今杭州）医家龚自璋。龚自璋，字月川，号茂才，自幼受其父教诲，精通医术。龚氏家中辑有多种医书及良方，见黄统所辑简囫方内容较丰富，遂将平时辑录之方与其合成一书，分为6卷。其后，经陈颖泉、何藻屏等反复参订，刊刻中又经谭仙瀛、连小云等认真校正，1851年印行。龚自璋、黄统合撰《医方易简新编》6卷，黄统录简方验方700多首，龚广为增补，成25类2 500多方。1861年周茂五扩充为106门2 600方，名《易简方便医书》；1883年吴辉模增订而为《增订医方易简》10卷。《医方易简新编》选方以简易单方、验方为主，辅以成方，内容包括治疗身体各部，妇女、小儿、急症杂症、外科、骨伤等方药，共收录1 680多条，1 800多方。其中如卷3，除小儿急惊、慢惊、杂症之外，对于痘症尤有较详尽的记载，收罗了众多治疗方药。痘症（即天花）是烈性传染病，当时正在全世界范围内流行。《医方易简新编》不仅辑录了小儿痘症及治法，还系统地收载妇女痘症治法、妊妇及产妇出痘治法、痘科紧要诸症方论，并附古今治痘要方十神解毒汤、九味神功散、四圣散、无价散、辰砂益元散等，搜罗十分广泛，对救治痘症有较高的实用价值。此外，卷4末附“急救解毒”175法，录自《洗冤录》及其他医药方书，以备急救时应用。

连自华撰《连自华医书十五种》，子目：程文彷、汪仲伊杂病辑逸，脉诀订真，望诊，望诊补，证治针经广证，温病指南，喉症方案，京城白喉约说，行余书屋医论附医案，有恒杂记，医略，寄京医札，示儿编，读妇科心法志疑附串雅内外编，咽喉脉证通论。有光绪间稿本及抄本。连自华又撰《行余书屋医》论1卷，医话医论，附：医案2卷。有稿本藏中国中医研究院。连自华撰《有恒杂记》1卷，医话医论，有稿本藏中国中医研究院，收于《连自华医书十五种》。连自华撰《喉科方案》1卷，有稿本藏中国中医研究院。收于《连自华医书十五种》。连自华还撰《京城白喉约说》1卷，有稿本藏中国中医研究院。收于《连自华医书十五种》。连自华撰《京城白喉外治三法》1卷，有1900年刻本及琉璃厂龙文斋刻字铺刻本。

杨馥蕉，字舒和，武林（今杭州）人。潘之伟，字耀墀，苕溪（浙江湖州）人。当时一般文人多兼通医学，在《验方新编》广泛流传的影响下，采辑和续编验方几乎形成一种社会风尚，杨、潘两人平时亦常留心采录验方，积累较多，后来精心选取100多条，合编为《经验秘方》（公元1894年），作为对《验方新编》的补遗，刊印后广为分送，以便应手疗治之用。《经验秘方》不分卷，载64种病症130多方。按各种病症分为90条，包括内、外、妇、儿科及杂症，每症之下多精选1方（最多5方），共辑录133方，所选方药简便易行，其中有不少敷、贴、涂、搽、吹、薰等外治法。例如治头风，用当归、香附各二钱，甘菊、蝉衣各一钱，炒热，入黄酒烹透，乘热推帛裹头睡，过夜即愈。又如治痔疮，用金丝、荷叶草炒蛋，随意食之，即可减轻渐愈，多食可以除根之，均属方便可行，并有巧思。

葛元煦辑《啸园丛书》5种，医书子目：洄溪医案，慎疾刍言，景岳新方砭，理虚元鉴，保生胎养良方。葛元煦辑《保生胎养良方》，产科著作，阐述养胎方法，载胎养良方17首，收于《啸园丛书医类五种》。

姚仁，字仁斋，号梦兰，仁和（今杭州市）人。清朝同治至光绪年间名医。早年习儒，为诸生，中年后家道衰落，且病瘵垂死，蒙瓶窑镇回龙庵老尼（佚名）招入庵中，授予气功，夜则静坐，年余病愈，又教以技击。40岁后，医名大噪，远近求治者日百余人，长于杂病调理，乐于行善，德艺双馨。有一老叟，病将痊而忽辍药，姚氏问其故。老者愀然曰："有人窃吾枕下十金，家无余资，只待死耳。"姚闻之，笑对曰："误矣。吾前诊时，见枕下露白，暂取以应急，今当奉还。"即以十金与之。叟得金，很高兴，服药后，病起。其后整理床寝，则原金仍在，方知姚先生之良苦用心。年七十而卒，殁时数十里乡人泪下。子，耕山，字琴斋，能继其业。受业弟子数10人。子，耕山，能继父业，并再传近代名医史沛棠。杭县（今杭州市）野猫山俞立仙医名盛一时，姚氏德艺传人不绝。

莫相疑，字尚古，清朝光绪至民国年间人，湖墅（今杭州市）名医。师事姚仁，得乃师真传，擅长杂病之调理，崇尚吴门叶天士，一时被誉为"叶派"名医，杭、嘉、湖之业医者，多执贽于门下，从游者100多人。尚古治病，重视整体平衡，运用五脏制衡、胜复之法，辨证精确，组方严密，用药以轻灵见长，其效如桴鼓之应。近代名医叶熙春、潘韵泉等，皆出其门下，均擅长内、妇杂证，尤其对虚劳之诊治有独到，故而享誉省内外。

何氏女科形成于清末，原为绍兴钱氏女科外姓第二支脉。先祖何九香（公元1831～1895年）从业钱宝灿，学成即悬壶杭城，不久便以医名誉满钱塘。二世何稚香（公元1870～1949年）尽得家传，医术与九香先生齐名，载誉沪杭。现杭州市中医院妇科老中医何子淮、何少山先生，为何氏女科三世传人，又是何氏女科集大成者。何氏女科上宗仲景，更得力于陈良甫、张景岳、傅青主诸家，临床上有自己的独特风格。其重视整体，尤讲究脏腑经络辨证，以调整奇经为调治妇疾的重要手段。对月经、崩漏、妊娠病症有独到的治法。何氏女科近世来医名日著，是浙江妇科世家中的后起之秀。

同样，在半殖民地半封建的历史长河中，杭州籍文豪和著名的爱国志士不仅为了摆脱祖国的殖民枷锁赴汤蹈火，而且他们的国学造诣醇粹，其中有的曾以医学救国救民，有的曾资助医学教育事业，与医药学结下了不解之缘[17]。

“九州生气恃风雷，万马齐喑究可哀。我劝天公重抖擞，不拘一格降人材。”这是清代爱国思想家、诗人龚自珍在鸦片战争前夕（公元1839年）写的一首著名诗篇。在行将崩溃的封建王朝的“衰世”，这首诗像冲天的惊雷，滚过黑沉沉的神州大地，响彻历史的长空，震撼着人们的灵魂。

龚自珍（公元1792～1841年），杭州府仁和县（杭州市）人，出生于杭州东城马坡巷的一个世代官宦的书香门第。他是道光年间的进士，从嘉庆二十五年（公元 1820 年）起，历任内阁中书、宗人府主事、礼部主事，道光十九年（公元 1839 年）辞官回乡。当时，中国正处于封建社会走向崩溃的时代。少数先进知识分子已敏锐地感觉到了时代脉搏的激烈跳动，他们勇敢地起来揭露批判封建统治的腐朽，大声疾呼要求改革，提倡新文化、新学风。在这些人士中，最杰出的是龚自珍。对他的思想，梁启超赞曰："晚清思想之解放，自珍确实有功焉。"揭露社会黑暗，批判封建专制，是龚自珍爱国思想的主流。

龚自珍学识渊博，但他运用医学知识阐述真理的逸事却鲜为人知。1839 年 12 月，在《送钦差大臣侯官林公序》中认为，鸦片烟是食妖，使吸食者魂魄颠倒、昼夜难分，给中国人民的身心健康和国家财力造成了极大的损害，激励林则徐禁烟，对于吸食鸦片者及破坏禁烟的官吏绅商杀无赦。他曾精湛地描述了医学的起源，认为人们患病的原因是七情六气五欲切入人体肌肤所致，迫使人们寻找有治病特效的草木用作药物，对证下药，医学遂之产生。他曾运用苏轼的"药虽呈于医手，方多传于古人"的名言来论述治理国家的方针政策不能局囿于经典，要根据时局论定乾坤。他用同样的比喻手法为《支那古德遗书》作序时写道："比如医门四百四病，四百四药，诊脉处方，临时区配，乌有以现成语句，囫囵笼罩人者乎？"以医学常识来阐述遇事不能恪守成规，应随机变革。龚自珍在神体观上继承了东汉浙江上虞人王充的唯物主义思想精髓，认为"神不灭者，敢问谁氏之言与？……此身存即存，此身灭即灭"，有力地批判了人死后变成鬼的鬼神谬论。龚自珍在给江居士的信中，为感恩他的教诲也用医理做雅喻："人小疾痛，医以方药，亦感恩力，况足下教我求无上医王乎?"龚自珍还曾为药物学家陆彦若写书序，记载了陆氏撰有《种药方》一卷的史事，说明龚氏生平与药物学家交往甚密。龚自珍曾多年任内阁中书，1823 年夏天某日在内阁值夜班时与茶房老人谈起著名中医药学家傅青主的逸事，事迁十多年，在扬州魏源住宅仍追记了这一琐事，并为傅徵君书册题跋，其中录下了傅青主的名言："石韫玉山辉，水怀珠而川媚，养生之诀也；既因方而为玨，亦遇圆而成璧，处世之方也。"说明龚氏对中医药名家傅青主十分推崇。尤其值得一提的是他在《最录南唐五百字》（根据李详考证，这五百字并非出自王羲之、王献之手笔，而是龚自珍的雅品）中提到了许多药名："搜山掘穴，轸瘝抱痼。茯苓枸杞，昌歜鹿茸。朱砂钟乳，参术芷芎，征材数药，博晰牢笼"，这再次佐证了龚氏颇通中草药学。龚自珍以辛辣的诗文、富有哲理的言论批判了腐朽的清朝统治阶级，开知识界"慷慨论天下事"的风气。为振衰起敝，他提出了大量的改革主张，具有反帝反封建的革命气概，这些史实早已深入人心。同样，龚自珍在医学方面的论述及与中医药学家互相酬唱的逸事也将遂为人们知晓[18]。

丁丙，杭州人，他是同治至光绪年间国内四大藏书家之一，他著书丰厚，对医药学，尤其是内科学极有研究，在1878 年从残存的《四库全书》中辑刻《当归草堂医学丛书》初编和该书的续刻，共达 20 种，主要有无名氏《颅囟经》2 卷，宋·吴彦夔《传信适用方》4 卷，东轩居士《卫济宝书》2 卷，《太医局诸科呈文》9 卷，李希圣《产育宝庆集方》2 卷，严用和《济生方》8 卷，无名氏《产宝诸方》1 卷，《急救仙方》6 卷，元 · 沙图穆苏《瑞竹堂经验方》5 卷，明 · 卢之颐《痎疟论疏》1 卷。1884 年丁氏又辑《明堂灸经》、《铜人针灸经》2 种，再刻增刻本重印，这部丛书所辑大多是宋元临证医书，有较高的实用价值。如 1877 年浙江书局据明武陵顾氏影宋嘉祐本重刻《黄帝内经素问》。左宗棠在 1861 年底进入杭州，请丁丙力筹振抚，拓地 20 多亩，建 100 间房屋，用作医药局、接婴堂、恤灾所等。1864 年，左氏又捐买芝松坊佑圣观巷张氏宅为善后局，并设布施医药的机构。1866 年，左宗棠又捐廉四千金，建同善堂，请丁丙掌管一切医药慈善工作。医药局每天医治 1 000 多人，对贫困者施医施药。施材局施给贫困及旅客棺木。掩埋局每年收葬尸体 3 000 多具。1867 年，左氏又设牛痘局，每年有 1 000 多人前来种牛痘。左宗棠和丁丙在杭州等地做了一些与医药赈济有关的善事，这在腐败的清末官场难能可贵。

二、民国时期杭州医药学家及其医著

民国时期，杭州医药学家及其医著纷呈，到 1949 年，全市领有政府颁发的合法行医证书的中、西医师数量较多，药师、护士、药剂师人数亦可观，民间自行开业的中、西医师队伍庞大，初步构成了全市的行医网络，中西医并重为民治病。查阅有关资料，约有 70 名医家频见史册，他们是叶熙春、张硕甫、詹子翔、柴梅生、汤镜韦、俞绣章、桂正鑫、何公旦、冯智坤、施容川、刘惠民、徐祖鼎、吴一之、史沛棠、叶耀南、王仲高、王子久、王慈航、陈杏生、汤士彦、丁松、徐吉民、陈铭德、余步卿、钱潮、黄裕光、江滨甫、陆庆平、许仲凡、蔡松岩、王幼庭、高德明、高雨、潘午印、张治寰、宣志泉、韦文轩、严少山、楼百层、严季良、宣振元、王元堃、王心泉、李惠郡、朱守白、汪竹三、尹葭文、胡开培、陈光第、戴霆锐、金善灏、曹敏、张寿山、张天庆、张心夫、沈济民、宓智英、赵立屏、陈晴、叶谦益、毕堃、郭兢志、陆庆平、钱济时、邬邦杰、俞松华、黄捷秋、黄凌萃、阮其煜、谢诵穆。现对阮其煜、何公旦、谢诵穆三位医家略加叙述。

阮其煜（公元1891～1946年），杭州人，民国初年毕业于广济医学专门学校，是一位出色的沟通中西医药的西医师和医学教育家。他热爱祖国医学，1925年入上海“铁樵函授中医学校”学习，其后又参加杭州“中国医药学社”，坚持钻研中医学。为了抵制西药在我国大量倾销，阮氏极力提倡推广中药，倡议编写一部药物新书，使一般西医明了中药功效并加以应用，经过反复研究，他认为《本草经》“眉目最清，所述效验又最正确”，于是与著名中医王一仁、董志仁合作，根据中医临证用药经验，选取《本草经》200多种药物，由他采用西医药理系统地注释和阐发，与1933年10月编写成《本草经新注》1册。书中收有《本经》上、中、下三品药物280种（植物药209种，动物药43种，矿物药28种），其中连同附药有46种《本草经》尚未收载，实际上此书是运用西医病理、药理以注解《本草经》为主要内容的一部新型本草著作。书中对每味药物的性味、主治功效逐句注释和阐发，并说明用剂量、禁忌和注意事项，便于临证应用。例如石膏，气味辛、微寒，有发散退热消炎作用，并有止烦渴特效，凡脑出血血压高者、热高气促而精神不安者、大便闭结、产后乳腺炎、金疮红肿者均可服用（或外用），对于体温低、脉缓、胃肠虚弱而腹泻、热不壮不渴者禁用。并详细说明“生石膏治热，是无上良品，寻常多用以退热与治牙痛，生石膏宜于内服。煅石膏宜于外用，煅者失其原有之性而无清热之效。”对于某些药物的特殊功效也有充分的说明，如桃仁为破血药，主要作用为通经，可通利大便，阮氏认为“破血”不但含有通经之意，并能助淋巴系统排泄的作用，可去除血管栓塞。此外，如枸杞壮阳、止痛；黄柏杀菌消炎，“近今医家，多用之以作利尿剂，对于尿赤者为最相宜”等等。阮氏对药物性味的注释多与主治功效相结合，对“四气”的解释不甚严格，把“五味”的作用大体上归纳为：酸，指可镇静运动神经的药物，如酸枣仁安神；苦，指有杀菌解毒、消散、祛湿等作用的药物，如蛇床子止痒，天门冬祛湿；甘，具有强壮性的药物，如人参壮心力、补五脏；辛，具有发散、消散性的药物，如麝香芳香开窍；咸，有消炎等作用的药物，如决明子治眼目，消炎退肿并除角膜瘢痕等等。综观全书，阮氏用西医药理论注释《本草经》，坚持按照中药特点来沟通中西医药，尽管其中不免有牵强附会之处，仍不失为一部实用的新型药物专著。此外，阮氏还强调不能单纯依靠化学分析来确认中药疗效，这种认识至今仍有现实意义。

何公旦，字旦公，号颂华，生于清代光绪二年（公元1876年），卒于民国三十一年（公元1941年），享年66岁，仁和（今杭州）人。幼习儒，擅诗词，由儒而通医，皆赖自学，博采名家之长，而业益精，中年时虽未悬壶，但因屡起大症，故病家辗转荐介，医名已远及湘、滇、蜀、粤、鲁等地。曾应聘任教于浙江中医专门学校，以及“祥林医院”医学顾问。先生为人务实，不尚空谈，即使在医名盛噪之后，恒每晨必研读医书三小时，临证时则悉心诊察，寻找病之关键所在，对症处治，故疗效显著。公旦治学严谨，经其阅读之文献，必有仔细的眉批，从字里行间，常能反映其学术所宗。对仲景《金匮》研究有素，有《金匮要略讲义》一部，曾作为授课教材。另有《骈庵医学摭拾》两本，皆何公切身体验。公于医学之外，雅好诗、书、画，其书法则爱摹岳武穆公，昔年的作品，今犹有存，展阅则古风俨然。

谢诵穆，又名仲墨，杭州人，约生于清朝光绪年间。性纯厚，事母至孝。毕业于上海国医学院，师从陆渊雷，研究张仲景的《伤寒杂病论》，参与乃师《伤寒今释》和《金匮今释》的注、校等工作，后留任上海中医函授学校教务，编辑《中医新生命杂志》，并解答函授生的质疑。1936年，因裘吉生年迈力弱，请谢氏主持《三三医报》，以及校刊“三三医书”。1937年回归故里，行医于乡间。1955年底，与现代名医沈仲圭，一起应中央卫生部之聘，赴京任职于中国中医研究院。谢氏遗著有《温病论衡》、《温病要义》、《历代伪书丛考》和《中华伪书考》等，其从事科研工作，卓有成绩。

总之，近代杭州籍杰出的文化名彦、爱国志士结缘医药学的事例屡见不鲜，构成了科技和文化交融的一大特色，为当地传统文化的繁荣锦上添花。随着欧风美雨的袭来，近代杭州的西医业有所发展，中医业虽受“废止中医”政策的干扰，仍顽强地向前迈进。从上述杭州籍著名的中西医师来看，可谓人才济济、医药事业昌达。在1840～1912年这段时期内，中医人才擘执牛耳。民国时期，西医药师人数才渐次增多。综观整个近代社会，中医药师人数超过西医药人才，在实际的医疗卫生事业中，中医仍起着很大的作用。这些中、西医药学家们共同为当地的医疗卫生保健事业鞠躬尽瘁，其中一些技艺卓著的医药学家深为当地人民所爱戴和传诵，亦在近代中国医药学发展上占有一席之地[19]。

参考文献

[1] 朱德明. 浙江医药史［M］. 北京：人民军医出版社，1999：116～176

[2] 白居易. 白居易集［M］. 长沙：岳麓书社，1992

[3] 朱德明. 南宋时期浙江医药的发展［M］. 北京：中医古籍出版社，2005：125～159

[4] 杨承钟. 沈括与医药学［J］. 北京医学院学报，1976（3）：189～192

[5] Needham，J. Scienceand Civilisation in China，Vol. 1. Cambridge University Press，1954

[6] 二十五・宋史（下）［M］. 卷8. 上海：上海古籍出版社，1986：6289

[7] 田汝成. 西湖游览志余［M］. 杭州：浙江人民出版社，1980：306

[8] 朱德明. 浙江医药史［M］. 北京：人民军医出版社，1999：183～190

[9] 田汝成. 西湖游览志余［M］. 杭州：浙江人民出版社，1980：309

[10] 张承烈. 钱塘医派［M］. 上海：上海科技出版社，2006

[11] 田汝成. 西湖游览志余［M］. 杭州：浙江人民出版社，1980：310

［12］田汝成．西湖游览志余［M］．杭州：浙江人民出版社，1980：311
［13］丁丙．武林坊巷志［M］．册 2．杭州：浙江人民出版社，1987：393
［14］张承烈．钱塘医派［M］．上海：上海科技出版社，2006：11～17
［15］丁丙．武林坊巷志［M］．册 2．杭州：浙江人民出版社，1987：393
［16］朱德明．浙江医药史［M］．北京：人民军医出版社，1999：144～153
［17］朱德明．浙江医药史［M］．北京：人民军医出版社，1999：190～197
［18］龚自珍．龚自珍全集［M］．上海：上海人民出版社，1975：169～170
［19］朱德明．浙江医药史［M］．北京：人民军医出版社，1999：177～183

第五章　医学教育、学术团体及医学期刊

第一节　医学教育

素有“人文之邦”誉称的杭州教育事业昌盛，作为教育组成部分的医学教育亦步亦趋，杭州的中医教育肇端魏晋南北朝，西医教育起步清朝，中、西医学教育携手孕育了大批人才，为中国的医学发展及当地人民的医疗卫生保健事业作出了突出的贡献。

一、中医教育

中医药的独特理论和独到的治疗技术经久不衰，生生不息，发扬广大，应归功于从古到今相继开创的家族相传、师徒相授、讲学教授的习医方式。

中医的家传包括父子、叔侄和兄弟等，一般由长者担负教育责任以继承家学。由于世代相传的医疗经验的积累，知识比较专门，久而久之就形成了很多中医专科和中医世家，同时也造就了很多名医。伴随家传式中医教育出现的是名医带徒的师承教育。这种中医教育形式越过了“医术秘不外传”的雷池，扩大了医学流传的范围，有利于培养更多的医家，适应了民众防治疾病的需求。许多医家在传授时结合自己的经验，以自己的见解发挥前人的学术，相继各树一

帜，各成一说，从而形成了不同的中医流派，促进了医学的争论、交流与发展。

1. **自古至宋朝的中医教育**

在魏晋南北朝以前，杭州未见专设的医学教育组织，人们通常采用师徒家传、私淑拜师和个别面授的医学教育方法。到隋朝，全国正式建置了医学教育机构太医署，由门下省管辖。

杭州的中医教育走的是同样的路。俯视杭州中医人才的培养历程，许多镶嵌在经传中的中医高手主要通过家族传授治病秘诀的模式赓续祖传医术的。南北朝时期著名医家钱塘（今杭州）人徐之才，从他的5世祖徐熙以下传至他的兄弟，6代中就有11位名医，是我国中医教育史上有案可稽最早的家族相传式中医教育的实例。东海徐氏医学世家的史料在《南史》中记载详备，南齐时钱唐县著名医师徐熙好黄老之学，隐居杭州的秦望山。有一次一位道士给他一只葫芦曰："君子孙宜以道术救世，当得二千石，熙开之，乃扁鹊镜经一卷，因精心学之，遂名震海内。"从隐居杭州的徐熙开始，可考的世系如下图1。

有关徐氏医学世家的成就已在朱德明《浙江医药史》专著中论及[1]，此处免赘。不过，这个世家从第三代徐熙开始，子孙遍布大江南北，医学世传8代，著名者达15人。他们出入朝廷，为达官贵胄治病，奇效叠出；他们官秩很高，深受历代皇帝宠信；他们的医著以家族为计算单位，数量之多在当时占居全国首位。因此，寓居杭州的徐氏医学世家在中国医药学发展史上占有重要的地位，其代传医术的教育方法对后世影响深远[2]。

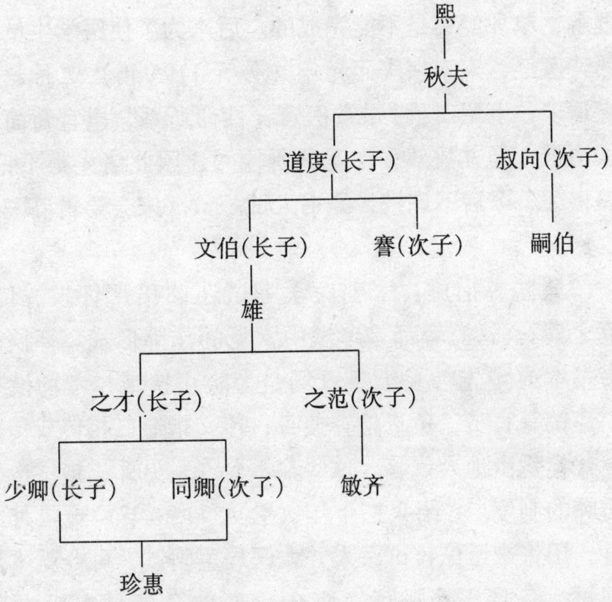

图1

宋朝伊始，杭州的科学文化事业十分发达，书院、乡学涉及穷乡僻壤，书声遍野。同样，中医药教育事业蒸蒸日上，医学考试制度日臻完善，医药学人才辈出，成果累累。宋朝太医局考试场所，与科举同时，在贡院的考试所举行，一般的考场规则应与科举考试相同。在宋徽宗时期，医学三舍考试也与儒学考试相仿。在试场管理方面，北、南宋都有严密的制度，具体如下：

(1) 禁携书：南宋时期，考生考试有时可携带经书，即开卷考试，其实就当时所考的题目，经书仅起到一定的参考作用，例如“大义”、“假令”之类题目，考考生对经义的理解，单凭经书是不能完成的。后来为了使医学生员更重视熟背医经，宋宁宗庆元元年（公元1195年）二月，经太常寺请求，下诏曰：“试选医官，性命所系，岂宜苟简，见行试法带人经方数部，许就试所检阅，因此诸生都不记念，其弊寖久。今后不许携带经书入试。”（《宋会要辑稿·职官二二》）

（2）防弊措施：宋朝医学考试还“倍严怀挟、传义、代笔之禁”。这三者都是考试中常见的作弊形式。怀挟是指挟带书本或预先抄录纸条入场，为防止挟带，考场设有监门、巡铺等官员，负责检查搜身；传义指遥口相传或传递文字；代笔是由他人代答，这些都不允许。另外，锁试也是一种防弊的制度。“绍兴二十年（公元1150年）十二月二十五日，诏将来臣僚言试医人并太医局生附试，可令就本局专一锁试，务要严革弊幸，应合行事件令条具申尚书省。”（《宋会要辑稿·职官二二》）所谓锁试，又叫锁厅试。《宋史选举志》曰：“凡命士应举，谓之锁厅试。”是指有命官的解人参加科举应另设考场，紧锁大门单独考试，以防有官员作弊。由于医人属有官之人，太医局生平时上课与太医局官员有可能相识，也要采用这一方式。

以上医学考试防作弊的记录虽见端南宋，实际北宋就一直存在。如北宋宣和二年（公元1120年）六月有一则医官考试作弊被处理的记录：“刑部言，开封府勘翰林医学屠俨因就试外州工，视差选入贡士举院，赴试怀挟，依条于勒停私罪上定断，该恩原免释放。诏屠俨依断特勒停。”（《宋会要辑稿·职官三六》）南宋时期由于纪律弛废，科举考试中的作弊现象日益严重，风气波及医学考试，使朝廷不得不重视这一现象。

（3）考试题型的规范化：南宋嘉定五年（公元1212年）判太医举何大任为了使更多人熟悉考试的题型和答题格式，“遂相与搜括近年合格程文，拔颖取尤，每科依式各列三场，仍分类当治之经，冠于篇首，捐俸锓梓，以广其传，使凡有志于斯者，得所矜式，翕然肯来，傥异才由是而出，庶无负科目之设。”所编《太医局诸科程文格》成为难得的医学考试史料。《四库全书总目提要》载：“《太医局程文》九卷，宋时考试医学之制也。其命题有六，一曰墨义，试以记问之博；二曰脉义，试以察脉之精；三曰大义，试以天地之奥与脏腑之源；四曰论方，试以古人制方佐辅之法；五曰假令，试以证侯方治之宜；六曰运气，试以一岁阴阳客主与人身感应之理。”选录《太医局诸科程文格》第一卷“大方脉科”的考题如下：

其一墨义：问故治病者必明天道地理。本题出自《素问·五常政大论》，即要求默写“天不足西北”至“故治病者必明天道地理”原文。所谓墨义即默写题。

其二脉义：问人之居处动静勇却怯，脉亦为之变乎。本题出自《素问·经脉别论》，但并非默写，要考生自己理解和发挥。

其三大义：问彼春之暖，为夏之暑；彼秋之忿，为冬之怒。大义考察考生对经文的理解，内容涉及基础理论各方面。

其四假令论方义：《素问》所载东方青色，入通于肝；南方赤色，入通于心；中央黄色，入通于脾；西方白色，入通于肺；北方黑色，入通于肾，皆以脏法五行，色通五脏。至于金石之类，草木之品，无非法象之相符也。核查《神农本草》首卷：丹砂法火色赤而主心，是丹砂色赤，法南方之火，故丹砂之功可以专主乎心也。如今之方论所载，灵砂、桂心之属皆能治心亦色赤之类；如麦冬门、远志之辈，亦治心之药而色不赤，何也？诸君以医为业，所当讲论，请陈其意而毋略。本类题专门讨论药性理论或处方方解，针灸科、书禁科则各考其专科理论。

其五假令法：问假令虚劳盗汗侯，目即节气，当得何脉？本因是何脏腑受病？发何形侯？即今宜用何方药调理？设有变动，又当随脉如何救疗？各须引本经为证，及《本草》逐药主疗、所出州土、性味、畏恶、正辅、佐使、重轻、奇偶及修制之法，处方对答。本类假令题是综合性最高的一类题目，涉及病侯、脉诊、节气（“目即节气”即按答题当时节气之意）、治法、变证、方药等多方面，难度较大。

其六运气：甲子年五运六气所在所宜，处方为对。本类题专考运气学说。

在判卷方面，何大任称：“文之典实有据者为中格，不贵泛引他书，故其辞简朴而不得出意见奇也。”（《太医局诸科程文格》原序）反映了当时的评卷取向。

宋朝医学考试的影响较为深远，导致运气学说的流行和人们对《伤寒论》的重视。

（1）运气学说的流行：由于皇帝的重视，运气学说被列入宋朝太医局考试必考的内容，这必然导致学医者对运气学说的研究热潮。所以宋代出现了一批运气学说的专著，如刘温舒《素问入式运气论奥》等。一些著名医学家的著作中也几乎都要涉及运气的内容，如陈言《三因极一病证方论》，针对年干和年支详细而具体地开出了治疗五运太过不及和六气司天所致病证的16首方剂。其实对于运气学说，当时也有医家提出质疑，因为医生具体的行医实践，与宏观推测不同，固执运气之说未必有益。著名科学家沈括就提出要知运气之常，更要知其变，实际是反对机械应用运气学说。但运气学说的研究仍成为宋金时代医学的一个热点，这不能不说医学考试的导向所致。

（2）对《伤寒论》的重视：宋代太医局则明确规定，太医局方脉科必须学习《伤寒论》，这为《伤寒论》的流行创造了条件。在太医局考试的影响下，宋金元时代医学界中对《伤寒论》的研究也形成了热潮，出现了一批研究专著，如庞安时的《伤寒总病论》、韩祇和的《伤寒微旨论》、朱肱的《南阳活人书》、郭雍的《伤寒补亡论》以及许叔微的伤寒论著三种：《伤寒百证歌》、《伤寒发微论》、《伤寒九十论》等，金代成无已的《注解伤寒论》、《伤寒明理药方论》更是研究伤寒必不可少的名著。这种繁荣的景象，与医学考试有着密切的关系，甚至后人推崇张仲景，尊其为医圣，也肇端此时。

宋室迁都临安，政治、经济、科技文化中心随之南移江浙一带，杭州近水楼台先得月，医药事业便有较大的起色，官办的中医教育机构出现在临安。南宋绍兴年间（公元1131～1162年），朝廷在临安设立了医局，由它负责医学堂，从事医学教育，为朝廷培养太医，南宋时期杭州医学教育便拉开了序幕，成果斐然，这在朱德明的学术专著《南宋时期浙江医药的发展》中已有详尽的论述[3]，在此免赘。

2. 元朝至民国时期的中医教育

素有“人文之邦”誉称的杭州教育事业昌盛，作为教育组成部分的医学教育亦步亦趋，杭州的中医教育肇端魏晋南北朝，亘延至今，下面我们着重论述元朝至民国时期杭州的中医教育。

（1）元朝：元朝的医学教育基本依照两宋旧制，设“医学提举司”专管医学教育，在恢复中央医学教育的第二年，朝廷还派太医院副使王安仁悬带金牌到全国各地督查医学教育，凡未办学的当即开办，校址大多设在各州府的三皇庙内，同时还制定选择医学教授的标准与条例。这一时期发生在杭州的中医教育实例当推罗知悌与朱丹溪的师徒相授。

罗知悌，字子敬，钱塘人，生于南宋嘉熙年间（公元1238年），元代泰定年间（公元1327年）去世。因为他对佛和道有偏好，所以自号“太无”。他曾经做过理宗皇帝的“寺人”和“宫中医侍”，师从金代名医刘河间弟子荆山浮屠（僧），又悉心钻研金元时期另外两大名医张从正、李杲的学术思想，终于成为集金元时期三大名医之大成者。但罗氏性格孤僻，嫉世愤俗，隐居在杭州附近的山林之中，除治病外，很少与人接触。他选徒弟的标准又很严格，而绝大多数人也受不了这个“糟老头子”的臭脾气。所以，他一直到晚年也没有收徒。

朱丹溪，原名震亨，字彦修，生于元至元辛巳年，卒于至正戊戌年，（约公元1281～1358年间），义乌人。因家所在地有河名丹溪，成名后，人称“丹溪先生”。朱丹溪自幼好学，性情爽朗，又有侠义之气。因家境贫寒，常以采药为生，所以自小对医药就有浓厚兴趣。三十岁时，因母病而弃儒学医。三十六岁那年，他听说朱熹的四传弟子、大学问家许谦在东阳八华山讲学，就跋山涉水叩首求教，攻读理学。当时许谦身患瘫症，已卧床十余年了。母病未愈，老师又瘫痪在床，促使朱丹溪一边研修理学，一边钻研医学，那时他已经四十岁了。许谦十分赞赏他的钻研精神，对他说，你不要守在我身边了，应该远走高飞，寻求高师，专攻医学，造福大家，你必成大业。在许谦的指点与鼓励下，朱丹溪决心矢志医学。他下了东阳八华山，渡过钱塘江，穿过宛崚，经过姑苏（今苏州）到建业（今南京），一路上遍寻良师，遗憾的是始终未能找寻到一个自己认可的老师。

返乡途中，他偶然在武林（今杭州）获悉医学大家罗知悌就隐居在附近山林之中。他对老先生孤僻的性格一无所知就冒然登门拜访，结果自然是饱饱地享受了一顿“闭门羹”。但朱丹溪求师心诚，第二天一大早就到罗氏家门口毕恭毕敬地等候接见，天黑才返回。起初罗氏家人也劝朱丹溪不要再瞎子点灯白费蜡了，还是干其他有意义的事吧。可朱丹溪一心一意要拜见罗先生。对这一现象习以为常的罗氏家人起先以为朱丹溪和其他前来拜师的人一样，支持不了多久，所以并不理会。时间一长，连他们都烦，哪里来的不速之客，怎么和老头子一个脾性！就这样一连数十天，朱丹溪顶着风吹日晒以及罗氏家人的冷嘲热讽，雷打不动地伫立在门口，静静地等候着老师的接见。“精诚所至，金石为开”，罗知悌终于被感动了。他本来就听说朱丹溪医术不凡、德才修养俱佳，也感到再不收徒自己的医术将无传人，朱丹溪的品学正符合自己招徒的要求。他终于放下矜持，到门外把朱丹溪迎进了屋子，并诚恳地说："很早就听说义乌有个朱丹溪医术高超，我愿意和你一起将医术发扬广大。"朱丹溪急忙下跪拜师，惶恐地说："高师如此虚怀若谷，开门纳徒，弟子无地容身，请师父受我一拜。"这一拜，促成了杭州中医教育史上一段佳话，催生了我国金元时期又一名医和流芳百世的"丹溪学派"，后人把朱丹溪和刘河间、张从正、李杲并称为金元四大家。

从求师诚切的朱丹溪和他的老师罗知悌的师徒传授医术的教学方法上看，金元时期民间的中医教育已经打破了魏晋以来世代家传的模式，在教学方式上出现了师徒之间生动活泼的探讨与争鸣之风，教学内容也突破了唐宋以来只讲经典、本草与方脉的局限，把各家学说，尤其是他们的临床经验作为主要内容。集刘、张、李三大家学术于一身的罗知悌，晚年收徒，总感到自己在世上的日子不多了，所以不能按常规，按部就班地教朱丹溪，于是他对朱丹溪的培养，在汲取当时金元医家成功之处的基础上，开辟了理论学习以经典著作和各家学说并重，着重在临床实践中提高朱丹溪医学水平的新途径。据《丹溪翁传》记载，由于朱丹溪医学基础好，罗知悌"即授以刘、李、张诸书，为之敷畅三家之旨，而一断于经"，"每日有求医者来，必令其（丹溪）诊视脉状回禀，罗但卧听口授。"可见，罗知悌既放手锻炼朱丹溪的临床技能，又不厌其烦为他详细解说。而丹溪白天随师临证，每夜苦苦攻读，严寒酷暑，从不间断，医术日益增深。朱丹溪拜罗知悌为师的大部分时间，就是这样学习如何在实践中灵活运用各家的学术思想，把辨证论治同学派特色有机地结合起来。所以，在短短的一年多时间里，医术就和罗师不相上下，他开的处方，用的药物，也常常和老师一模一样。如此三年，朱丹溪便名扬四方，可见罗知悌的方法是成功的。

由于罗知悌成功的授徒方式，培养出了朱丹溪这样高水平的临床医家。使朱丹溪既有深厚的医学功底，又善于博采各家所长，继而又独辟蹊径，发明了“养阴学说”，革除了《局方》“温燥之弊”，丰富了祖国医学的理论体系和医疗技术。朱丹溪后来传道授业，也基本上禀承罗知悌的带徒模式，选择心诚志笃与德才兼备的人，在临床中传授医术。他见戴元礼（浦江人）才思敏捷又好学，收其为徒后教授医术十分尽心，之后又收赵良本、赵良仁、王履、徐用诚等20多人为徒。戴元礼从师朱丹溪二十多年，不仅很好地掌握了丹溪学术，而且有所发挥。之后，戴元礼收汪机、虞抟、王纶及儿子玉汝等为徒，使我国金元时期四大医学流派之一的丹溪养阴学说不断发扬广大，并早在14世纪就流传到日本。日本医家还相继到我国专门研究学习朱丹溪的学说与医术，并成立了“丹溪学社”。

朱丹溪不仅临床水平高超，而且善于总结，撰有《局方发挥》、《格致余论》、《伤寒论辨》、《金匮钩玄》、《丹溪心法》等10多部至今对中医临床仍有重大指导作用的著作。在我国医学史上，丹溪养阴学派名家之多与影响之大可与张仲景及后世的伤寒学派相媲美。由此可见，罗知悌对朱丹溪的成功培养，受益者不仅是丹溪一人，而是整个“丹溪学派”几代人。罗氏授徒教学的实践经验，值得中医教育界深入探索与借鉴[4]。

（2）明清时期：明清的医学教育大体上钵衣宋元以来

的体制，由太医院管理医学教育。但明清医官多为世袭，太医院所设的医学教习所学员大多为医官子弟。《明史·职官志》中说："凡医家子弟，择师而教之。"[5]所以弊端很多，政府在中医人才培养方面的作用已大不如前。可是，明末清初杭州民间医学教育却如火如荼、声势浩大，著名的中医教育机构侣山堂在吴山脚下隆重开学，亘延30年，讲学论道，著书立说，培养了一批批医学专家，撰写医书近百种，形成了以张志聪为代表的"钱塘医派"，突出了学派三大特征：临床疗效卓著而名噪杭城，理论功底深厚以维护医经旧论见长，医学教育与集体研究相结合而富有创新启后的传承魅力，在中国医学教育史上留下不可磨灭的辉煌一页，因我们已有这方面的专著问世[6]，在此免述。鸦片战争后，由于清廷腐败，国力衰退加快，特别是西方医学传入后在我国开设医院与举办医学院校，官办的中医教育已徒具形式，在中医人才培养上作用不大。

（3）民国时期：1911年，浙江省《筹划高等教育进行预算》议决第四项说："旧设高等医学专门学堂，照旧进行。"[7]辛亥革命后，我国中医界的许多仁人志士为拯救祖国医学，冲破重重阻力，并汲取西方教育先进理念，开始举办具有现代教育模式的中医学校，杭州中医界的作为尤其可圈可点，在海内外引起巨大反响。

傅嬾园（公元1861～1931年），名崇黻，字筐笙，绍兴人，举人出身，官至睦州教谕，后弃儒从医，精内妇儿科，他在杭州两处开设赠医所。傅氏认为："欲振兴中华医药，当先注重人才，学校为造就人才唯一之机关，国家之强弱，学术之进化，莫不唯教是赖。"民国初，返故乡行医并带徒，医名很大。傅氏联络浙江中医药界人士，集资创办中医专校，1916 年，杭州中药行业在吉祥巷四明养庐创办私立浙江中医专门学校，1917 年正式招收学生，傅嬾园首任校长兼医务主任。任该校校长期间傅亲自授课，编撰讲义有《众难学讲义》、《嬾园医案》、《嬾园医话录》。1931 年，傅嬾园病逝，享年 70 岁。范耀雯（字效文）继任校长。该校教师有傅文跃、傅丙然、傅浩然、徐印香、姚春台、何公旦、邢诵华、朱诚斋、徐究仁、陈道隆、杨则民、许勉斋、魏自祥、施容川、杨青鸿、王治华、王吉生等著名医家。学制 5 年，分预科和本科。规定的入学资历是初中毕业生，已学中医者可以同等学历参加考试。学校的经费来源靠杭州市药材行业提捐（每元营业额抽 5 厘）与学生学费。

浙江中医专门学校的教学计划与课程安排，在 20 年的办学过程中数经变动，大体上说，预科设国文、伦理、医纲（纲要性的介绍中国医学，有特称为医学通论）、国技（即国术、体育课）、博物（理化之类）、内经、中药、方剂、诊断、解剖生理等课程；本科设伤寒、杂病、温病、运气、外科、妇科、儿科、喉科、眼科、针灸、推拿、名医学说等。该校执行严格的考试制度，每学期每学年均有考试。毕业考更分理论（主要是写论文）与实习（测验临证实际工作能力）两方面进行。成绩按甲、乙、丙、丁四等登记，每班考试第一名可免交学费以资学习。

为了理论联系实际，该校附设医诊局（又称施医所）以供学生实习之用，不但不收诊金，而且临诊的多是在该校兼课的杭州名医，所以病人很踊跃。实习的学生，上午临诊，下午上课。实习要计分，由送诊局常驻医师根据学生平时表现加以评定实习分数占成绩的五分之一。实习的方法在办学过程中有很大改进。原来不论高低谁都以跟师抄方为主，后来对毕业班同学逐渐过渡到让同学独立应诊。

由于接受了时代潮流的影响，该校在课程设置与教学内容上已重视结合现代科学，单独设立解剖、生理、外科等西医课程。即使在中医课程中，也注重融会贯通近代自然科学内容，如杨则民所编《内经讲义》，除将中医理论讲深讲透外，并结合西医与哲学加以深化。毕业考试分为理论与实习两个方面，后者还分成“处方实习”与“临床见习”两步，先由教师提出病案，学生处方，如合格方能进入临床见习，即直接面对患者处方。可见，该校在办学的各方面都较严谨和正规，后亦因日寇侵华停办，历时 21 年，共招生 20 个班，毕业 425 人，生源以杭州为主遍布浙江，并有江、皖、津、广及台湾学子。其中徐究仁、俞修源、楼竹林、寿之恺、王治华、方祖琦、郑惠中、王振乾、高德明等都是民国期间省内外颇有影响者。尤其是高德明，曾被民国政府聘为卫生部中央委员会委员、重庆中医院副院长、《新中华医药杂志》主编。

1944 年，杭州中国医学函授社在杭州建立，创办人为何任教授。该校是我国较早的一个专门进行函授教育的中医教育机构，共办学 8 年，培养学生 2 000 多人，当时在国内具有相当影响。学校办学颇为规范，订有“中国医学函授社教学计划”和“招生简章”，并报市教育局批准备案，还在上海《新闻报》刊登招生消息。开办初期何任先生既编讲义又授课，还兼理许多社务。后授业学生渐多，遂聘请当时杭州市名中医汤士彦等协助指导教学。所招学生分为高、中、初三个班级，各班级教学程度不同，高级班以讲授中医经典为主，中级班讲授临床技术，初级班讲授一般常识。学制一年，且十分灵活，学生可从初级班学到高级班，也可只学其中任何一个班次。学校自编讲义与辅导材料。为使所编讲义全面系统与内容丰富，在当时资料匮乏的环境下，何任先生不辞辛苦寻遍杭州书店与图书馆，陆续编成《中医内科学》、《中医外科学》、《中西医病名对照和治疗》等由浅入深具有现代概念的函授教材。学业有规定进度，分段布置作业。学期与年末均须考试，并须作论文两篇，及格者方颁发毕业证书。可见其教学设置已相当接近现代的中医函授教育。杭州解放后，何任被推选到市中医协会兼职并任省卫生人员训练所的中医教师，又要门诊、出诊，终劳累致病。函授社不再招生，并逐步收缩，直至停办。

民国期间，杭州还有不少早年悬壶省外，医名卓著，并热心中医教育事业的仁人志士。综观清末民国期间杭州的中医教育事业，由于仁人志士前赴后继的努力，确实颇有成就，较之其他省市，还具有自己特点：一是办学延绵不断，虽间有停办，但此起彼落，从清末至解放未曾间断；二是民间办学积极，尤以医药行业资助者多，反动政府则作壁上观；三是分布比较集中，多在杭州市区繁华地段；四是思想开放，观念较新，办学者大多重视西医基础课及科学技术课的开设与教学；五是教学方法先进，许多学校的教学内容与安排能跟上社会科学文化的节奏，不落伍于其他类学校；六是敢于创新，出现了中西医结合、中医函授等当时国内鲜见的中医教育学校。

综观元朝至民国杭州的中医教育，总的趋势从医学提举司和太医院专管医学教育、世代相传的家传教育、名医带徒的师承教育嬗递为相似当代的学校教育模式，其中能流芳千古的当推罗知悌与朱丹溪的师徒传业佳话、侣山堂集约化的课堂讲授方法、傅嬾园创立的类似当代中医院校的浙江中医专门学校以及何任主办的杭州中国医学函授教育，这些不仅能镶嵌中国医学教育史册，而且亦可在中国教育史上泼墨渲染，昭示当代。

二、西医教育

17 世纪前，欧洲天主教徒来中国主要以医疗活动为传教手段，直到 18 世纪，西洋医学虽已传入我国，但尚未被人们接受，对中国医学影响不大。医学教育是随着帝国主义的入侵和教育制度的改变而变化，使得太医院及地方医院的传统医学教育日趋衰退，帝国主义开办的医院及西洋医学堂兴起。19 世纪 20 年代，我国始有教会医院。鸦片战争失败后，中国沦为半殖民地半封建国家，帝国主义者在杭州先后建立教会医院，这些医院规模小，建筑及设备简陋，人员亦少，医疗质量不高。当教会医院发展后，帝国主义者便想进一步用中国人的钱训练出中国的“西医”，企图以此来控制我国的医疗事业。他们最先只是在诊所或医院中招收一二名生徒，训练他们担任护理工作或传教士。

杭州的西医药教育模式经历了教会医院收授学徒、青年学子留洋学医、创办多种形式的培训机构、建立完整的西医药院校诸多途径，培养新兴的西医药人才[8]。尤其是 1881 年创建于杭州的浙江私立广济医学各科专门学校和 1912 年筹办的浙江省立医药专科学校，运用当时西方先进的教育方法，培养了众多的西医药杰出人才，极大地推动了杭州西医药事业的腾飞，在近代中国医学教育史上占有很高的地位。

1. 浙江私立广济医学各科专门学校

近代杭州真正名副其实的西医学校当是1881年创办于杭州的浙江私立广济医学各科专门学校和1912年建立的浙江省立医药专科学校。光绪七年（公元1881年），英国人梅藤更夫妇，始来杭州传道，并创立了广济医院。初创时仅有三间陋室，那时，每月平均门诊100多人，住院病人20人。虽然规模不大，但在当时已是新生事物，引起社会人士注目。到了光绪九年（公元1883年），经梅藤更捐募基金，新建院舍，这才初具规模。梅藤更又在是年创建了医校，医校校址附设在医院内，建有教室和实验室，进行教学。1885年，招收第一期学生刘铭之、张葆庆等10人，1889年毕业。1890~1905年，先后招收了第二期至第五期学生，医校添设了生理、化学、病理、实验室等，与此同时，医院方面也新建女病室，增设了皮花科、产科、妇科、麻疯科等，配合临床教导实习，医院医校规模均有扩大。自从英国梅藤更夫妇来杭州办大方伯医院（后称广济医院），由于事业蒸蒸日上，急需解决医务人员奇缺问题，遂向社会公开招聘学徒，从而有广济医校的雏形。广济医校的发展历史从表8中可窥见一斑。

表8　浙江私立广济医学医学各科专门学校发展简表（公元1881～1919年）

年代	校址 校名	分校 设置	领导	招生期数、人数(高中毕业生)	毕业届数(学制一般五年)	去向	校训 同学 会校刊	设备 建设	主要教员 课程
1881	大方伯医院内		梅藤更	特届张集成等3人			显仁		
1884	大方伯医院内		梅藤更	第一届医科学生10人				教室、实验室建成	
1889	大方伯医院内		梅藤更		特届、第一届医科生毕业	留本医院工作			
1890	大方伯医院内		梅藤更	第二届医科学生1人	1895年第二届医科生毕业	留本医院工作		生理、化学、病理实验室建成	
1898	大方伯医院内		梅藤更	第三届医科生3人					
1900	大方伯医院内		刘铭之	1901年第四届医科生1人					
1902 1903	大方伯医院内		梅藤更	1902年第五届医科生1人	1902年第三届医科生毕业	留本医院工作		1903年礼拜堂建成	
1904	大方伯医院内	广济产科学堂	梅藤更 梅福禄	第一届产科生					主要教员:英国梅藤更等美国赫尔德等加拿大沙近德等浙江刘铭之等江苏陈闻达等福建林洞省等(1881～1903)
1905	大方伯医院内		梅藤更					校舍开工、协和讲堂建成	
1906	院内东戒烟局址,广济医学堂	广济产药学堂	梅藤更 莫尔根	第六、七届医科生60多人,第一届药科生	第四届医科生毕业	医院工作		校舍建成	
1907	院内东戒烟局址,广济医学堂		梅藤更	第二届产科生	第五届医科、第一届产科生毕业	医院工作			
1909	院内东戒烟局址,广济医学堂		梅藤更		第一届药科生毕业	药房工作			
1910	院内东戒烟局址,广济医学堂		梅氏回英	第三届产科生、第二届药科生	第二届产科生毕业	医院工作			
1911	院内东戒烟局址,广济医学堂		梅氏回杭	第三届药科生	第六届医科生毕业、在校学生离校	多数参加辛亥革命		添置了医疗、诊断、电疗器材	
1912	广济医学专门学校	学堂改为专门学校	梅藤更		第七届医科生毕业	医院工作			

年代	校址校名	分校设置	领导	招生期数、人数(高中毕业生)	毕业届数(学制一般五年)	去向	校训同学会校刊	设备建设	主要教员课程
1913	广济医学专门学校		梅藤更	第八届医科生、第四届产科生	第三届产科生毕业	医院工作	同学会成立		主要课程：国文、英文、神道学、物理、化学、解剖组胚、病理、生理、毒理学、细菌组织、细菌学、法医学、医学化学、校医学、内科、外科学、妇产科学、儿科学、五官科学、皮肤花柳科学、卫生学、拉丁文、动植物学、药物学、放射学、诊断学、体育（1904～1919）
1914	广济医学专门学校		梅藤更	第四、五届药科生			广济医报创刊		
1915	广济医学专门学校		梅藤更		第二届药科生毕业	药房工作			
1916	广济医学专门学校		梅藤更	第五届产科生	第三届药科生、第四届产科生毕业	药房医院			
1917	第一所教会学校呈请立案		梅藤更	第九、十届医科生	第八届医科生毕业	医院工作			
1918	教育部正式批准		梅藤更						
1919	广济医学专门学校		梅藤更		第四、五届药科生、第五届产科生毕业	药房、医院工作			

1906年，梅藤更将医校与医院划分为两部分，以大方伯屋舍为医校校址，正式定名为广济医学堂。辛亥革命后，改称广济医学专门学校。先后招收第六期至第七期学生。梅藤更自兼校长，朱伯龙（海宁人，早期毕业生）曾任该校教务长。同时继办广济药学堂，后改名为广济药学专门学校，药校以莫尔根（英人）为主任。以后又添设广济科学堂，以梅藤更夫人为主任。1910年梅藤更例假回英国，翌年返杭。他从英国添购了各种医疗器械以及电疗各种器具，充实医院医校的设备。1917年招收第九期至第十期学生。这时经历届同学建议立案筹备学校，接受政府监督。同年，梅藤更将校产、经费、学课以及学校附属医院的组织概况等，由学校造册呈请北京政府教育部立案。1918年春，教育部批准立案，广济医学专门学校得到政府的认可。

1925年“五卅运动”爆发，6月3日上午杭州各界5万人举行示威游行，当队伍到达广济医院门前，愤怒的学生将医院门口的英国国旗拉下撕毁，院长梅藤更压制医院附属的医护专科学校学生参加反帝运动，并软禁了数名爱国学生，学生们断然决定全体退学，6月6日全体学生退学，护士相继离院，表示反帝爱国的强烈决心。为纪念这一反帝斗争的历史，医专在刀茅巷校舍内，曾建立一座浙江“六六同学纪念碑”。学生的反帝运动，给予梅藤更重大的打击，广济医、药、产、护4科，从此停止招生。1926年冬，梅氏眼见中国革命形势的蓬勃发展，十分害怕，只好宣告广济医学各科专门学校停办，托词年老，回英国去了。1927年，国民革命军到达杭州时，即将广济医院收回自办。由我国政府派洪式闾（解放后曾任浙江省卫生厅厅长）、钱潮（曾任杭州医院院长）接管。据说第二年宋美龄意旨交还英人管理。后来，英国政府借口广济是教会财产，又把医院要了回去。1949年5月3日杭州解放后，才接管该院。英国教士梅藤更来杭时还占有宝石山，梅藤更初购将台山，拟建别墅，杭州人民认为这是南宋古迹，不能破坏。政府无力收回，欲以地易之，而令其自择他处，梅氏便占有宝石山。官厅驱逐山中僧人。梅藤更大建洋房，蚕食周边土地，过大佛寺之后而出湖滨。到宣统时，杭州人民力争钱王古迹，交涉多年，最终用钱赎回，后改为陆军病院，又拨其中一部分作为全国经济学社杭州分社社址。今山上来凤亭旁石上刻有“在天有荣耀归上帝，在地有和平喜悦归人”两语，是梅藤更的墨迹。有关浙江私立广济医学各科专门学校的详情，我们已有专文论述[9]，在此免赘。

2. 浙江省立医药专科学校

1912年6月1日，耳鼻咽喉科专家、慈溪人韩清泉集同仁创办了浙江公立医学专门学校，省教育司司长沈钧儒热诚赞助，拨款筹备，报北京教育部核准。该校租赁板儿巷民房，教育司任命韩士鸿为校长，招收第一期60名医科学生，学制5年，聘请留日药学专家李绳其为药科主任，这是我国创办药科的开始，学校遂改名为浙江公立医药专科学校。1914年该校迁至法院路张曜家大园，并筹款在浙江病院修建新屋，辟为高年级临床实习教室和基础课的细菌、医化以及化学实验的教室，作为医专的分校及临床实习医院。遂设分校于浙江医院。1917年钱崇润继任校长。1920年省议会决定拨给学校建筑费7万元，购刀茅巷地皮建校舍，后新校舍建成。学校办学宗旨是“教授应用科学养成医药技术人材”。校训是“仁肃勤朴”。学校的组织机构相当完备，详见表9。

学校1912~1919年专职教工达121人，其中校长2人，书记1人，学监1人，日本教员4人，中国教员83人，职员32人。学校医、药两科的课程有所不同，主要仍照搬当时西方医科大学的课程，充分突出了西医校的特点。如医科课程有党义、军训、国文、德文、数学、物理学、有机化学、分析化学、生物学、解剖学、组织学、局部解剖学、胎生学、生理学、生物化学、病理学、寄生虫学、细菌学、药理学、诊断学、内科学、外科学、产科学、眼科学、耳鼻咽喉科学、儿科学、皮肤病学、花柳病学、精神病学、理疗学、卫生学、法医学、医学史、选修外国文（英、日文）、体育。又如药科课程类同医科者略，不同的有化学、物理化学、药用植物学、矿物学、生药学、制药化学、药工学、调剂制剂学、裁判化学、药典及药品鉴定、植物化学、拉丁文。由于学校设置的课程较为科学、教育质量又高，所以在

表9 浙江省立医药专科学校组织系统

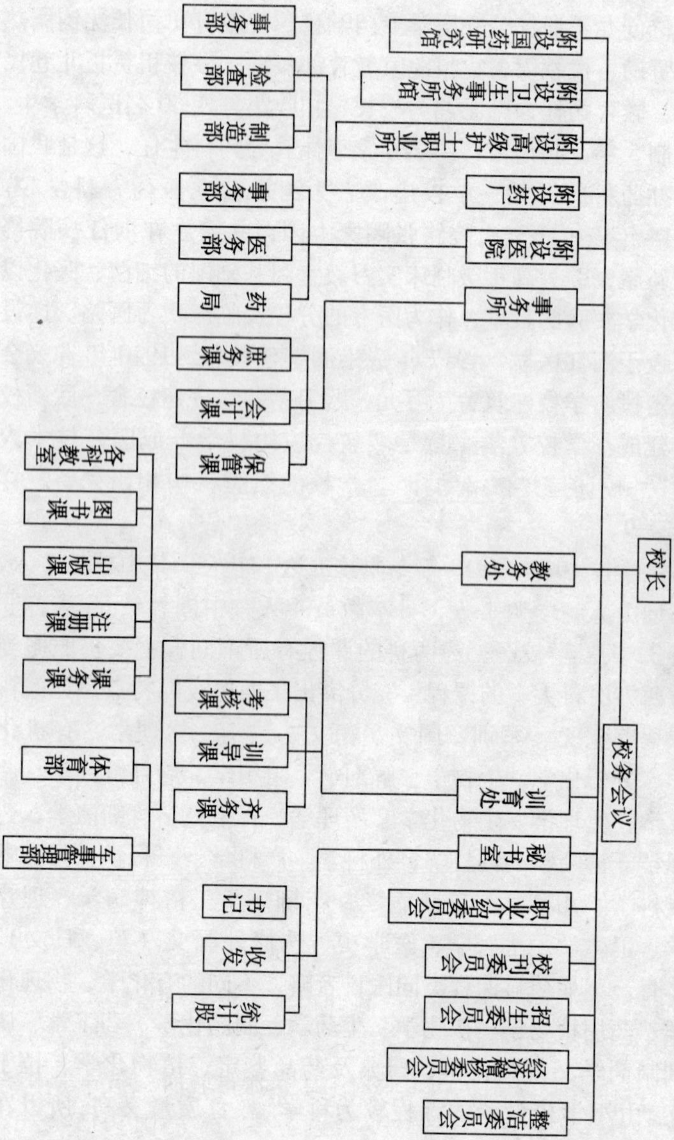

1915年教育部举办的全国成绩展览会上，学校选送的药科成绩展品获最优秀奖。1916年12月教育总长授予学校“绩学宏仁”的匾额。1922年，学校设诊察所于菜市桥直街，供学生实习之用。1924年，学校增建阶梯教室及解剖实习教室。同时，受浙江警务处之托，兼办卫生警察训练班，由余继敏教授主持教务，这是浙江卫生行政教学的开端。

1925年，医专为了抗议“五卅”惨案，掀起了轰轰烈烈的反帝运动，并增设医、药、护、产特班，以收容因反帝而离校的广济医专学生继续深造。因该校各班学生于6月6日脱离广济医专归入医专，故特称为“六六”特班。1926年2月，分校迁花市路，诊所迁岳王路。1927年改公立为省立。1928年6月迁分校于惠兴路。1929年5月，分校失火裁撤。1930年迁诊察所于盐桥大街，同年医专出品参加比利时博览会，得到金奖。1931年8月，改名为浙江省立医药专科学校。1932年筹建附属医院及门诊部，并将盐桥诊察所取消，并入该院门诊部。一年之内，学校建成了门诊部和医院新式院舍两幢，设置104张病床。1933年8月，附属医院开诊，并接收住院者。是年并添建了纪念厅及药科教室。1934年4月，添设护士训练班。1935年2月，王吉人为校长增办药剂科职业补习班。同年秋，改护士训练班为高级护士职业科。1937年8月，设立通俗卫生陈列室，布置公共卫生及个人卫生的模型标本图表等，终日开放，供市民自由参观，以便提高市民的卫生知识，此为杭州市宣传公共卫生的开始。同时，又与杭州市政府卫生科合作，划分下城第三区部分4 000多户人家为卫生实验区，供学生实习公共卫生之用。并由杭州市政府卫生科派员驻所，指导学生实习卫生行政。1937年春，校园内添建松茂国药研究馆。

1937年芦沟桥事变爆发后，杭州青年学生普遍开展抗日宣传活动，省立医药专科学校的学生积极参加反帝爱国运动，9月，组织慰问团奔赴淞沪前线慰问抗日军队。抗日战争爆发，学校迁往农村。1938年春，医校在临海添聘一部分教学人员，继续开课。同年夏，省卫生处附属助产学校归医专接办，改名为附属高级助产科。1939年春，敌机轰炸临海校舍，暑假时，学校迁到天台。民国28年（公元1939年）8月，改组为“浙江英士大学医学院”，设医学、药学两系，专科停止招生。1942年以后因专科中断招生而无毕业生。民国32年（公元1943年），脱离英士大学恢复专科。民国35年（公元1946年）迁回杭州，次年改为“浙江省立医学院”，设医学、药学两系。药科毕业生共307人。1947年，该校学生举行示威游行，抗议美军强奸北京大学女生的暴行，9月初，部分学生参加中共地下党领导的秘密革命组织“新民主青年社”（设在浙江大学内），从事反对国民党反动统治的革命斗争。1948年，教育部核准浙江医专改为浙江医学院。浙江医专自民国元年成立，历时30多年，屡经挫折，为浙江等省培养了许多医药学生，有许多历届毕业生后来成为国内外著名的医药学专家。从1912年到1936年的历届764名医药毕业服务状况分析，近半数就职于本行。如在这段时期毕业的学生中，医药师达309人，其他有军界140人，技士39人，留学35人，行政界34人，教育界33人等。1952年该校与浙江大学医学院合并成为浙江医科大学。因此，该校是我国自筹资金创办的最早西医校之一，第一期60名毕业生实为我国自办的西医专门学校的第一批医学人才，他们和陆续培养出来的学生为浙江近代西医事业和其他行业的发展做出了贡献。

3. **浙江省立女子产科学校**

1869年，英帝国主义势力深入杭州，1871年创办杭州大方伯医院，后改名广济医院。1881年，英国派梅腾更来杭，任广济医院院长，由他主持创建了广济医药专门学校（广济医专），附设在广济医院内，学校开设医科、药科，附设护士、助产班。1925年“五卅”惨案后，广济医专部分师生同杭州人民一起，投入了空前的反帝大罢课、罢工、罢市，及示威游行。广济医专学生提出“爱我中华”、“绝不做洋奴”等口号。6月3日，召开援助上海同胞，反对英、日帝国主义惨杀中国同胞大会，会上有120名同学签名，表示不惜任何代价与帝国主义斗争到底。6月5日，广济医专学生两次派代表向杭州各公团联合控诉校内英国人压迫侮辱学生的罪行，并表示坚决脱离广济医专。当时，浙江省立医药专门学校（即浙江大学医学院前身）和广济医专召开了两校联席会议，决定由浙江医专添设医、药特班和护士特班6个班级，当时称“六六特班”。收留脱离广济医专的学生入学，并由广济医专中国籍教员执教。事后，在刀茅巷校舍内，树立一块“六六同学纪念碑”，以纪念这次反帝斗争的历史。助产科脱离广济医专，6月6日创办了浙江省立女子产科学校，这就是浙江医学高等专科学校的前身。郑企因任首任校长。创办时租清泰门珍珠巷13号民房为校舍，每年招生一次，招收40名初中毕业生，学制2年，在校学生近百人。

1926年，校名改称浙江省立女子产科职业学校，由省教育厅主管。1926年6月8日，省政府决定设立省立助产学校，6月14日，又决定与省立女子产科职业学校合办，改隶民政厅，称浙江省立女子助产学校。校长王味根，在校学生120多人。

1931年6月，学校由省教育厅和省卫生处合办，附设在省立医院（即浙江医院）内，改称浙江省立医院附设助产学校，校址在中马市街80号。校长改称主任，由省立医院妇产科主任兼。设助产班及公共卫生护士班。学生由各县保送，毕业后回原籍。在校学生73人。1932年春，程浩为主任。1935年，改隶省民政厅卫生实验处，改称浙江省民政厅卫生实验处附设助产学校，由该厅技正葛成慧兼主任。设助产、助产特科2班，在校学生50多人，仍由各县保送。学制3年。1936年夏，浙江省政府决定学校仍归省教育厅主管，校长暂由卫生实验处陈万里兼任。1937年，黄胜白任校长。设护士、助产士5个班。

抗日战争爆发后，杭州告急，学校于1937年11月迁至永嘉。1938年8月迁至临海。后由浙江医药专科学校接办，称高级助产职业科，有护士、助产五个班。1939年8月，随浙江医药专科学校并入省立英士大学。1940年4月，省立英士大学医学院附设的高级护士、助产两职业科单独划出，成立浙江省立杭州高级护士助产职业学校，校址设在天台东乡坑边村，校长由原医专校长王佶教授兼任。当时毫无实验设备，仅有几副不完整的骨架标本，在艰苦条件下办学。设护士科3班、助产科3班及助产特科3班，近100名学生。又在邻村八都和南乡南街设产院，供助产特科学生上课、实习。学校设校长1人，由教育厅提请省政府委员会会议通过任命。1941年4月，日军攻陷宁波、绍兴，天台县告急，学校迁缙云县壶镇，设护士、助产、助产特科共6班，学生110名。年底，增设看护补习班。1942年夏迁至临海。1943年学校增设药剂科，由教师王钦华负责筹办，并将学校名称改为省立杭州高级医事职业学校（简称“高医”），设护士、助产、助产特科、药剂共9个班，学生126名。

1944年增设卫生行政科，培养卫生行政人员36人，同时筹设卫生事务所，作为学生补习基地。抗日战争胜利后，1946年初，蒋善钧任校长。学校于当年春迁回杭州，暂借玉泉清涟寺为临时校本部，东山弄杨宅为分部，开学复课。设助产、护士、药剂、卫生行政4个专业，共8个班级，学生201名。学制3年，招收初中毕业生。是夏，在湖滨一公园设湖滨分部。学校的组织机构：设校长1人，教导主任、总务主任各1人。教学方面，设4个专业科，助产科主任李碧华，护士科主任李郁，药剂科主任董振舜，卫生行政科主任方植民。学校除聘请基础课与专业课的25名专职教师外，并聘请实习医院医师12名为兼任教师。1947年春，省教育厅拨款购置教仁街（今邮电路）15号房产。将前面的约三分之二房屋作为校本部校舍，后面的约三分之一房屋，改建为附设产院，主任蒋彦民。校本部遂于次年2月1日迁入该新址，改玉泉本部为分部，以浙江省立医院和杭州市立医院为护士专业实习基地。学校聘请医院护理部主任或护士长兼任教员，指导学生实习。5月，学校的附设产院和卫生实验所先行开放门诊业务，逐步解决了助产专业、药剂与卫生行政专业的实习。

从1925年至1949年的24年中，国内政局动荡，战争频繁。但是，学校广大师生员工坚持办学，终于保存了学校，并得到发展。特别是在建校初期，学校广大师生爱国爱校，在非常艰苦的环境中办学，取得了令人瞩目的成就。在24年中，前后设置10个专业（班），计护士19期，护士特班1期，助产26期，助产特科9期，产科12期，公共卫生护士1期，药剂3期，卫生行政2期，看护补习班1期，代办药剂1期，共计毕业生993人。

4. 其他西医教育机构

除上述3所西医院校外，1914年的杭州医学校，学制（年）5年，教师讲课采用国语，有5名教师，其中一名为外籍人士，有270张病床。同一时期，历绥之在王马巷白衣寺已经办起了小型医学校，仅办1期即告结束，结业学生一部分介绍给军队任初级军医，一部分即转入浙江病院实习深造。当地政府还仿造日本西医教育模式聘请日人岛田传之助等教师，创办了杭州西医堂。民国初年，官派留日军医学生，后任省督军署军医课长的蒋可宗在杭州开办军医养成所，延续两年，办了4期军医班，两期看护和司药班，每期6个月，讲授军阵卫生、勤务等科目，培养学员100多名。杭州城内还有一些医药学校，如省立助产学校，地处珍珠巷；杭州医院助产学校，地处花市路；私立济生女子助产职业学校，地处城头巷；私立女子产科职业学校，地处丰禾巷；私立广济女子助产职业学校，地处新民路。1909年英美教会创办齐鲁大学医学院，原名济南共和医道学堂，1916年北京协和医学堂学生转入。1916～1917年南京（金陵大学医科）及杭州（大同医学校）学生转入，1923年北京协和女子医学校学生转入，由五校学生合并而成，1931年教育部允准立案[10]。这些学校和各类医疗培训班传播了西医药学理论，为杭州培养了多层次的合格医务工作者。

1922年，阮笱伯等募捐创办杭州产科讲习所，普通科修业1年，经考试合格者予以毕业，第一期毕业生有向宗瑜等22人，学员多来自本省部分地区。1929年7月，杭州西湖博览会卫生馆开馆，朱其煇任馆长，沙古川任总干事，工作人员有55人。馆址分散在西泠印室、寂盦、俞楼、盛公祠4处，面积约达到28 756平方米，还创作了卫生馆馆歌。卫生馆共分成17个陈列室：药学部第一组陈列室、第二组陈列室、化妆品部陈列室、食品及嗜好品部陈列室、个人卫生部陈列室、保健部第一组陈列室、第二组陈列室、第三组陈列室、防疫部第一组陈列室、第二组陈列室、通俗卫生教育部陈列室、医学部第一组陈列室、第二组陈列室、第三组协和医院出品陈列室、胎生组陈列室、卫生教育部陈列室、学校卫生部陈列室。各陈列室的展品琳琅满目，质量很高，在唤起人们改掉通俗陋习、增加卫生常识、提高人民的身心健康方面起到了很大的宣传教育作用，在当时全国医药卫生教育方面起着表率作用[11]。

民国二年（公元1913年），中国开创航空事业，地方政府成立航空机关，组织航空部队，创建航空学校。“九·一八”以后，各省航空机关先后归并中央，各自为政的中国航空宣告统一。中国的空军在南京国民政府成立后有所发展，空军部队的医生原由陆军军医学校毕业分配或由部队调遣而来。由于空军部队发展的需要，民国二十一年（公元1932年）在杭州笕桥成立了航空医学训练班，后改为空军军医训练班。

空军军医训练班有两个任务：一是训练航空医官；二是研究航空医学。它招收地方大学医学院或陆军军医学校毕业并具有工作经验的普通医生或陆军军医，授以航空医学的专门课程，使之成为既掌握普通医学，又掌握航空医学的航空医官。空军军医训练班的课程设置：航空医学、精神病学、心理学、航空体检法、耳鼻喉科学眼科学、军队卫生、航空常识。刘锡恭任空军军医训练班班长，教官有刘锡恭(兼)、陈祖荣、戴荣钤、薛绍麟、桑烁南等5人，此外还有一位美国籍顾问钟瑞伯。

空军军医训练班的航空医学研究课题：空勤体格检查的标准、制度、程序和方法，飞行安全（设备、预防、失事的处置与审查），高空和高速对人体的影响。空军军医训练班的航空医学装具陈列室，有飞机上应用全部氧气装置系统，各式保险伞、空勤跳伞装具和用品（刀、斧、信号剂、急救药品、干粮、猎具、钓鱼用具）、橡皮救生船、救生衣、普通飞行衣、皮飞行衣、高空电热飞行衣、飞行帽、飞行鞋、飞行眼镜、飞行面罩等，供学生参观、实习之用。抗日战争期间，空军军医训练班迁至衡阳、成都，抗战胜利后，又迁回中国空军的摇篮之地杭州笕桥。在1931～1935年间，在杭州学习的第1～4期的毕业生达18人。

值得叙述的是这一时期杭州还举办了与西医教育有关的科学名词审查会，具体情况见下表10。

表10　第十一届科学名词审查会

时间	地点	参加团体	人数	主要内容
1925年7月4日～12月	杭州	中国博医会、江苏省教育会、理科教授研究会、教育部、中国科学社、南京高等师范学校、中国农学会、广东高等师范学校、厦门大学、武昌大学、广东大学、中华民国医药学会、中华医学会、华东教育会、中国博物学会、中国工程学会、北京协和医学院、同济大学、东华大学、国立东南大学	34	审查有机化学、植物学、动物学、算学、生理、生化、药理名词

回眸从鸦片战争至解放前近百年的杭州西医教育史，教

会创办的西医学院校和政府筹办的西医学院校均在当地出现。在清末民初，杭州的西医学教育几乎被外人操纵。民国后，政府和私人虽也开办了一些医学院校，但直到1935年，教会和外国人办的学校仍占三分之一以上。这些医学院校的主要负责人以及各科主任多为外国人。即使中国人自办的学校，也多抄袭外国教育制度，聘用外国教师，甚至采用外语教学。帝国主义不但控制着中国的经济命脉，也控制着中国的西医教育经费。虽然杭州的西医药教育事业起步较晚，但进入民国时期，大有与中医药教育事业抗衡的势头，对中国传统医学教育方式、观念给予了前所未有的冲击，可喜的是中、西医学教育在杭州这块学术氛围浓重的地域却出现了汇通的苗头，一些中医药界名流彦硕主动吸收西医药学的科学蕴义，从而使许多学子能中西医结合治疗病人的顽症，提高了当地的整体医学水平，在中国医学教育史上留下了不可磨灭的足迹。

第二节　学术团体及医刊

一、中医药学术团体及医刊

近代，杭州的中医药学术团体规模、数量、波及的范围之大、之多堪称于世。这些团体弘扬祖国传统医学，悉心培养传人，全力拯治民疾，奋力捍卫中医药业，精心创办学术期刊，在近代中医药族谱上写下了绚烂的一章。

1. 中医药学术团体

同治十年（公元1871年），杭州四大药商叶种德堂、张同泰、方回春、许广和重建皮场庙，改名“药皇庙”。在原皮场王的塑像两边各塑了神农像和天医像，此庙一直成为中医药学家切磋技艺的一个场所[12]。

杭州最早的中医学术团体当推光绪年间成立的杭州医学公会，它是由中医界名宿俞稚平、贵翰香、高建候创立，后经王香严、紫鑫伯、叶心如、沈希仲鼎力维持，使公会各项事务颇有进展[13]。1911 年 10 月武昌新军发动了辛亥革命，烈火遍及杭州，公会同仁奔走呼应，会务由此搁浅了 6 ~ 7 个月。1912 年杭辛斋、李云年再次发起，麇集了医理深邃的名流硕彦，赓续前会。众推杭氏为会长，每月定期召开两次会议，共同探讨中医理论、切磋技艺，遇有急事则临时开会商榷。公会还撰文呈请浙江教育司备案立会，1912 年 10 月 10 日批复允准，使公会工作打开了新局面。1913 年至 1917 年间，由李藏洲、汪曼峰、杨见心先后接踵会务，事业日臻发展。到 1919 年，在世的会员达 67 人，他们的籍贯、开业的科目等统计于下表 11。

表 11　杭州医学公会在世会员（公元 1912 ~ 1919 年）

姓名	籍贯	科目	悬牌地点	入会年代
王香严	镇海	内科	三元坊巷 8 号	1912
朱俊甫	富阳	内科	塔儿头 14 号	1912
沈少珊	杭县	内科	四眼井 1 号	1912
沈竹庵	杭县	内科	左家桥 2 号	1912
沈蓉舫	杭县	内科	四眼井 1 号	1912
宋梅卿	鄞县	内科	饮马井巷 13 号	1912
柴鑫伯	杭县	内科	菜市桥河下 50 号	1912
秦蔚卿	慈溪	内科	普安街 66 号	1912
张颂元	武进	内科	火药局弄 21 号	1912
都敬斋	杭县	内科	中太平巷 6 号	1912
魏子祥	杭县	内科	肃仪巷 24 号	1912

姓名	籍贯	科目	悬牌地点	入会年代
袁春泉	杭县	内外科	白石庙 7 号	1912
詹子翔	杭县	儿科	新民路 172 号	1912
何子香	绍县	妇科	东太平巷 12 号	1912
何穉香	绍县	妇科	石牌楼 44 号	1912
何少香	绍县	妇科	板儿巷 31 号	1912
俞步云	杭县	妇科	石牌楼 57 号	1912
胡莲玉	杭县	内科	灵寿寺巷 12 号	1915
陈单生	诸暨	内科	三桥址直街	1915
陈济生	绍县	内科	出门在外	1915
曹霁南	安徽休片	内科	出门在外	1915
程里亭	安徽绩溪	内科	出门在外	1915
戴鹤伯	江苏昆山	内科	南板巷 30 号	1915
应鑑清	慈溪	内外科	艮山门外	1915
泮子久	绍兴	外科	美政桥 35 号	1915
郛春旸	绍县	外科	板儿巷 37 号	1915
许祖香	杭县	内外科	三角荡 4 号	1915
冯性之	杭县	内科	迁移不知	1915
陈绍裘	余杭	内外科	信余里 10 号	1915
陈子琴	杭县	内外科	信义巷 88 号	1915
王鹤庭	杭县	外科	招宝堂 48 号	1915
沈吉人	杭县	伤外科	延龄路 220 号	1915
陈子修	杭县	外科	湾儿兜	1915
李椿荣	绍县	喉外科	和合桥 12 号	1915
朱春荣	萧山	儿科	皮市巷 30 号	1915
陈契兰	杭县	内科	出门在外	1916
王朗庭	杭县	外科	花灯巷 1 号	1916
杨子修	杭县	内科	运司河下	1917
杨介眉	杭县	内科	杨济生堂药号	1917
杨燕青	吴兴	内科	菱湖北栅	1917
孙芝轩	杭县	内科	中皮市巷 36 号	1917

姓名	籍贯	科目	悬牌地点	入会年代
汪棣臣	安徽歙县	内科	望仙桥河下 10 号	1917
王泽民	杭县	内科	上后市街 55 号	1918
周凤山	杭县	内科	余杭塘上 78 号	1918
刘尧斋	杭县	内科	东坡路 11 号	1918
傅品元	杭县	外科	迁移不知	1918
徐万清	杭县	内外科	法院街 12 号	1918
王永山	镇海	内科	金波桥弄 12 号	1919
王葆安	萧山	内科	西首门富桥边	1919
王杏轩	杭县	内科	蔡官巷 3 号	1919
沈济英	武康	内科	夹城巷 10 号	1919
沈际云	杭县	内科	方谷园 3 号	1919
沈荫甫	杭县	内外科	上珠宝巷 35 号	1919
吴寄沤	江苏常熟	内科	竹竿巷 42 号	1919
周仲伯	杭县	内科	二凉亭 2 号	1919
姚子良	杭县	内科	迁移不知	1919
洪舜伯	新登	内科	迁往汉口	1919
孙芝舫	慈溪	内科	楚妃巷 13 号	1919
浦允钦	嘉善	内科	迁回原籍	1919
费浦泉	武康	内科	宝庆桥 10 号	1919
葛明德	杭县	内科	大夫坊 40 号	1919
叶孟陶	杭县	内科	裹龙舌嘴 58 号	1919
陈寿田	昌化	内外科	全泰昌行内	1919
姜延龄	慈溪	外科	出门在外	1919
陈少卿	杭县	外科	艮山河坝上 128 号	1919
曹广义	咸阳	针科	迁移不知	1919
严乡麐	杭县	儿科	直箭道巷 1 号	1919

从表 11 中我们可以得出以下结论：其一，1912～1919 年 8 年中，杭州中医药业受到废除中医浪潮的冲击较小，事业稳步向前发展，市内由杭州医学公会会员悬壶的诊所就达

56家，中医业规模较大。其中，从开业的科目来看，内科41家、外科7家、妇科4家、儿科3家，中医以内科为主的特征并未逊色。虽然这时杭州已有广济医院和省立医药专科学校附属医院等西医医院，但在杭城中、西医互相间壁垒森严的情况下，中西医学汇通已初见端倪。其二，在杭州行医者大部分是本市人，外埠医师较难在杭城立足。另外，中医诊所多数集中在市内中心地带，郊区凤毛麟角，这充分暴露出民国初年杭州郊区医疗工作的薄弱点。同时，杭州医学公会成立伊始为社会做了大量有益工作。公会会员唐玠在1910年提出了《查验医生营业规则建议案》，会员兼议员曾铣及同仁叶亘东、王福中、余炳光、陈若瑟、郑立山、项川等提出了《取缔医生营业规则案》，这两份议案的中心议题是取缔庸医、宏扬医德。会员们还协助市公安局考核医帅，剔除庸医，充任法医，协助侦破一些疑难要案，为社会的治安做出了贡献。在近代废除中医的巨浪冲击下，会员们毫无惧色，纷纷向中央和地方各级政府发出了《力争中医加入学校系统致教育部电》、《呈请设立中医学校》和《筹备中医学校通知书》等，提出了保护国医、创办中医学校、拓展中医规模的强烈要求，一些会员还与上海、南京等地的同仁遥相呼应，与中央政府交涉，竭力维护中医的社会地位，为杭州中医事业的发展做出了突出贡献，在近代中西医论争中立下汗马功劳。

同时，表中的会员们医德高尚，医技卓著，治愈了大量患者，在杭州乃至全国享有盛誉。1924年10月12日，杭州市负责人陶镛为此赠给公会“以友辅仁”的匾额，并赐给部分会员誉称匾额。他们是：王香严、怀隐家风，冯铭三、十全为上，王永山、怀隐渊源，宋梅卿、一宇九药，都敬斋、金薤琳琅，朱春荣、紫阳游艺，朱鑫伯、时后三成，朱俊甫、金匮玉函，魏子祥、太平圣惠，长颂元、文仲宗风，浦元钦、蔼然儒者，陈卓生、自化养颐，沈少珊、灵枢金镜，叶孟陶、素问玄机，杜复春、九籥卫生，李少云、东恒十书，何少香、和神当春，俞子清、去病弃疾，何稺香、神农白字，王良庭、怀隐正宗，张鉴青、仲景先素，李云年、医林砥柱，戴鹤伯、诚求保志，李椿荣、薪侯家学，陈莲芳、清静名庵，泮子久、紫极栖真，袁春泉、活国推表，徐万春、东海神丹，詹子翔、金鉴医宗，陈绍裘、有十全功，葛明德、勾漏丹砂，孙芝舫、千金之方，邬春旸、潞公药准，秦蔚卿、和缓之良，张韵生、元素家风，严乡麐、笔忝造化，许祖香、胤宗医意。陶镛对上述37名会员医师的崇高评价在当时国内实属罕见。

20世纪30～40年代，杭州市中医药团体还有：（1）杭州市药业联合会，地处元井巷，负责人方惠卿、应鉴清、秦志壮。（2）浙省中医协会，地处织造马弄10号，负责人汤士彦、沈仲圭。（3）杭州市商民协会参药业分会，地处四条巷，负责人应鉴卿、俞绣章、方惠卿。（4）杭州医药公会，地处佑圣观巷54号，成立于1916年，负责人李天球、沈靖尘。（5）杭州三三医社，地处四牌楼，负责人裘吉生、时逸人。（6）杭州药行公会，地处元井弄，负责人秦志壮、王立棠。（7）杭州市中药业职工会，地处佑圣观巷54号，负责人叶滋芬、王永俭、陆锦文。（8）杭州国医公会，成立于1931年。（9）杭州市医学研究社，成立于1934年8月，负责人许行彬、陈绍裘等。（10）中国医学研究所，成立于1936年，负责人汤士彦、施今墨、裘吉生、陈杏生、郑琴隐等66人，出版《中国医药研究日报》，倡导“以研究中国医学，改进治疗方法”为宗旨。（11）杭州市中医师公会，成立于1946年2月，负责人毛凤翔。

中国医药学是我国劳动人民几千年来与疾病斗争的经验总结，是一个伟大的文化宝库。但在旧中国，中医药备受歧视打击，广大中医药从业人员为了维护祖国医药遗产，振兴中医事业，进行了激烈的斗争。1929年，余云岫提出《废止旧医以扫除医事卫生之障碍案》，全国掀起了拯救中国医药的抗争运动，浙江省中医协会杭州医业职工会、杭州三三医社、杭州医学公会、杭州商参业分会、杭州中医学校等参加了这场声势浩大的保卫国粹抗争活动。

当时赴沪的代表有杭州市医学分会沈靖尘、李天球，杭州三三医社裘吉生，浙江省中医协会汤士彦、沈仲圭、刘瑶栽，杭州国药公会俞绣章、方惠卿、方亦之，杭州药业职工会叶滋芬等。杭州医学公会电呈国民政府卫生部：“少数西医诋斥国医，倡议废止，视国医如仇，甘充西医之贩卖人。忘本求标，乃欲消灭我国固有之文化和学术，直接使帝国主义经济侵略政策完成。揣其居心，诚不堪问。”语虽痛斥西医，实际指责政府。卫生部复电：“中药一项本部力主提倡，唯中医拟设法改进，以期其科学化。”

裘先生曾给陪同孙中山先生去绍兴视察的胡汉民先生治疗急性痢疾，一剂中药即愈，孙中山先生遂题字表彰。3月17日，上海《申报》以醒目标题《总理遗墨》刊登孙中山先生赠给裘吉生的题字“救民疾苦”，其目的是驳斥废止旧医案的谬论，号召“全国同胞下一个公正的批评”。

1929年3月17日，借上海总商会召开中医药团体大会，全国医药团体的代表齐集上海。参加会议的代表来自15个省，共262人，参加会议的医药团体131个。会场座无虚席，非代表想列席而被婉拒门外者不下数百人。

裘吉生先生曾担任大会执行主席，在会上慷慨陈词，提议以3月17日为我国中医药界的纪念日，全场鼓掌，赞成以“三·一七”为中医药界大团结的纪念日，这就是“三·一七国医节”的由来。随后每逢3月17日各地中医药团体都举行集会，有些地区还发行纪念特刊以示维护国医，继续贯彻“三·一七”大会的斗争精神。

当天大会后，全体代表赴神州医药总会商讨反对中央卫生委员会废止旧医案的议案。全体代表主张即日赴京，向国民党三中全会和国民政府举行大请愿，不达目的誓不回乡。18日下午举行第二次代表大会，经主席团磋商，决定先组织决议案执行委员会，推定杭州裘吉生、汤士彦等为委员会成员。大会又推选随翰英、谢利恒、张梅庵、蒋文芳、裘吉生、陈存仁等为请愿代表团代表。裘吉生在离开南京时还写了两封信请人分别送给立法院长胡汉民、卫生部长薛笃弼。薛笃弼复信：“医无新旧，学无中西，要以实事求是能合真理为依归。”表明卫生部无意废止中医，杭州中医药界代表在维护祖国传统医学上鞠躬尽瘁，达到了预期的目标。

2. 中医医刊

杭州的中医药学术刊物起步早，办得很有章法，其数量和质量名列全国前茅。1897年，池志澂在温州府前大街创办《利济学堂报》半月刊，同年分设报馆于杭州等地。1912年春，贵翰香在杭州创办《杭州市医药七日报》。7月，杭州卫生研究所创办《杭州卫生杂志》。1914年，杭州中华医学会创办《医药观》。1915年2月，钱崇润办《浙江医专校友会杂志》。1922年1月15日，余小铁在杭州创办《卫生顾问》月刊。值得一提的是1923年5月裘吉生在杭州十五奎巷创办《三三医报》(旬刊),取“医者读三世之书,求三年之艾,方能三折其肱”之意而定名,它继承《绍兴医药学报》的办报思想,以“便于同道研究学术,病家顾问治疗及发扬古学、输入新智”为宗旨,裘吉生任医报社长兼编辑。该报内容丰富,分为言论、学说、专著、专纂、通讯、医药界消息等栏目,如学说栏有“药物之新研究”、张锡纯“总论喘证治法”、沈仲圭“辨难三十六难”,专著栏有《壶山意准》、黎肃军《温知录》、俞鉴泉《续学庐随笔》等。并在通讯栏中组织医药界深入讨论医药问题,对于探讨和交流中医药学术有积极的促进作用,成为当时捍卫中医事业、宣传中医药学、交流学术思想的较有影响的主要刊物之一。1923 年裘吉生创立三三医社后,他从大量的藏书中辑成《三三医书》三集 99 种,翌年由三三医社出版。其主要特点是以收录短小精悍、临床实用、未经刊刻的罕见、单科医书为主,其内容涉及医学理论、临证各科、针灸、本草、方书、医案、医话和验方等,尤其是保存了大量的江浙一带的名医方论。有些书籍已成为现在惟一的版本,为我们研究近代医学发展史提供了宝贵的文献。书中收录自南齐龚庆宣《刘涓子鬼遗方》以来至民国时期的医书,而以清朝及民国期间的医书为重点,内容包括中医基础理论、临证各科、草本、方书、医案、医话等方面,大多切合实用。例如第一集辑刻的旧藏抄本《沈氏经验方》,系“清·乾隆海昌沈心斋先生将平生施送经验之方所辑成,中多外伤跌仆救急秘法,并亲自试用,而经验之案亦记之实例,为各种验方多不及。”据该社编辑的《三三医社出版书报目录提要》(1929 年)记载,先后出版的医书有《三三医书》99 种、《读有用书楼医书选刊》33 种、《国医百家》8 种、《精刻医药丛书》6种、《绍兴报刊医药丛书》100种、《裘氏家刻木板医书》17种、《寿世医书》13种……，总计达315种医书，汇集了古今医家大量著述，并在提要中分别作评按，有助于读者对该书的了解。

1923年12月，浙江中医专订学校校友会在杭州创办了《浙江中医专门学校校友会刊》。1927年7月，汤士彦在杭州创办《浙江省中医协会月刊》。1930年左右，盛佩葱在杭州花园弄1号创办《卫生周报》，罗霞天在同春坊61号创办《民生医药》，卢铭创办《医学与药学》。1931年2月，杭州济生助产学校创办《济生医刊》。1932年8月，王一仁在杭州创办《医药卫生》（月刊）。1933年1月杭州有《科学医报》。1933年2月杭州有《杭州国医公会年刊》。1933年12月，冯元芝、何筱香在杭州郭东园巷下羊线弄创办《中国医学日报》。1934年3月，董志仁在杭州创办《医药新闻》、《国医新闻》。3月，浙江中医专门学校学生会在杭州创办《金铃子》。11月浙江中医专门学校学生会创办《医声》（半月刊）。1935年7月，新闻报服务科在杭州创办《浙江新闻医学周刊》。11月，汤士彦在杭州直吉祥巷52号创办《中国医药研究》（月报）。1937年7月，《浙江省立医药专科学校校刊》创办。12月，省立医药专科学校学生会创办《战时医药学生》。1946年7月7日，董志仁在杭州木场巷27号创办《健康医报》（旬刊）[14]。

可以这么说，成立于光绪年间的杭州最早中医学术团体杭州医学公会是民国初年全国最大的相关团体之一，云集了一大批浙江省内中医药界耆宿，在中医药学术交流方面起着龙头作用。而且，许多中医药学术团体的会员参加革命，用医药学救国济民，使祖国这颗璀璨明珠在人文之邦的杭州大放光彩。创办于这一时期的医药报刊杂志宣传医理、解答患者的各种疑虑，深得国内乃至欧美、东南亚人民的好评，汇银订购者络绎不绝，给后来一系列中医药报刊的筹办提供了模式，影响深远。因此，近代杭州的中医药学术团体及其医刊，规模庞大，质量上乘，誉满海内外，在中国学术团体发展史上占有重要的地位。

二、西医药学术团体及医刊

明末清初，伴随着西方传教士的足迹，西医药学也传入中国，鸦片战争后，它开始问津宁波，后辐射到杭州、湖州、温州、永嘉、慈溪和瑞安等地。在近百年中，中、外西医药师携手建立了几个西医药学术团体，创办了相应的报刊杂志，推动西药卫生知识的普及，为杭州的西医药事业的发展做出了贡献。民国时期在杭州还有杭州中华医药学会和中华医学会杭州支会。规模较大的是世界红十字会中华总会杭州分会，1922 年 5 月创办于杭州十五奎巷 99 号，负责人金润泉。他倡设私立育慈小学、中西医施诊所、施材所等。总之，近代杭州西医药学术团体很少，力量比较薄弱，应归咎于西医药学还未占居杭州医药界的主导地位，现将杭州西医医刊列表 12 于下。

表 12　西医药期刊

名称	主编	发行地	创刊年月	备注
医药观（月刊）	厉家福	杭州中华医药公司	1914. 2	杭州中华医药学会机关刊物，是当时医药期刊中最完备版面最多者，11 期停刊。

名称	主编	发行地	创刊年月	备注
广济医报（双月刊）	广济医学专门学校同学会	杭州	1914.10	1923年出版7卷3期后停刊，后改为广济医刊。
浙江医专校友会杂志（季刊）	钱崇润	杭州	1915.2	校刊，非卖品。
药报（月刊）	华鸿	浙江省立医药专门学校药报社	1920	原为小报格式8开4版，自1926年35期起改为16开本杂志，1937年出版47期后停刊。
杭市卫生（月刊）	杭州市卫生月刊社	杭州	1920.12	
医药报（半年刊）	於达望	杭州	1920	
医药话（月刊）	浙江医专校友会	杭州	1921.6	原为浙江医专校友会杂志，1928年4月又出《医药杂志》。
卫生（月刊）	浙江中国卫生会	杭州青年会	1922.9	4期停刊
广济医刊（月刊）	阮其煜（一说梅藤更）	杭州广济医院	1924.1	原为广济医报，1924年由广济医学校同学会主办，1935年12月停刊。
卫生导报（半月刊）	毛咸	杭州友爱诊所	1928.11	小报格式，5期改为杂志，出至9期停刊。
卫生周报杭州市医师	药师公会	杭州	1929.10	1934年出版208期后停刊
医药周刊杭州市医师	药师公会	杭州	1929	浙江商报副刊
浙江医药（月）	该刊编辑部	杭州	1930.7	

名称	主编	发行地	创刊年月	备注
济生医院月刊	梁国放	杭州该院	1931. 2	原名“济生医刊”，自12期改用本名出刊，47期（1934年12月）停刊。
现代医药（月刊）	陈万里	杭州现代医药社	1931. 4	3期停刊
医林新志（月）	汪建侯	杭州医林新志社	1931. 11	5卷3期停刊
科学医报（月刊）	江秉甫、钱潮、杨士达	杭州科学医报社	1932. 1	1934年6月出版3卷6期停刊
医学与药学（月刊）	杭州市医师药师公会	杭州	1932. 7	1935年5月出版3卷5期停刊
浙江省立医院（季刊）	该院	杭州	1933. 1	3期停刊
民生医药（月刊）	周师洛	或者上民生医药月刊社	1934. 8	提倡医药学说，介绍国产新药，以塞漏卮而充实民生，自38期（1937年）起迁上海出版，1948年12月出刊148期停刊。
医药学生（年刊）	浙江省立医药专科学校学生自治会	杭州	1934	4期停刊
浙江省立医药专科学校校刊	校友会	杭州	1935. 10	17期停刊
浙江卫生（月）	浙江省卫生处	杭州	1938. 11	出刊5卷停刊，1946年5月复刊。
通俗卫生	省立医药专科学校卫生事务所	杭州	1940. 12	
健康医报	浙江健康医报社	杭州	1946. 7	
医药春秋（月）	该刊编辑部	杭州	1947. 12	
医药新知（月）	新医书局编辑译所	杭州	1948. 10	介绍国外新医药知识

从上述众多的西医药报刊杂志中我们得出以下 3 点拙见：其一，近代杭州这类刊物创刊时间较迟，到 1914 年 2 月《医药观》方才付梓，比全国最早的《西医新报》晚 32 年，表明了杭州西药学术活动开展的迟缓性。其二，这些刊物几乎云集在杭州，其他地区寥寥无几，西医药学没有广泛地辐射到穷乡僻壤。其三，这些刊物出版期数少、寿命短，为其撰稿的人和销售册数亦少。不过，这些西医药报刊杂志在推动西医界人士切磋技艺、普及西医药知识方面有不可磨灭的功绩。

综观近代杭州西医药学术团体及报刊杂志创办的状况，杭州和宁波等地较为领先，其他地区则凤毛麟角。同时，杭州这一领域的学术团体，无论其规模、数量，亦或其创办的刊物质量与北京、上海等城市相比望尘莫及，这充分体现了西医药学并未在近代杭州这块中国传统文化浓厚的土地上广泛传播，为人们所青睐，这种异象的出现是历史使然[15]。

参考文献

[1] 朱德明．浙江医药史．北京：人民军医出版社，1999：250～251

[2] 二十五史·南史·张融传 [M]．册 4．上海：上海古籍出版社，1986：2762

[3] 朱德明．南宋时期浙江医药的发展．北京：中医古籍出版社，2005：211～218

[4] 朱德明．浙江医药史 [M]．北京：人民军医出版社，1999：131～132

[5] 二十五史·明史·职官志 [M]．卷 74．上海：上海古籍出版社，1986：7973

[6] 张承烈．钱塘医派 [M]．上海：上海科技出版社，2006

[7] 陈邦贤．中国医学史 [M]．北京：商务印书馆．1937：229～

313
[8] 朱德明. 清末新军医学堂与军医留学生 [J]. 中华医史杂志, 1997 (1): 17
[9] 朱德明. 浙江广济医院与省立医药专科学校史略 [J]. 中华医史杂志, 1995 (1): 26 ~ 29
[10] 王吉民. 伯驾利用医药侵华史实 [J]. 医史杂志, 1951 (3): 1
[11] 朱德明. 浙江医药史 [M]. 北京: 人民军医出版社, 1999: 265 ~ 266
[12] 董志仁. 天医与药王 [J]. 光华医药杂志. 1936 (10): 28 ~ 31
[13] 章仲穆. 杭州医学公会汇刊·本会史略 [M]. 浙江图书馆古籍部藏本. 1929: 1
[14] 朱德明. 浙江医药史 [M]. 北京: 人民军医出版社, 1999: 278
[15] 朱德明. 浙江医药史 [M]. 北京: 人民军医出版社, 1999: 280 ~ 282

第六章　临床医学的发展

第一节　临床医学

南宋时期，杭州的医学基础理论，诸如脏腑学、运气学说、病因病机学、诊疗学都有长进，临床医学亦有所发展，在外科、骨伤科、妇产科、儿科、口腔科、食疗、养生保健诸方面都取得了骄人的业绩，这在朱德明的学术专著《南宋时期浙江医药的发展》中已有详尽的论述；明末清初的“钱塘医派”在医学基础理论和临床各科上都取得了相当的成就，我们也已在前面作了繁芜胪述[1]，在此免赘。下面我们就这两大时期之外的外科学、妇产科学、儿科学、骨伤科学、食疗学、养生保健等方面略着笔墨。

一、外科学

在外科学方面，明朝是杭州外科医学甚为兴旺的时期。钱塘人王茵用杭州丰富的桑树皮制成外科手术缝合线，就地取材，独具一格。同邑姚应凤也以疡医知名，《钱塘县志》称其“割皮刺骨，一见洞然知表里……人皆以为神”。清朝钱塘人吴尚先集20年经验，系统总结了光绪以前历朝外科医家及民间流传的外治方法，以骈体文写成了我国第一部理疗性外科专著《理瀹骈文》，对中医外科理、法、方、药的完善和外治法的广泛流传及普及应用作出了杰出的贡献。

范祖述在《杭俗遗风》曰："济仁堂，在吴山吕祖殿，又名金龙阁，每日请内外科名医各二人，五日一轮，因而复始，辰刻齐集，午后各散，病人于门口持筹，进堂诊视，其丸散膏丹等药，凭方施给，惟饮片不备耳，予先考……在堂施诊二十余年。"

二、妇产科学

在妇产科学方面，1187 年，临安府（今杭州）浦头民家妇女生了一个小孩，出生之际就能讲话，4 天内就暴长 4 尺，这是一则畸形儿的记载。

明朝杭州人郭琬，字宜生，其祖昭乾专治胎产诸证，父绍梁亦以医知名，母吴氏，妻毛氏皆能妇医，子桢、杞、枚均传其业，精通妇科，是杭州又一妇科世家。

何氏女科形成于清末，原为绍兴钱氏女科外姓第二支脉。先祖何九香（公元 1831 ~ 1895 年）从业钱宝灿，学成即悬壶杭城，不久便以医名誉满钱塘。二世何稚香（公元 1870 ~ 1949 年）尽得家传，医术与九香先生齐名，载誉沪杭。何氏女科上宗仲景，更得力于陈良甫、张景岳、傅青主诸家，临床上有自己的独特风格。其重视整体，尤讲究脏腑经络辨证，以调整奇经为调治妇疾的重要手段，对月经、崩漏、妊娠病症有独到的治法。何氏女科近世来医名日著，是杭州妇科世家中的后起之秀。

虽然民国时期杭州中、西医妇产科已有相当高的水平，但贫民因无钱，接生只得靠接生婆，大井巷的施老大房、环翠楼的施老二房接生婆生意兴隆。其家中雇用长班，吃穿不异大家。接生婆前往人家收生，穿绸着缎，金簪金镯，生意忙冗，只来一转，留下副手又赶往别家。收生婆要以年老妇人充当，由有耐性经历丰富者担当。1941 年，城头巷陈婆婆是杭州最著名的收生婆。西医妇产科发展之时，此类接收婆已在淘汰之列，但贫寒家庭仍请收生婆接生。诸如范祖述妻子难产，小孩四天还未生下，家人急召 3～5 个接生婆，均束手无策。幸亏范祖述姐姐及时赶到，聘请西医产科医生朱维新女士接生，母子无恙，可见收生婆误人之深[2]，也是当时杭城贫民百姓的生活写照。

三、儿科学

在儿科学方面，杭州中医儿科历史悠久，素来发达，代有闻人，名家辈出。其医术精湛，著述丰富，在当时及现在对我国中医儿科事业均有较大的影响。早在宋朝，杭州人范防御，因治儿疾名噪四方，人多以其官名“防御”直接呼之，其名反不为人知，后代均操儿科，尤以五世孙范思贤名重于世。据《东皋隐若传》云：“其先世在宋时有为防御者，医小儿名。思贤为防御五世，传其业，益精。居旁近人无贫与富，有小儿疾，辄趋思贤求医，其为医，务利人不务利己，名愈益。”北宋移都临安，不少颇有名望的北方儿科医家随高宗南渡来杭，大大充实了杭州儿科医家力量，其中医名卓著者如靳豪。靳豪原籍开封，迁居杭州，因治儿疾屡验而名重一时，遂为太医。后世靳从谦精祖业，亦为宋翰林医官，曾受赐“百子图”，后人称其所居之巷为“百子图巷”，至今仍存。又有李信，原籍开封，迁居杭州，精通儿科，任太医院判，《钱塘县志》载：“高宗得危疾，曾诏其入宫陪侍，因年老行走不便，特许乘小车直入宫，故时称李车儿”。

元朝杭州因受战乱影响，儿科发展比较缓慢，名家反不如宋时众多。杭州沈好问，字裕生，号启明，善治儿科，尤精痘疹，曾授太医院判，著有《痘疹启微》。其子允振，字慎伯，传其业。

明朝是杭州儿科的全盛时期。一则由于社会安定，经济文化发展；二则许多内科医家转业儿科，一些医学大家重视儿科，对儿科医理多有阐发，这显然利于儿科医家素质的提高。如明朝钱塘葛林，字茂林，成化时为太医官。诊疾洞若烛照，着有《杏坞秘诀》（1卷）。杭州钱寰，嘉靖御医，因侍太子疾有效，升右通政，《钱塘县志》称其“以小儿医名”。钱塘吴元溟，字澄甫，先世精儿科，其尽得所传。万历间，痘疫行浙，吴治之奇验，著有《痘科切要》、《儿科方要》。杭州任二畸，字瑞庵，系儿科世家，观患儿啼叫，即知其痛苦所在。其子允谦、懋谦均传其业。杭州仇凤翔，字敬寰，自幼习医，治小儿病常不用药饵，但视患儿经络所急，以手按摩令汗出，病即愈。

四、儿童保健

民国时期，在儿童保健方面，有关政府部门做了一些有益的工作。杭州教育界发布了《小学校令》、《国民学校令》、《高等小学校令》，强调注意儿童的身心发育。杭州市政府采取了相应措施，在行政组织上杭州市设立了小学卫生委员会，卫生局派员长驻教育科，协助管理小学的环境卫生和医疗设施。在小学日常工作中的卫生方面，早晨检查学生的衣着整洁和身体状况，还有环境卫生检查，以督促儿童重视个人和维护环境卫生。杭州市内比较大的学校设有医务室，各小学每年进行学生体格检查。从1932年起，政府卫生管理部门设学校卫生指导员到各小学测定体格等差使，设立矫治机构，督促改良学校环境，颁布各种卫生方法。杭城小学校均开设卫生常识课程，不定期举行卫生知识讲座及大扫除。但是，当时绝大部分地区的儿童健康保健工作落后，儿童的体质很差。杭州市只有少数教会学校及国立学校有较好的校舍，其余学校只有一个教室，光线不明亮、空气不流通、设备简陋，不利于儿童学习和身心健康发展。在体育方面偏重训练参加比赛的选手，失去普及体育锻炼的宗旨。

五、骨伤科学

在骨伤科方面，杭州骨伤科的最早记载出自南宋时期。当时有嵇清，字仁伯，仁和（今杭州）人。家传正骨秘术，善疗金疮骨损，时称名医。时值兵荒马乱之际，曾随军同行。宫中有患折肱者，他医莫知所措，而清为整治，辄完好如昔。宋高宗尝骑射，时有伤损，招清治之，应期而瘳，于是益重之。正骨一科，当时江南极少，嵇清以正骨闻名，故人称“嵇接骨”。

延至明朝，有吕恺阳者，仁和（今杭州）人，擅长治疗骨折损伤，特别是治疗战伤、坠马、箭伤而昏厥的患者。《仁和县志》云：“吕立志济人，偶得异人传，专治折伤。每于武闱骑射有坠马箭伤，即敷以药，立苏，并不告以姓名。”其医德高尚。

陈元赟，原名珦，字义都，杭州人，生于明万历十五年（公元1587年），卒于清康熙十年（公元1671年）。27岁时至河南少林寺出家学拳术，寺中藏有珍贵医籍和伤科草药，陈氏在寺管理药材。有暇研读医书，后以擅长伤骨科闻名，明万历四十七年东渡日本，将中国伤科知识传播到日本。

1928年，伤科名医虞祥麟在杭州创办了全省第一家伤骨科专科医院——祥麟医院。虞氏亲自担任院长，并聘请少林派传人达芦和尚为顾问，董志仁为门诊部主任。院中设常床80多张，并从上海购买了X光机来作为诊断工具。同时为了提高和培养中医骨伤科的医疗护理水平，院中还专门举办了护士培训班，是为中医骨伤科护理史上的第一次记录。祥麟医院的创办，大大推动了杭州骨伤科的发展，后因日军入侵而停办。其治疗经验由董志仁整理，编为《国医军阵伤科学概要》一书，经枝经山房刻印，阅才书局翻印而影响全国。

第二节　食疗及养生保健

中国的食疗文化源远流长，历朝医药学家很重视饮食与健康、疾病的关系，认为人体精神、气血都由饮食五味滋生，为使饮食营养物质化生水谷之精气，以达到安养五脏、补益气血、填筋充髓、强筋壮骨和祛除邪患目的，把食疗作为调养身体、维护健康、防治疾病、延缓衰老的一种主要手段。食物和药物本没有严格的分野，我国自古就有以食当药和以药当食的传统，以食当药防病治病，是中医学的特色之一，也是中国饮食文化的突出优势。千百年来，人们在食疗方面积累了丰富知识和宝贵经验，逐渐形成了一套饮食养生的经验，"药补不如食补"的观念早在杭州人民心中打下烙印。

一、文豪与饮食养生

苏东坡，这个与杭州结下不解之缘的大诗人，不但给杭州留下了苏堤和数百首与杭州山水融为一体的诗篇，还留下了许多流传至今的故事及“东坡肉”这样的杭州名菜。苏东坡到杭州做刺史时，由于长年不治，秀美的西湖草兴水涸，积成葑田。苏东坡为了替百姓排忧解难，发动20万人疏浚西湖，将挖掘出来的湖中泥土筑成沟通南北的苏堤，不但大大改善了交通。而且使西湖增加了蓄水量，消除了水灾。并利用湖中水灌溉良田，保证了杭州地区农业的丰收，深受当地的老百姓爱戴。据说，大堤筑好后，杭州人民杀猪宰羊，送到苏东坡家里，苏东坡虽坚辞不受，但有越来越多的猪肉堆在他家的门前，于是他请人将所有的肉切成方块烧成红酥酥的送到大堤上，让所有参加筑堤的民工品尝。于是，一条苏堤筑成，一道东坡肉菜肴问世。如今的“东坡肉”成为脍炙人口的杭州传统名菜，它形状方正，肥瘦相间，红亮剔透，肥润油亮，香酥而软烂可口，荤香扑鼻，吃起来糯而不腻，咸甜适中，风味独特，是千百年来深受人们青睐的佳肴。

明朝杭州的著名养生家高濂《遵生八笺》，专列“饮馔服食笺”，载汤类、粥类、饮料、面点、菜肴等具有保健性的食品制作方法400多种。高濂在“饮馔服食笺”中说：“蔬食菜羹，欢然一饱，可以延年”。现代研究也表明，吃素长寿确有其科学依据。

袁枚，钱塘（今杭州）人，字子才，号随园老人，是清代著名的文学家。他生活在满清鼎盛的乾嘉年代。袁枚在从事诗文著述的同时，又颇爱研究饮食。他所著《随园食单》，是一部饮食专著。这部《随园食单》可谓集我国烹调的大成，对饮食文化具有承先启后的作用，是清朝众多饮食专著的最佳之作，其中有许多论点仍足以令人借鉴。袁枚认为“学问之道，先知而行。”因此，他在《食单》中首列

“须知单”。在“先天须知”中强调了采买和先用食物原料的重要性，这一点对今人仍有指导意义。另外，还强调名菜名点必须用好的原料，不能滥竽充数。另外《食单》中所列作料、洗刷、配搭、火候、色味、器具，上菜的时节、多寡、洁净、补救等项须知，也是从事烹调者所应掌握的基本知识。《食单》中也写了“戒单”，即烹调饮食中应该禁忌的事项，如“戒目食”。“目食”菜肴满桌，迭碗垒盘，袁枚认为这是用眼吃，不是用嘴吃。袁枚曾到一个商人家进宴，上菜换了3次席，点心有16道，总计达40多种之多，主人自以为很得意，但他回家后，还是煮粥充饥。袁枚还提出“戒耳餐”。指责那种片面追求食物名贵的做法是“耳吃”，不是“口吃”。他说，如果仅仅为炫耀名贵，不如就在碗中放上百粒明珠，岂不价值万金。显然，随园老人的饮食之道是讲究实惠，反对贪贵物之名，取众物之多，来夸耀富贵。袁枚最忌落入俗套，主张独创。他认为现在官场中的菜肴，名号有“十六碟”、“八大碗”、“四点心”之称，都是不好的厨师的陈规陋习。所以他主张破除陈规鄙习，创造出符合实际需要的食物。

二、著名的食疗产品

1. 西湖龙井茶

西湖龙井是茶中极品，它以“色绿、香郁、味甘、形美”这“四绝”而著称于世。相传乾隆皇帝游江南时，曾到杭州龙井村微服私访，不料当时村民因为忙着采茶而怠慢了他，乾隆心中颇为不快，心里想着如何刁难这些“目无圣上”的村民，然而当他步入老龙井寺后，一盏清茶、几缕茶香和甘美的味道让他龙颜大悦。他还顺手摘了几片鲜叶夹在书本里，回宫后取出，茶叶已压成扁形，但芸香四溢。乾隆降旨定龙井为贡茶，而狮峰山下的十八棵茶树被封为御茶树，龙井茶的形状也从此定型为扁平的雀舌形。乾隆到晚年嗜茶如命，在他退位颐养天年时，有位大臣进言说："国不可一日无君。"乾隆幽默地回答："君不可一日无茶。"并在御花园专门兴建了饮茶亭，安度晚年。

冲泡后的龙井茶嫩芽细叶缓缓舒展、亭亭玉立、赏心悦目，汤色碧绿澄澈。馥郁如兰的清香，会随着袅袅烟气，丝丝缕缕沁人心脾，入口之后，滋味甘醇鲜爽。清朝陆次云曾这样描述过龙井茶："啜之淡然，似乎无味，饮过后觉得有一种太和之气，弥沦于齿颊之间，此无味之味，乃至味也。为益于人不浅，故能疗疾，其贵如珍，不可多得。"从这段描述中可以看出，龙井不但具有"至味"，而且能"疗疾"。现代研究表明：茶叶中含有多种维生素，其中维生素 C 的含量最多，每天只要喝 2～3 杯龙井茶，就能满足人体对维生素的需要。另外，茶叶中还含有较多的茶多酚、脂肪酸、微量元素及少量氨基酸等，有助于心脏功能失调、胃机能障碍、角膜炎、动脉硬化、缺铁性贫血等病的防治。近年来，杭州充分利用茶叶资源，开发出许多以茶叶为原料的保健食品，如"益寿茶"，即是心脑血管病患者理想的保健饮料。

2. 杭产竹笋

竹笋的营养非常丰富，含有人体所必需的氨基酸、糖类、脂肪及铁、钙等微量元素，其中含量最多的是纤维素。纤维素在肠内可减少人体对脂肪的吸收，增加肠蠕动，促进粪便排泄。常吃含纤维素多的食品，可防治高脂血症、高血压、冠心病、肥胖病、糖尿病、肠癌及痔疮等，因此，纤维素又被现代营养学家称为"第七营养素"。中医认为，竹笋的性味甘寒，有利水益气、清热化痰、镇静安神的功效。明朝《食物本草》说，竹笋可以治疗温热病、头痛、小儿痰热惊痫等症。当我们在品尝竹笋的鲜味时，了解其医疗作用则更为有益。下面介绍几种有益寿延年的笋菜烹调方法：南肉春笋，杭州传统名菜。是将薄皮熟猪五花肉切成小长块，与嫩笋块放入沸汤中，烹入料酒，移至小火上焖至肉酥烂即成。此菜春笋爽嫩，南肉香糯，汤味鲜爽可口。宋朝文学家苏轼专门写了赞美“南肉春笋”的诗云：“无肉令人瘦，无竹令人俗。若要不瘦又不俗，最好餐餐笋烧肉。”春笋鱼步鱼是杭嘉湖地区一道时令佳肴，这款充满江南春日气息的佳肴，由春笋与水乡特产鱼步鱼烹制而成。此菜鱼嫩味鲜，笋脆爽口，色泽油亮，鲜香之气氤氲而来，使人馋涎欲滴，为初春时难得的时鲜佳肴。油焖春笋选用清明前后出土的春笋，以重油、重糖烹制而成，色泽红亮，鲜嫩爽口，鲜咸而微甜，令人久食不厌。

3. **杭城花粉**

经国内外用科学的分析方法测定，花粉含有21种氨基酸（其中包括8种人体必需氨基酸）、各种维生素（A、B_1、B_2、B_6、B_{12}、C、D、E、K）、20多种微量元素（钙、铁、铜、钾、锰、磷、硅、钠、硫、钛、锌等）、18种酶类（淀粉酶、过氧化氢酶、蔗糖酶、乳酶等）和各种糖类（葡萄糖、果糖等）。这些营养物质完全是天然成分，极易被人体消化吸收，所以花粉又被誉为“微型营养宝库”。常服花粉，能改善人体组织器官的新陈代谢，增强心血管功能，延缓细胞衰老，起到营养保健作用。

杭城一年四季鲜花盛开，四五月间花港的牡丹，太子湾的郁金香，还有大街小巷的蔷薇；夏日六月西湖的荷花；秋日满觉陇如雨的桂子；冬天孤山和灵峰上神清骨秀的梅花。徜徉在花海中的人们常常沉醉其中，流连忘返，可很少有人注意到这姹紫嫣红之中的花粉。其实，那四处飘逸的花粉既是一种高级营养品，又是一种神奇的抗衰老药物，花粉飘逸充生机。

4. 山地栗子

西湖烟霞岭下翁家山的桂花十分有名，尤其是满觉陇不但桂花特香，而且桂花盛时栗子正熟，桂花煮栗子成了路边小店的佳品。徐志摩曾每到秋后必赏桂花，吃一碗煮栗子，认为是一大享受。栗子营养丰富，据测定，它含有糖及淀粉60%～70%，以及蛋白质、脂肪、多种维生素和微量元素铁、磷、钙、钾等。秋季佳果很多，但从保健医疗角度来说，当首推栗子。陆游曾作诗说："老来自添腰腿病，山翁服栗旧传方，客来为说晨与晚，三咽徐收白玉浆"。说明栗子有良好的治疗腰腿痛效果。中医认为，栗子性味甘、温，具有养胃健脾、补肾强筋、活血止血的作用，可用于治疗反胃、泻泄、腰脚软弱、吐衄便血、金疮肿痛、跌打损伤等。《本草纲目》记载：肾虚腰脚者，每天吃十余粒栗子，久必强健。有内寒暴泄如注者，可将栗子煨熟，连吃二三十粒即愈。民间常将栗子放在阴凉处风干，其味更佳。现代科学研究表明，栗子所含的脂肪酸和多种维生素，能治疗高血压、冠心病、动脉硬化等心脑血管疾病，是中老年人延年益寿的滋补佳品。

5. 西溪柿子

位于杭州西郊的西溪自古以来就是著名的风景胜地。这里河道密布，曲折蜿蜒，小桥流水，枯藤古树。一过寒露，天高云淡，风清气爽，柿子熟了，柿叶也变红了，河岸边的柿树林就象火一样燃烧，如画的风景不禁令人感然叹蔚。当地所产的柿子果大皮薄，肉细汁多，甜度极高，品质优良，被公认为是我国六大名柿之一。柿子含有大量的维生素、糖类和蛋白质以及钙、磷、铁、钾、钠等微量元素，不但营养丰富，而且它的药用价值也很高，常用于治疗热渴、咳嗽、吐血、口疮等病症。柿子则清热养阴作用更佳。柿饼功能润肺、涩肠、止血，可治疗吐血、咯血、血淋、肠风、痔疮、痢疾等病症。柿饼上的白色粉霜，中药名“柿霜”，性味甘、凉，具有清热、润燥、化痰的功效，明代著名医药学家李时珍说它“乃柿之精液，入肺病上焦药尤佳。”故治疗咽喉干痛、口舌生疮有较好的疗效。柿子的宿存花萼，中药称“柿蒂”，功能降逆气，是治疗呕吐、呃逆的特效药物。柿树的叶子也是一味药物，现代科学研究证实，具有良好的止血、降低血压等方面的作用，特别适用于血小板减少患者服用。此外，柿子还具有解酒作用，是水果中解酒效果最好的。

6. **西湖荷花**

“毕竟西湖六月中，风光不与四时同。接天莲叶无穷碧，映日荷花别样红。”这首诗是古人对杭州西湖荷花的赞美。每年一到夏季，满湖的荷花盛开，在青翠欲滴的荷叶衬托下，亭亭玉立的荷花分外迷人。荷花不仅是具有观赏价值，而且它的花、叶、果、根等全身都可作药材。荷花有如一位隐士，有出尘的高格，又有济世的胸怀。调冰雪藕，是文人暑天的韵事。荷梗有宽胸理气的作用，可防治中暑头昏、胸闷等症。荷的鲜叶可解暑清热，干叶有升发阳气，醒脾开胃，降血脂的作用，还可减肥。荷花去湿消风，治疗跌打损伤，吐血，它还有解暑清湿的作用，民间常用于煎汤代茶，在暑天饮服可祛除暑湿。西湖莲藕皆入药，莲子功能养心益肾，补脾涩肠，治疗夜寐多梦，遗精，淋浊，久痢，虚泻，妇女崩漏带下。莲衣为莲子外面的一层外皮，性味苦涩，功能收敛止血，主治各种出血症。新剥莲蓬，清香可口，莲蓬性味苦涩、温，功能消瘀止血，主治妇女血崩，月经过多，胎漏下血，瘀血腹痛，产后胞衣不下，血痢、血淋。莲须为荷花的雄蕊，自古以来就是治疗遗精、滑精的良药。莲子心是莲子内的绿色胚芽，性味苦、寒，功能清心去热，止血涩精，治疗心烦、口渴、吐血、遗精、目赤肿痛等。从莲子心提出的莲心碱结晶，具有较好的降压效果。

当然，古代杭州的食疗内容远非这些，南宋朝廷所在地临安（今杭州）的食疗文化丰富多彩，这在我们撰写的拙文“南宋时期浙江的食疗文化”中已有涉猎[3]，故此免赘。当时的医药学家和营养学家倾注了大量心血，著书立说，阐发饮食调剂防病治病、健康长寿的疗效；当地人民推崇的食疗产品亘延至今，仍受人们青睐，成为中华民族医药文化宝库中灿烂夺目的瑰宝。

参考文献

[1] 朱德明. 南宋时期浙江医药的发展. 北京：中医古籍出版社，2005：90～120

[2] 范祖述. 杭俗遗风. 杭州：六艺书局. 1928：102～103

[3] 朱德明. 南宋时期浙江医药的发展. 北京：中医古籍出版社，2005：98～116

第七章　慈善医药事业

魏晋南北朝以降，随着杭州政治、经济、科技文化的发展，全国的经济重心逐渐南移，带动了当地慈善医药事业的跃进，育婴堂、养济院、瘗葬墓地漏泽园初现杭城。宋朝时期，这方面工作成绩斐然。元末明初，杭城战乱不止，尤以元顺帝至正十九年（公元 1359 年）冬，朱元璋遣常遇春攻打杭州，城内 60% ~70% 市民饿死，后又遭瘟疫病死者大半，惨不忍睹。明太祖昭示臣下："天下初定，百姓财力俱困，譬犹初飞之鸟，不可拔其羽，新植三木，不可摇其根，要安养生息之。"杭州的慈善医药事业狭路逢生，起色更大。晚清及民国时期，杭州慈善医药事业更是锦上添花，为杭州人民的身心健康做出了贡献。

第一节　育婴堂

1. 国立慈幼局等

杭州市内的育婴堂溯源于南宋高宗绍兴十一年（公元 1143 年）钱塘、仁和两县的慈幼局，该局收养幼小孤儿，局址无从考证。理宗淳祐七年（公元 1247 年）移址到楼店务对河，凡遗弃婴幼儿，民间有愿意收养者，政府每月付给一贯钱、三斗米、一些布绢；无人收养者，政府雇人在局中照料。元朝初期该政策照旧。明朝万历年间，局址移设戒子桥，后年久废弛。康熙五年（公元1666年），绅士陆元章募捐重建育婴堂，设在吴山山脚边，1693年移址到武林驿站。1752年移堂至南关芝松坊（今梅花碑），置乳房200间，每年耗银2 000两。1800年，以官办未善，改为绅士董理，并于盐库每年拨银4 000两，以充经费。1861年，毁于战乱。1865年，浙江布政使蒋毓英缭垣构堂，育婴堂规模如初，乳房95间。翌年，清运秦湘业开堂收婴，1867年浙江巡抚马端敏以屋舍湫隘，下令扩建，绅士章士旭劝捐修建，知县吴铃亲自主持该事。该堂可容纳婴幼儿400人，请贫妇照料孩子们的疾苦，还配有简单的医疗设备。1928年11月，省区救济院成立，旧时的育婴堂现隶属于省区救济院，改称育婴所。1935年本所留养婴儿231人，寄养在外婴儿358人。本所设主任1人、办事人员11人、乳妇140人、领妇34人、练习生16人、专任医师1人。所内设有婴室、浴室、体格检查室、病婴疗养室、尿布消毒灶、烘房、大孩游戏室。所内还为婴幼儿营养调节、教育、管理训练以及定期的健康检查。主任钟伯庸、医师岑献寰和护士邬凤云工作认真[1]。

1912年，省第一育幼院成立，在杭州法院前菩提寺筑200间房屋，供留浙贫苦的满人居住。后省民政厅请汪曼锋等筹设救济机构，定名为浙江省城贫儿院，收容教养满人贫寒子女。勘定杭州泗水桥河下为院址，划地8亩，1912年4月完工，21日正式成立浙江省城贫儿院，汪曼锋为首任院长。1946年改名为浙江省第一育幼院。

民国时期，杭州育婴堂在梅花碑，贫户生孩投进堂者由堂代养，代雇奶妈。小孩长大后请亲生父母领回。如无家可归者另行处置，不让小孩流离失所[2]。

2. **教会孤儿院等**

近代，外国传教士来杭不仅创办医药卫生事业，而且还大搞慈善事业，收络人心。如1869年12月8日，杭州仁慈堂孤儿院由法侨田类思建立，内设施医局，地处中山北路443号。内有房136.5间，经费由罗马天主教育婴总院按年拨给，以收养女性弃婴、幼儿为主。民国时期，院内设婴儿、儿童、孤女三部分，在古荡、艮山农村设有托养所。到解放前，有修女12人，护士5人，保姆1人，教员2人，工友4人。院长法籍修女袁利华，对孤女管教极为苛严，稍有不顺，即遭体罚，生病的婴幼孤女得不到认真治疗，致使死亡率高达40%。1873年，在杭州天主教堂（耶稣堂巷）侧传教士设立了仁慈堂，内设施医局，设育婴堂收养被遗弃的婴孩。1873年闰月，杭州普济堂分设接婴所。

1909年，由美国长老会在杭州铜元路1号创建爱育儿童院。1918年，由基督教徒刘天德、谢志禧、王梅侣等6人筹款重新举办，初名杭州孤儿院，专收孤女，抗战时停办。1948年恢复后改名爱育儿童院。该院接受美华儿童福利会的捐资，收养孤女65人。信望爱孤儿院设在清波门直街33号，1928年山东发生饥馑，美国基督教徒甘德惠夫人为收养南下流浪儿童筹资创办，后又增收本地无依靠孤儿。怀诚儿童院由桑文澜于1932年创办，地处体育场路沈家弄1号，主要收养孤儿。圣功会福幼园由天主教圣功会于1938年举办，受美国教会津贴主要收容街头流浪儿童。1939年仁爱医院福幼园创办，园址在刀茅巷174号仁爱医院内，收容流浪儿和贫苦失学儿童。1944年，私立乐三儿童教养所设在东园巷316号机神庙内，收容孤儿19名。1947年荣伟孤儿院设在湖墅霞湾巷96号，收容孤儿20名。1948年，永济男童教养所设在艮山门外鲤鱼塘2号，收容孤儿25名。1949年2月，法云儿童院由法云庵主持尼证慈、修敬为正、副院长，专收7~16岁孤苦女童20名[3]。

第二节　养济院

杭州历朝慈善医药事业可从养济院的迅速崛起予以佐证，它主要收养贫病交加和客旅病患者，提供饮食住宿和治病施药。这对贫民的救济、医疗保健和发展经济、保障社会安定均起到了重要作用，颇受历朝杭州政府的重视，其影响波及今日。

魏晋南北朝以降，随着杭州政治、经济、科技文化的发展，全国的经济重心逐渐南移，带动了当地慈善事业的跃进。

北宋时期，杭州政府兴建养济院（或称安济坊、济人堂、居养院）。1102年，朝廷下诏诸路置安济坊，更推动了杭州这一工作的展开。临安府设有两处养济院：一在钱塘县界西石头北面（今宝胜院），另一在艮山门外。又设性质类同的善化坊4所。1104年又置居养院多处。

据马可波罗记载，宋末元初杭州城内慈善机构相当多，是由以前的王公贵族创建，资金雄厚，如杭州慈济院在西湖藕庄桥，由僧若志精修，元末毁废。

洪武初年，仁和、钱塘两县创建养济院，1375年，杭州府建立养济院，地处原仁和县治内。1375年合建于观桥西北，以元朝贡院的基地为院址，共有房400间，有两个大门进出，院内有4口井，条件尚可，济养贫民和军属左卫孤贫者。1492年9月，居住着民属孤穷59人，月支米177石，月支柴薪银1.18两。1510年，民属孤穷增至347人，月支米914石，支出薪银3.14两，支出布匹1 041丈。1548年7月，人员增至386人，军属孤穷1人，规模较大[4]。

清朝前期，杭州地区的养济院规模颇大。1724年，朝廷诏谕各处养济院，请留心收养鳏寡孤独及残疾无依靠的穷人，及时赡养。1737年，令地方保甲将本地实在孤苦无依者，写明里甲年貌，请邻居证明事实后呈报州县官，如数额超过政府所能收养的条件，亦要收养，发给粮衣，属实报销。同时，也要收养一些流民、乞丐及外省来浙的贫病者。杭州地区的一些养济院依朝廷诏谕如实执行。1796年，高宗元在杭州武林门内正桥东捐地募建普济堂，1802年落成，有250间房屋。教养、医药、殡葬、百事具办，咸丰辛酉年毁于火灾。1864年重建，赡养孤独贫困者，兼设义塾、栖流所、清节堂、恤灾所、施给医药。堂内设有医药房、挂号房等。杭州栖流所旧在百岁坊内，道光二年（公元1822年）十一月二十八日钦奉恩诏，如无室庐栖处，该地方官要酌设。徐培、余锷、金枝、王锡等捐资购地创建，后经4个盐商吴恒聚、方复元、汪义生、祝逢吉筹助，至道光六年（公元1826年）四月二十一日开办，衣食医药随时酌给，夜间巡察和医生雇工由政府发给薪水，不得勒索病人。死者给以殡葬勒石，以被亲属认领。路途浮尸则由同善堂、施材局办理。杭州知府陈鲁树有“永禁勒索牌”，对栖流所、同善堂等机构定有详尽的法则。

近代，杭州的养济院等救济慈善医疗机构也有发展。1861年底，左宗棠来到杭州，看到普济堂满目疮痍，下令丁丙全力振抚，拓地20亩，造了100多间房屋。1865年，购买普济堂右边的孙氏屋舍，新设栖流所，扩充清节堂，又设医药局、接婴局、恤灾所。1864 年，左宗棠又租赁芝松坊右至观巷张氏房屋为善后局。1866 年，左宗棠捐廉 4 000 金，购买张宅，取名同善堂，聘请丁丙管理，堂内所设的医药局专施医药，每天有 1 000 多人前来就诊，极其贫困的群众照方施药。所设的施材局专施贫病及旅客死后无钱埋葬者，给以棺柩。所设的掩埋局每年埋葬 3 000 多具尸体。1867 年，左宗棠又设牛痘局，每年有 1 000 多人前来种痘，以防疾病传染。1909 年，同善堂划出义渡局，三堂合并，由杭州知府管理。这样，以同善堂为中心的杭州慈善事业渐趋集中。1912 年，杭县知事周李光命令吴恩元主管此事。1928 年，由杭州市政府接管，称为市立同善堂，11 月改组为省区救济院，隶于民政厅，成立养老、育婴、施医、残废 4 所。

同时，杭州城乡内外还有 10 多处施医局，或具有慈善性质或另兼营业。完全慈善性质的有同善堂、普济堂、济仁堂、栖流所、残废院等，病人看病不取分文。这些机构所聘内外科医生是知名医师。遇春天施种牛痘，也不收费。此外或收号费或收药费，均无规定。例如运河下的浙江病院、大方伯英人所设大英医院，皆慈善而兼营业性质。时疫医院系临时组织。在 6 ~ 7 月间借寺院、或借会馆余屋、或租空屋，以方便患急病者就近投医，不取分文。其款项来源于富绅、红十字会等分资津贴。院中医药皆备，亦有病所可以暂住[5]。普济堂俗称老人堂，在武林门内，收养 60 岁以上无妻妾的老人。内设医药房、挂号房、施医局、病院等，均有专司。病有医药，死有棺木，葬有定时。其规矩章程可谓尽善尽美[6]。济仁堂在吴山吕祖殿，又名金龙阁。每日请内外科名医各 2 名，五日一轮，周而复始。辰刻齐集，午后始散。病人于门口持筹，进堂诊视。其丸散膏丹等药，随证施给，惟饮片不备。医师渔谷公心存济世，在堂施诊20多年[7]。栖流所暂设王马巷，后设百岁坊巷，民国时附设普济堂内。如有外乡人生病无家可归，到所中报到。所内设有房间、床铺、医药，病人调治痊愈后，给200文钱，出所自便。在所中死者，给予埋葬[8]。残废院在旧藩署衙门西公廨左侧，残废人患病均可入院。院中额设200名。一日三餐、冬夏衣服以及被褥蒲扇均由院中随时分给病人。如遇由警局送来的沿途残废乞丐，也照常收纳，贫苦者由家属或亲友具保。送来者由警局具给。病人有善何业者可呈明院中同事，由公家备具原料，售卖后酌提一二成给本人。如有私财亦可交入院中，得为存储。倘家属如来领回后不得再入。实无依无靠者死后亦有棺木，并为埋葬，办法至善，洵至美备。院中并设有施医局及惜字会[9]。

1929年5月，吴恩元奉令接管市立贫民工厂、贫儿院、贫女习艺所、乞丐留养所、感化习艺所、济良所，规模宏大。1932年8月又建成平民住宅，1933年11月又建成无主公墓，1935年3月又落成平民新村。1935年7月1日，周象贤任院长，规模很大，在院长下设总干事，下设总务、理产、管理3股。事业机关分院内收容和院外救济两种。院内收容机关有9处，如养老院、残废所、育婴所、贫儿所、贫习艺女所、感化习艺所、济良所、贫民工厂、乞丐收容所。院外救济机构4处，如施医所、贷款所、平民住宅、平民新村，1935年7月1日，周院长增设了施医所西医部，改组了中医部。从1935年统计材料来看，养济院救济人数达417人，育婴所5 987人，贫儿所2 316人，施医所中医内科47 762人、外科67 467人、西医内科7 832人、外科

33 692 人，中西医共治病该年达 156 753 人，平均每月 3344.3 人。这里值得对施医所重述一下，该所是省区救济院的主要机构之一，为救助贫病及辅助卫生防疫行政而设，成立之初设中医内科、外科，1935 年 8 月，增设西医部及中医分诊处 3 所，统称施医所。所主任张树深，副主任邢熙平、王声涛，助理员吕喜炎，中医部常任医师有林钦谦、傅炳然、方以介、宣文瑞、秦又和、骆也梅、刘鼎、金澄甫、陈兆英、都生甫、杜子成、俞定波、阮伯求，特约医士有何公旦、王邈达、钱正卿、陈绍裘、何穉香、徐究仁、魏子祥、虞祥麟、裘吉生、王泽民、陈道隆、李天球、詹子翔、杨仰山、金树乐。西医部常任医士有叶炳南、吴云清、叶楚谦。前来施医所就诊的病人事先领有施医证，持赴各名誉医士处免费诊治，对急诊有免费出诊的规定。对贫病购药方面，由该院约定市内各著名医号，凡持有施医所诊治方笺的病人，一概折价。1935 年，中、西医内外科及种痘为民医疗服务达 10 000 多人。在施医所就诊人数中，中医方面男子多于女子，年龄在 30～40 岁最多，病类以伤外科最多，内科和妇儿科次之。求诊病人失业者最多，计占 22%。西医方面女子多于男子，病种以疖痈最多、疥疮次之。施诊所还计划设立疗养部，扩充分诊所，设立医书室及药物标本室，举行专家演讲会，施送夏季痧药，参加卫生运动，组织防疫救护队等，进一步做好慈善医疗服务工作。

第三节　瘗　葬

北宋时期，杭州一些地方建立了漏泽园，即公共墓地，把战死者、弃尸和家贫无地埋葬者由地方政府统一葬入漏泽园，并规定深埋3尺，不准露野，由监司巡查。漏泽园的建立，对改善环境卫生，防止疫病蔓延和稳定社会秩序均有益处。

宋徽宗崇宁三年（公元1104年）七月三日，朝廷下诏全国各府州县择高旷不毛的地方建置漏泽园，凡寺观无主櫕椟及暴露遗骸统一葬入其中。杭州漏泽园一处在钱塘县惠民乡，占地40多亩；另一处在仁和县芳林乡，占地70多亩。

明朝时期，明太祖洪武三年（公元1370年）下诏火、水葬尸体有伤风俗，下令各地政府选择宽闲的地方设置义冢，收葬尸体。朱元璋钦定“民间凡有死丧必须埋葬，并不许焚化，如有仍前不悛，焚骨殖弃置水中，不行埋葬者，坐以重罪”。仁和、钱塘两县都随后设立了义冢。正德、嘉靖年间钱塘、仁和两县各地增置2所义冢。

清朝初期，杭州府在顺治年间（公元1644～1661年），向巡抚请示后建置了义冢、骨塔，瘗葬无主柩骸。1667年，总督赵廷臣捐俸置义冢10多亩，又置5亩建仁惠庵，由僧侣主持这一事项。钱塘知县梁允植续于其旁购置2亩地，立石纪事。仁和县册载义冢40处，占地317亩。

1864年，杭州同善堂创设掩埋局，义地约790亩。1883年，韩福澄捐钱埋葬狗儿山、大塔儿巷、华藏寺巷4处死者。杭州青芝坞义冢在上扇四图，杭州存仁场在下扇二图，都埋葬贫病死者。1875年，杭州劝善集在乐渡桥南侧重新建屋，兼施医药，里人募资创建。同治初年，杭州吴山路西双井头瘗葬满族旗人，称忠义坟，而涌金门处的忠义坟则为满汉合瘗。民国时期，从事殡葬慈善事业的团体增多，有杭州四明公所等18家。杭州还有第一公墓、第三公墓、南园公墓、永安公墓、钱塘公墓等，埋葬尸体数万具。到

1949年，杭州有义冢地10处，其中下城区2处、西湖区1处、江干区5处、拱墅区2处。

每逢清明之前，瘗埋局雇人到城外各山各地收取一切无主暴露棺木，并查名久厝棺材，由谁管理，有无子孙。愿代埋者，编列字号，造册备查……。如自已有地无力葬者，只用彼之灰工，亦听其便。如欲自添灰工亦无不可，以示善意。今日棺木不准暴露，贫而无力之家可暂寄善堂厝地。其他或停顿于各会馆山庄内。如宁波人则停于四明会馆，绍兴人则停于绍兴会馆，系业中人则停在艮山门外的襄善局，一年为限。如一时无力运回，可延期一年，过期则由会馆代为埋葬[10]。

综上所述，杭州慈善医药事业面世较早，杭州的育婴机构肇端亦早，南宋初期已初具一定规模，到了清朝全市许多地方都设立了育婴堂所，外国传教士在杭州也插手这一工作。历朝杭州政府也比较重视弃婴、孤儿的养育和医疗保健，育婴堂内一般都配备了简单的医疗设备，经费多来自于相关的各级政府部门或达官贵胄、富商绅士的恩恤。同时，养济院或类似的机构出现很早，从宋朝开始有长足的嬗进。随着杭州经济的发展，时届明清之际，养济院如雨后春笋般地遍布全市，创办者也从皇亲国戚发展到绅士、商人、僧侣、书生和各级政府官员。有的养济院的规模从几间平房发展到数百间屋楹，占地上百亩。经费的开支也日益增大，收养的人数也从几名扩增到几百名，顾及到了住院人员的衣食住行及疗疾怡养。养济院的规章制度也日趋完善，管理十分规范。杭州的瘗葬业对改善环境卫生、防止疫病蔓延和稳定社会秩序均有益处。这些确实对当地贫民的救济、医疗保健及社会稳定起着重要作用。

参考文献

[1] 朱德明. 浙江医药史 [M]. 北京：人民军医出版社，1999：287
[2] 范祖述. 杭俗遗风 [M]. 杭州：六艺书局. 1928：36
[3] 杭州市民政局. 杭州市民政志（内部版）[M]. 1993：209 ~ 212
[4] 孟陬. 杭州府志风俗风俗物产单行本 · 风俗 3 [M]. 1924：9
[5] 范祖述. 杭俗遗风 [M]. 杭州：六艺书局. 1928：43
[6] 范祖述. 杭俗遗风 [M]. 杭州：六艺书局. 1928：35
[7] 范祖述. 杭俗遗风 [M]. 杭州：六艺书局. 1928：37
[8] 范祖述. 杭俗遗风 [M]. 杭州：六艺书局. 1928：37
[9] 范祖述. 杭俗遗风 [M]. 杭州：六艺书局. 1928：43 ~ 44
[10] 范祖述. 杭俗遗风 [M]. 杭州：六艺书局. 1928：38

第八章　药学的发展

第一节　古代药业

秦汉时期，杭州医药商业开始兴起，大多是医药一体，中医一面行医，一面采药，自制自卖。东晋以来，中药商业逐渐增多。北宋时期，由于政府的关注与重视，造纸术和印刷术的进步与推广，大批知医儒臣的参与，以及宋以前本草文献亟待整理，药物的新发现和用药新经验亟需总结的客观要求等内外因素，促使本草的研究和编纂工作空前繁荣，先后问世多种本草学著作及药学事业的发达，是我国药物学发展到新高度的鲜明标志。

北宋时期，解释药效的主要方式和依据是“性味”和“法象”。《本草衍义》、《圣济经》对药物“气臭”进一步发挥，创立“气臭学说”。杭州人沈括及寇宗奭、钱乙等都认识到药物作用部位具有一定选择性，对归经理论已开始探索。沈括提出药物经肠胃吸收而发挥作用的是“英精（有效成分）”。尽管宋代药性理论研究仅初具规模，却为金元再度提高奠定了基础。

现在可知宋朝各种药物著作收药达 1 983 种，比唐朝《新修本草》增加了 1 033 种。宋朝新增加的药品 299 种，大多为常用药，如秋石、樟脑、银杏、炉甘石、胡萝卜、曼陀罗等。药材的鉴别和药物基原的实际调查是宋朝本草著作的重要内容，两宋留存下了 1 000 多幅药物写生图。沈括、郑樵、初虞世、陈衍、范成大等都对药物名实问题进行了文献整理或实地考察。

北宋时期，中药材的采集和栽培技术已有了提高，如沈括指出采集不可限于时日，要根据药用部位、地区、气候、种植条件等不同区别对待。宋朝常用药物栽培品种约 70 种，种植面积大、产量高，这与宋朝将药物作为重要经济作物进行栽培有关。此外，一些外来药物也开始引种。

北宋商业、手工业的发达，药市进一步繁荣，医药进一步分工，官办和剂局和民间药坊的增多，大大推进了制剂和成药的发展。除官办药局外，民间药商亦很活跃。北宋的大都市中多设有专门定期的大宗药物交易市场——药市。

南宋建都临安（今杭州），使临安成为当时政治经济的中心，蛰居此地的南宋朝廷重视京城临安等地的药业发展，致使杭州药材种植面广，药材达 70 多种且大多分布在城郊、富阳、余杭、于潜、昌化等地。药市和药店鳞次栉比，城内有著名京师大药铺数 10 家，云集在御街中段的保佑坊、太平坊、中瓦子、市西坊和猫儿桥一带，有的专为皇室和富家豪门服务，朝廷旨办的太平惠民局特别彰显，专门按照《太平惠民和剂局方》配制熟药丸散发卖，并由此推行到各府州县，相沿百年。制药工场规模较大、药膳风俗盛行，大有独领全国风骚的势头。有关南宋时期杭州药学的发展，朱德明的学术专著《南宋时期浙江医药的发展》已有详尽的论述[1]，在此免赘。元明清时期，杭州的中药材生产更蒸蒸日上，现分述如下。

一、药材丰富

1. 主要药材

杭州四周农村土地肥沃、物产丰盈、人口稠密、溪水湖泊密布，是种植药材的好地方。南北朝陶弘景《神农本草经集注》序言就记载钱塘有三建，即乌头、附子、天雄。隋唐五代十国时期，杭州的中草药材十分丰富，产地较广，品种较多。当时杭州盛产姜木瓜、蜜、干姜、苎、牛膝、黄连、杞、佛手草。杭州吴山的采芝岩，岩下有一丈多土地，可以种植黄精等药物，成为药圃。据《名医别录》记载，钱塘出产石膏，白沏为佳。钱塘还出产鬼臼，近道者味甘，上长丛毛最佳。

961 年，都城建在杭州的吴越国朝贡北宋香药 15 万斤。973 年 2 月，朝贡乳香 2.1 万斤。975 年，朝贡乳香、香药以万计，3 月贡乳香以万计。976 年正月，贡乳香 9 万斤、香药 3 万斤，2 月贡乳香 2 万斤、香药 3 万斤，3 月 2 日贡乳香 5 万斤，3 月 4 日贡北宋一金盒药物、重 450 两，香药 20 银盒、重 4 000 两，白乳香 1 000 斤，6 月 4 日贡乳香万斤，11 月贡香药 1 万斤。据不完全统计，976 年贡北宋香药 30 万斤。977 年正月 8 日，贡龙脑、檀香、乳香 5 000 斤、杂香药 5 000 斤，10 月 17 日，贡乳香 14 000 斤、百龙脑 10 斤，12 月 28 日，贡瓶香 10 000 斤、香药 10 000 斤，还贡干姜 5 万斤、红牙药器 22 车、苏本万斤等。978 年，吴越国被北宋统一，朝贡药物由此停顿。这说明当时杭州中药材生产和贸易十分红火。

北宋时期，杭州又增产了云母、白术、藁本、五味子、木鳖子等中药材，江干区笕桥镇一带濒江临水，也盛产中药材[2]。

南宋时杭州有70～80种药材[3]。元朝时期，杭州兴礼坊内的佑圣观（公元1303年）重建药畦和洗药井，这是继智凯之后又一条佛教寺院栽药的较早史料[4]。

随着明朝农业生产的发展，杭州药材栽培的面积、品种均有扩大和增多。成化十年（公元1474年），杭州土贡蜜陀僧10觔、甜葶苈12觔、山栀子115觔。嘉靖《仁和县志》载："堪以充贡一十三品：香白芷、紫菀、吴茱萸、麦门冬、千金子"等13种药材列为贡品。此时，市郊笕桥、彭埠、九堡和乔司一带早已形成颇具规模的药材产地，并在望仙桥附近有药船停舶处。徐光启《农政全书》载杭州产"藁本、野园荽、鸡儿头苗、王不留行。"卢之颐《本草乘雅半偈》载杭州产"云母、术、白芷、吴茱萸、常山、鬼臼、茗、元胡、木鳖子、白头翁、苧麻。"《万历钱塘县志》又载杭产药材分："草部七十一种：地黄、牛膝、白芷、麦门冬、荆芥、薄荷、紫苏、草乌头、白及、百合、罂粟壳、香附子、续随子、车前子，何首乌、牵牛、踯躅花、蕙实，刘寄奴、紫菀、草决明、青葙子、甜葶苈，天花粉、瓜蒌、地榆、半夏、香薷、玄参、大蓟、小蓟、益母草、茺蔚子、良姜、大黄、蛇床子、艾叶、菊花、菖蒲、薏苡、前胡、附子、干葛、苦参、威灵仙、天南星、黄精、鬼箭、覆盆子、藜芦、白鲜皮、马兜铃、千年润、续断、豨莶草、儿肿消、蒲公英、羊蹄根、夏枯草、金银花、谷精草、火麻子、旋覆子、凤眼草、贯众、菟丝子、蓖麻子、茴香、苍耳子等。木部有十：山栀子，陈皮、桃仁、枸杞、地骨皮、茱萸、枳实、杏仁、青皮、枳壳。石部有二：石膏、寒水石。虫部有十三：蟾酥、蜂子、蜜腊、蜂房、龟甲、桑螵蛸、原蚕蛾、僵蚕、蛇蜕、蝉蜕、班蝥、蜈蚣、白颈蚯蚓。”大多与现代品种相近[5]。

清朝前期，杭州仍是全省产药最多的地区，新的品种有旱绯、玉白、缀露、千叶白等[5]。笕桥、彭埠、九堡和乔司一带出产荆芥、薄荷、玄参、麦冬、菊花、白芷、紫苏等药材数10种，产量丰富，品种纯良，至民国初年最著名的有18种，俗称“杭十八”，并大量出口。据《康熙仁和县志·卷六·药之属·物产类》载，清朝杭州药材有88种：(1) 地黄，种有精粗不同，以水浸之，厚者曰天黄，不可用，不沉者名大黄，下沉者始名地黄，艮山门外多种此，终不如怀庆者佳。(2) 牛膝，有雌雄两种，雄者茎紫色而节大，多生。(3) 白芷，出笕桥，粗细不等，黄泽者为佳，四条并生者，名丧公膝，不可用。焚之，云可避蛇，其叶辛芳，并笕可合香料。(4) 麦门冬，亦出笕桥。李时珍曰，……此草根，似麦而有须，其叶如韭，凌冬不凋，……以门于字，也可以服食救饥，故又有禹余粮之称，入药去心用之，以肥大者为佳。(5) 荆芥，本草呼为假蓟，又云姜谷，气味辛芳。(6) 薄荷，多栽莳，亦有野生者，其名不一，曰胡薄荷，曰龙脑，曰金钱，土人或以之代茗。(7) 紫苏，有血苏、鸡苏、鱼苏，叶背面皆紫者为良。(8) 草乌头，形如鸟之头，有两歧相合，如鸟之嘴，故又名鸟喙，古书名两头尖。菊谱云鸳鸯菊，即其苗。(9) 白及，质极细腻，土人多用研玉米。(10) 百合，细叶花红白，一种叶大茎长、粗根、花白者为良。(11) 罂粟壳，仲秋布子，春始生苗，二、四月抽苔，五色具备艳丽，壳入药，止泻痢。(12) 香附子，莎草根也。(13) 续随子，俗名千金子，拒冬子，去壳取仁，用绵纸包裹，压去油用。(14) 车前子，好生道旁，实入葶苈，色正黑，大利水道。（15）何首乌，此药向未采入，唐高宗养生，集中始见，因顺州南河县，一何姓者，偶入山采食，其人素衰弱，发黄面秽，食此须发转黑，故有何首乌之称，赤者雄，白者雌。（16）牵牛子，有黑白三种。（17）踯躅花，古今注云：羊踯躅花红，羊食之则死，见之则踯躅分散。（18）惠实，俗名中蒡子，李时珍曰，其状惠而多刺，故名。（19）刘寄奴，主治扑损折伤，血凝胀痛，金痰出血不止。（20）紫菀，去须头及土，水洗净，曝干用。（21）草决明，子能明目。（22）青葙子，花叶似鸡寇，嫩苗似苋，近指鸡冠子为青葙子，误。（23）甜葶苈，一名狗荠，月令孟夏，靡草花，即狗荠之属。（24）瓜蒌，三月生苗，六月开花，九月熟。（25）天花粉，即瓜蒌根。（26）地榆，叶可代茗。（27）半夏，五月采者虚小，八月采者实大，以圆白陈久者为佳。（28）香薷，叶似茵陈，穗似荆芥，花似松蓟，暑月可作蔬食。（29）元参，出笕桥，忌铜铁器。（30）大麻子。（31）茴香，嗅芳美，味甜蜜。（32）旋覆子。（33）菟丝子。（34）苍耳子，尔雅、苍耳，诗人谓谓卷耳。（35）大蓟、小蓟，以北方蓟州者为胜。（36）蕙麻子。（37）益母草。（38）高良姜，始出高良郡，今南地皆有。（39）大黄，味苦气大寒，制七遍，方可用。（40）蛇床子。（41）艾叶。（42）菊花，有黄白、苦甘两种，本色产者为佳。（43）菖蒲，石生者入药。（44）薏苡，本出交趾，自马援载种归，始有此，可作粥。（45）前胡。（46）干葛。（47）苦参。（48）威灵仙，湿时色黄，干时色黑，俗呼铁脚威灵仙。（49）天南星，见肿消肿毒，咬伤，捣叶贴上即消。黄精、鬼箭草、覆盆子、藜芦、白鲜皮、马兜铃、续断、千年润（地蜈蚣草）、豨莶草、蒲公英、羊蹄根、旱莲草、奄间、夏枯草、金樱花。木部药产：山栀子、枸杞子、地骨皮、吴茱萸、枳实、枳壳、陈皮、青皮、桃仁、杏仁、南天烛。虫部：蜂子、蜂房、蜜腊、龟甲、桑螵蛸、原蚕蛾、僵蚕、蛇蜕、蝉蜕、斑蝥、蚯蚓、烟(姜、葵)。《仁和县志》又载："白芷：府土贡岁办香白芷六百斤，仁和贡办白芷六百斤，富阳、余杭各贡办白芷五十斤；吴茱萸：仁和贡办"。有很多地产药材列为贡品。

康熙初年，尤其是浙贝已盛产杭州笕桥一带，后钱塘江坍塘，海水淹灌，才移植于宁波象山，改名"象贝"。清中叶，杭州郊区的家种药材不断发展，以品质优良而著称一时。据赵学敏《本草纲目拾遗》载："吾杭西北山近留下小和山一带地方和南高峰翁家山等处皆产野术，味甜气香，切开无砂点，白如雪色者，名玉术、雪术。"比其他产地野术质量优等。清光绪《杭州府志》载："艮山门外范浦，多种芍药，冠于诸邑者，有早绯、玉白、缀露等名，又有千口十白者，土人尤贵之"，"玄参出仁和者多，笕桥者佳"。清光绪末年，张万春在艮山门外打铁关等处，租田 1 000 多亩，种植浙贝，名为"万春农场"，直至民国初年。光绪三十四年（公元 1908 年）九月十日《杭州白话报》还刊登当朝电传谕旨：令浙江巡抚采办浙产药品，野术、杭白菊、大生地、金菊花等类，迅速齐京。这些都可说明杭州地产药材不仅历史悠久，而且品种很多，品质纯良，广为皇室和医家采用。

2. 主要药材的生产状况

（1）杭菊花：菊花有多种品系，与不同产地花色有很大关系，但植物学上，仅属一种。杭菊花分杭白菊、杭黄菊两种。菊花性味甘苦凉，具有疏风清热、明目解毒之功效，特别是杭白菊，还是夏天清凉解暑的高级饮料，在东南亚一带颇有盛名。菊花种植，自东汉太尉胡广“取其良种，种之京师（今洛阳），遂处处种之”之后，直至北宋刘蒙撰第一部《菊谱》，其间约900年，关于菊花种植的某些史料，不明散失者多，或另落于书海的字里行间，查找十分艰难，总的状况是年代愈古，朦胧愈甚。杭州地区的甘菊种植史悠久，杭白菊已成为浙江八大药材之一。

以杭白菊的种植上溯年代来看，最早记载于《乾道临安志》，而唐代杭州地区的菊花种植未见专业著述，至今所能见到的大多散见于诗赋杂记和药书一类文字中。杭州产菊从杜甫叹菊、沈竞正名，到汪灏总结的一系列史料来看，唐代杭州已较普遍地人工种植黄菊花和白菊花。

初唐，宋之问《灵隐寺》诗云：“鹫岭郁岩绕，龙宫锁寂寥，楼观沧海日，门听浙江潮，桂子月中落，天香云外飘，……霜薄花更发，水轻时未凋，……待入天台路，看余渡石桥。”

中唐，白居易《九日宴集醉题郡楼，兼呈周殷二判官》：“前年九月余杭郡，呼宾命宴虚白堂，去年九月到东洛，今年九月来吴乡，两边蓬鬓一时白，三处菊花同时黄，……须知菊酒登高会，从此多无二十场（年）。”这是白居易在苏州判史任上写的重阳咏菊诗。余杭郡即杭州，虚白堂在灵隐寺中，是晋朝咸和初建的观风、虚白、冷泉等五亭之一。本诗说到苏州郡楼和杭州灵隐虚白堂，都有黄甘菊种植。

晚唐宝历元年（公元825年）十月十六日，余杭宜丰寺僧灵一和尚到杭州龙兴寺与时人姚合、朱庆余作诗酬唱，有“清塞诗”上下卷，其中《早秋过郭涯书堂》诗云：“暑消罔舍阴，间活有余情，……此地秋吟苦，时来绕菊竹。”可知杭州书生堂前也种菊花。朱庆余的另一首诗《杭州卢录事山亭》云：“山色满公署，秋来诗景饶，……傍城余菊在，步入一仙瓢。”杭州府公署在钱塘凤凰山麓、山城旁，乾隆浙江巡抚常安《宦游笔记》写到“凤凰山产菊花，不甚大，蒂紫味甘，取以点茶绝佳。”据清赵学敏《本草纲目拾遗》记载凤凰山菊花又称城头菊，作为贡品，这与唐杭州府卢录事凤凰山山亭的“傍城余菊”全相吻合，因此，杭州凤凰山产的甘菊花可追溯到唐朝。

唐朝杭州地区种植甘菊、产菊、施菊于市场已可见肇端。以其发展而论，大多由庭院一隅的自需移植扦插，到较大面积的自觉园圃畦地种植；由自种自用（食、赏药）馈赠，到少量的市场交易，遂渐形成流通，集散于杭州港（钱塘）而流传于世。

唐代的吴越地区，有甘菊种植，别名石决。查南宋吴人沈竞《菊谱》中所载60种菊花，正是南宋临安“禁中大园子”里的“禁苑品”，集中了吴越各地区的优秀菊品。其中有甘菊，有“临安长沙菊、满望金、孩儿白……”。从吴越甘菊的种植可知，宋菊的发展继承了唐菊的种植。

后唐（吴越国），罗隐，今富阳新登人，50岁以后受知于吴城国王钱镠，曾任钱塘令，官吴越国给事中等职，有《咏白菊》诗云：“虽被风霜竟欲摧，皎然颜色不颓，已疑素手能庄出，又似金钱未染来，香散自宜飘绿酒，叶交似得阴苍苔。”诗赞钱塘白菊花和菊花酒。白甘菊花在钱塘县署的内外地区、寺内、公署内、亭畔都有种植，由稀贵转而普及。

南宋时杭州的菊花，有孩儿白、长沙菊、满堂金寿、安真珠等名色。南宋范成大在《吴郡志》卷30中就详细记载：“杭之属邑，有白菊者，一名家种以供蔬茹，叶淡绿柔莹，味微甘，咀嚼香味俱佳，撷以作羹及泛茶，极有风致。”菊花在南宋152年间无论从临安志书和官编《惠民和剂局方》中都有白菊花种植、加工、疗效、食用、饮用等记载。到元、明两朝也均有“杭产甘菊香气清美，胜于诸品”的记载。

对于杭州菊花的生产情况，据赵学敏《本草纲目拾遗》载：“凤凰山产菊花，浙省城头一带产菊，名城头菊，……近日杭州笕桥、绍兴、新昌、唐公市皆产，入药用。”“杭州钱塘所属良渚、桧莽地方。乡人多种菊为业，秋十月采取花，挑入城市以售。今杭人以茶菊作饷遗客，为用最广。”徽人茶铺多买焙干，作点茶用，可知当时杭城产菊的盛况。菊花是杭州名产，与医药、饮茶都有密切关系。杭州所产菊花，较早用代茶饮，故《本草纲目拾遗》即以茶菊列目。早在常安《宦游笔记》中也有记载：“今杭俗以茶菊作饷遗客，为用最广。”因此，杭菊花又名茶菊，在茶铺与药店同有出售。《百草镜》则直云“甘菊即茶菊，出浙江、江西者佳”。可知，至迟明清期间杭州的菊花已经崛起，广泛栽培与应用，并已成为商品。由于当时以杭产菊花而闻名全国，同时海宁、石门（原崇德县）、桐乡、嘉兴等县的菊花都以杭州为集散地，故统称“杭菊”，又因以白为主，故又称“杭白菊”，成为“浙八味”之一。据清光绪三十四年（公元1908年）《杭州白话报》记载，杭州白菊在清宫曾作为御用上品“贡菊”，故在民国时期，杭白菊被人们冠以“杭白贡菊”的美名，在饮料市场上独树一帜，流芳海内外。民国三十五年（公元1946年）《浙江工商年鉴》载：“茶菊以杭县、塘栖、乔司、临平及杭市笕桥所产者为著，为杭州名贵特产。每年输出上海，转销粤港达1.2万担，以杭产者为大宗。”建国前夕，杭州市郊基本绝迹。

（2）白芍：白芍是芍药的干根，具有养血调经、敛阴止汗等功效，主治头痛眩晕、胸肋疼痛、胃肠痉挛性疼痛、月经不调、痛经、崩漏等症。杭州生产的白芍粗直而长、两端等大而整齐、体重、质坚实、粉性足、表面整洁、质量优良，深受国内外欢迎。五代吴越国时期的《日华子本草》首先记载白芍：“此便是芍药花根，海盐、杭、越俱好”，迄今已有1000多年历史。宋、元、明、清以来，杭州是重要白芍产地之一。明朝《本草品汇精要》也有“海盐、杭、越产白芍”的记载，并列为“地道”。万历年间“杭州土贡白芍二百斤。”《杭州府志》并详称芍药有白、赤两种，白者名金芍药，赤者名木芍药。虽然现代产量以东阳等地为主，在全国范围仍习称杭白芍。光绪《杭州府志》载：“良山门外范浦，多种芍药，冠于诸邑者，有早绯、玉白、缀露等名，又有千口十白者，土人尤贵之。”以后主要产区移至东阳，但仍称杭白芍。

（3）白芷：白芷入药历史悠久，早在2000多年前的《神农本草经》就有记载，说它“主女人漏下赤白，血闭阴肿，寒热，头风，长肌肤，润泽”。其功能祛风燥湿，消肿止痛，专治头痛、眉棱骨痛、鼻塞流涕等症。《本草汇言》说：“白芷，上行头目，下抵肠胃，中达肢体，遍通肌肤以至毛窍而利泄邪气。”现代药理研究表明，杭白芷含有6种呋喃香豆精：异欧芹属素乙、欧芹属素乙、佛手柑内酯、珊瑚菜素、氧化前胡素、水化氧化前胡素。其水煎剂对大肠杆菌、痢疾杆菌、伤寒杆菌、副伤寒杆菌、绿脓杆菌及变形杆菌、霍乱弧菌等均有一定的抑制作用。临床上用白芷与冰片配伍研粉，放入鼻前吸入，可治疗头痛、牙痛、三叉神经痛，显效时间最短1分钟，最长10分钟，一般在2~7分钟内见效。另外，用白芷和紫草、白蜡、麻油等配制成“白芷油”，可以治疗烧伤。白芷还有很好的美容作用，用白芷研粉制成“白芷散”用于擦面，对面部色泽有增白作用。相传苏轼在杭州任刺史时，与三台山寺庙中的一位老和尚交往很深，经常一起探讨诗歌。有一次，两人谈兴很浓，一直谈到深夜才尽兴。当时已是初秋天气，夜凉如冰，苏东坡从山上寺庙回家途中受了风寒，第二天就觉得头痛、鼻塞，非常难受。老和尚得知后，就托人带来一包药材，嘱其煎汤服用。苏东坡服后效果奇佳，所以专门上山感谢老和尚，并打听这“灵丹妙药”，知道是杭州特产的道地中药材白芷，故名“杭白芷”，因其气味芳香，又名“香白芷”。

杭白芷是“杭十八”之一，体圆而带方楞，外表灰色多疙瘩，内心方形，香气甚浓，杭州种植历史悠久，明嘉靖年间已作贡品。清康熙《仁和县志》载：“白芷出笕桥，粗细不等，黄泽者为佳，四条并生者，名丧公膝，不可用。”清光绪《杭州风俗特产》载：杭州府土贡岁办香白芷600斤。民国二十一年（公元1932年）《杭州市经济调查》撰：“白芷笕桥所产，品质、色泽、香味三者均远胜他地。行销于本省及苏常一带，为笕药中著名之品。”

（4）秦皮：据北宋杭州人沈括《梦溪笔谈》记载：“予家祖茔，在钱塘西溪，尝有一田家，忽病癞，通身溃烂，号呼欲绝。西溪寺僧识之曰：‘此天蛇毒耳，非癞也。’取木皮煮汁，饮一斗许，令其恣饮，初日疾减半，两三日顿愈，验其木，乃今之秦皮也，就不知天蛇何物。或云：‘草间黄花蜘蛛是也，人遭其螫，仍为露水所濡，乃成此疾。’露涉者也当戒也。”根据孙显元编著的《梦溪笔谈译注》曰：“天蛇，可能是几内亚线虫。主要是通过喝生水时，吞人其尾蚴而感染，寄生于动物、人体为害。印度、非洲分布很广。西印度群岛、北美洲和中国也有发现。我国南方得此病者不多见，家畜较多得病，沈括首次对此病作了记载。……秦皮：中药，木犀科，梣的树皮。”

（5）白术、茯苓：白术性温，味甘苦，具健脾益气、燥湿利水、止汗安胎之功效。杭州白术个大质实，色泽黄亮，气味清香，具有形似如意或青蛙，断面呈“菊花纹”。白术、茯苓的药用价值早在《神农本草经》中就有记载，被认为是扶植脾胃、散湿除痹、消食除痞的重要药物。如古代中医健脾著名方剂“四君子汤”，方中药仅四味，其中二味就是白术和茯苓。现代药理研究表明，白术和茯苓均有良好的利尿作用，并能防治消化系统疾病。下面介绍几则白术和茯苓配伍的经验方：

①治伤寒发汗后小便不利：白术 10 克，茯苓 15 克，猪苓 15 克，泽泻 10 克，桂枝 5 克，水煎服，每日 1 剂，分 2 次饮服。

②治水肿：白术 6 克，茯苓 9 克，郁李仁 4.5 克，水煎服，每日 1 剂，分 2 次饮服，服时加生姜汁少数。

③治湿泻：白术 30 克，茯苓 20 克，水煎服，每日 1 剂，分 2 次饮服。

④治妇女血虚发热：白术、茯苓、白芍各 3 克，甘草 1.5 克，水煎服，每日 1 剂，分 2 次饮服。

北宋靖康之变后，大宋的江山已处于风雨飘摇之中，皇亲大都被金兵俘虏，死的死，散的散，剩下的只有几个，皇帝赵构年事已高，好不容易才从太祖的第七代孙子中挑选出孝宗继位，所以对他恩宠有加。一次，宋孝宗患腹泻，一天连泻几次，太医们治疗了几天也不见起色，急坏了太宗皇帝赵构。到处为孝宗寻医问药，当他听说杭城有一位叫严防御的郎中医术高明，就急忙招他进宫。严防御替孝宗诊过脉后说："这是脾虚泻泄，应用健脾的方法治疗。"就用白术、茯苓二味药磨成粉末，让孝宗吞服，仅吃了几次病就好了。宋高宗赵构大喜，赏给他一块金字招匾。这件事当时震动杭城，到严防御这里看病者接踵而来，生意兴隆，以致人们把他所居住的地方专门命名为"防御巷"（在今杭州小营巷一带）。严防御所用的白术、茯苓这二味药，自古以来就是浙江的道地药材。自南宋以后，杭州生产白术记载很多。南宋《剡录》记载："剡山有术"。咸淳四年（公元1268年）《临安志》就有白术的记载。明代弘治年间（公元1488～1505年）《本草品汇精要》，也在白术文中立"地道"一项，并曰"杭州於潜佳"。可知当时已扬名全国了。明万历《钱塘县志》载："白术生杭越，以大块紫花为胜，产於潜者最佳，诸方并珍之。"明、清以来，于术和白术均列为贡品。

清同治三年（公元1864年）《本草纲目拾遗》还详细记述了杭州白术生产的情况："杭西北留下小和山一带地方，及南高峰，翁家山等处，皆产野术"。《（民国）杭州市新志稿》载："吾杭西北近留下、小和山一带地方及南高峰、翁家山等皆产野术，味甜气香，切开无朱砂点，百如玉色者名玉术，较他产野术尤力倍也。所产白术只大质实，蛙状如意形，外皮细腻，为白术中的佼佼者。惜产量不丰，历史产量在百市担。"

(6) 荆芥："杭十八"之一，在杭州种植的历史已近千年。南宋《(咸淳)临安志》载："杭荆芥以色绿穗农、茎细、性柔、香气浓郁而驰名。"明嘉靖年间列为贡品。历史产地是笕桥、乔司一带。民国二十年（公元1931年）笕桥年产量就达5万公斤，当时每公斤价格在0.12~0.26元。

(7) 麦冬：麦冬又称麦门冬、寸麦冬，性微寒，味甘苦。具有滋阴生津、润肺止咳、清心除烦等功效。杭州产的麦冬具有短壮饱满，色泽黄亮，滋黏糯性，味甘、气味甘香的特点，生产历史悠久，是"杭十八"之一。杭州地方志上曾提到出产多种麦冬，最早在南宋《乾道临安志》中即有记载。《浙江通志》称麦冬为"笕桥所产，以肥大者为佳"。《杭州府志》并称"亦出笕桥"，均与上述本草文献相符。至明后期，产地逐步移向笕桥，缪希雍《炮炙大法》曰："麦门冬：产杭州笕桥细白而皱者。良水洗去芯，大抵一斤减去五、六量，凡入汤液，或以水润去心，或以瓦焙乘热去芯，若入丸散，须瓦焙熟，即于风中吹冷，如此三四次，即易燥且不损药力，或以汤浸捣膏和药亦可。滋补药则以酒浸，擂之。"在《增订伪药条辨》中也说："出杭州笕桥者为最佳，余姚出者为花园子。"笕桥麦冬，明、清时代均是岁贡药材。如明代仁和县岁贡麦冬150公斤，清顺治四年（公元1647年）贡50斤，康熙元年（公元1662年）贡50斤。所以《中药大辞典》在药材项下首列杭麦冬，又称笕麦冬、浙麦冬，至于所谓"笕桥十八味"药材，其中也有麦冬。笕桥麦冬个大色白，体肥肉厚，嚼之发黏，味甜微苦，寸冬为最好。抗战前，年产量在2 500公斤。

(8) 千金子："杭十八"之一，正名为续随子。据明万历《钱塘县志》载，主产杭州笕桥，杭州岁贡续随子50

斤。民国二十一年（公元 1932 年），笕桥产 2 500 公斤左右。

(9) 玄参：杭州玄参栽培有着悠久的历史，明朝已有种植，主要产地在笕桥、艮山门及乔司等地，以笕桥产者最为有名。笕桥玄参品种有二：羊角种与萝卜种。羊角种产量不如萝卜种高，晒干后折率亦低于萝卜种。清朝因避康熙帝（爱新觉罗·玄烨）讳，曾改称元参，又名黑参、乌云参、玄台、重台等，以笕桥产者为最佳，枝大肉厚，汁多力足，品质优良，为全国之冠。玄参性凉味苦咸，归脾胃肾经，具有凉血滋阴、清火解毒的功效，杭州所产玄参，质坚性糯、皮细肉黑、枝条肥壮，深受国内外药商好评。民国二十一年（公元 1932 年）编的《中国实业志·浙江志》载："笕桥年山玄参万余担，每担价格自三元至五元不等，由农夫挑至城内望仙桥一带药行销售，经药行拣后，运销至宁波、绍兴、上海各处，再转至粤一带销售。"抗日战争后，玄参销路阻滞，药农种玄参碰上好年发财，碰上差年倒霉，产量逐年下降。

(10) 延胡索：最早提到杭州生产延胡索的应推《本草述》："仁和笕桥亦种之"。所述形态、生态亦与今日所知的延胡索较一致，即"春后生苗，高三四寸，延蔓布地，叶必三之，宛如竹叶是也。"

(11) 薄荷："杭十八"之一，品种甚多，"赤丸"是最佳的洋种。笕桥种植的薄荷为本地种。薄荷的繁殖方法有种子、扦插、分株、根茎繁育等 4 种，杭州采取根茎繁育法。笕桥薄荷产量，抗战前一般在 5 万公斤左右。

(12) 地黄："杭十八"之一，又名鲜生地，与河南地黄品种不同。笕桥地黄栽种已有 900 多年历史。清康熙《仁和县志》载："地黄种有粗细不同，以水浸之，浮者曰天黄，不可用；半沉者名大黄，次之；下沉者始名地黄。艮山门外多种此。"鲜生地长尺许，粗细均匀如笔杆，历史上药农多担售至望仙桥一带药行及大药店，再由药行运销至上海，分销全国。私商视到货量而定价，多则削，少则抬，故产量不稳定，时多时少。抗战之前，笕桥地黄年产量5万公斤左右。

（13）浙贝："浙八味"之一，清康熙初年，盛产杭州笕桥一带。后钱塘江坍塘，海水淹灌，移植于象山，故又名"象贝"。清光绪末年，张万春在艮山门外打铁关等处，租地1 000多亩专种浙贝，称作"万春农场"，到民国初年仍有生产。

（14）苏罗子：亦名娑婆子。产品分布在灵隐、天竺、虎跑、紫竹林等寺院及湖区一带。

（15）萸肉：又名山茱萸。杭产萸肉是一种处于野生状态或半野生状态的植物。

总之，古代杭州及附近地区农村土地肥沃、物产丰盈、人口稠密、溪水湖泊密布，是种植药材的好地方。药材种植历史悠久、产量丰富、品质纯良，其中有些名贵药材不仅呈贡朝廷，广为皇室和医家采用，而且药商辐辏，远销异国他乡，其势大有独领全国的风骚。同时，根据《咸淳临安志》、《梦粱录》、《元和郡县志》、《太平寰宇记》、《图经本草》、《本草纲目》、《本草蒙荃》、《嘉靖仁和县志》、《嘉靖余杭志》、《嘉靖於潜志》、《万历钱塘县志》、《名医别录》、《於潜县志》、《海宁县志》、《清异录》、《大清一统志》、《康熙仁和县志》、《乾隆杭州府志》、《光绪杭州府志》、《浙江通志》等20部志书记载古代杭州药材达百种，"浙八味”、“杭十八”享誉海内外。

二、药业行会、药市、店堂鳞次栉比

1. 药业行会

杭州医药商业行会发轫于南宋，亘延清朝。据光绪《杭州府志》载：“惠应庙（今称药皇庙），在吴山至德观右，即皮场庙。宋时东京显仁坊有皮场土地神祠，南渡初，有商立者，携其像至杭，舍于吴山看江亭，因以为祠，都人有疾者祷必应，盖以其为神农云。绍定四年（公元 1231 年）九月，祠毁。理宗命即故址创庙。咸淳五年（公元 1269 年）八月，寿和圣福皇太后降钱修葺，两庑绘二十四仙医，相传佐神农氏采药者。康熙九年（公元 1670 年）毁于火，康熙十七年（公元 1678 年）布政使李士桢重修。”清康熙十八年（公元 1679 年）国药业商定在吴山药皇庙每年集会一次，此起已具同业组织雏形，由各大店轮流值年主持，并雇有道士专司看管，每年旧历四月二十八日，备酒演戏酬神，戏台两边有楹联一副，“名场利场，即是戏场，做得出泼天富贵”，“寒药热药，无非良药，医不尽遍地炎凉”，系清人周梦溪所题。清同治十年（公元 1871 年）由国药业每户营业额中抽取基金重修，嗣后，这种每年一度的国药同仁集会已具有同业组织的性质。清光绪年间，参燕业已有初步组织，民国七年（公元 1918 年）购进袁井巷 44 号房屋作为会所。

清朝废除官药制后，私营医药商业随之发展，杭州享有盛名的老药店多创建此时。药业同仁为保护本行业利益，陆续建立药皇庙、药业公所、药材会馆、药业会馆等药业行业组织。

2. 药市

杭州历史上的中药商业分批发、批零兼营、药铺、药贩几种形式，有山货行、长路行、裹号、药铺4种。山货行专收省内各县药材转售；长路行贩入货物后零拆或批发给省内外各埠；裹号则分赴外省采办药材，亦转售于长路行，故俗称裹号为客帮；药铺则为直接与居民交易之零售店铺。

杭州市区医药零售商业发轫于唐宋以前，南史载魏晋南北朝杭州已出产药材。南宋建都临安（今杭州）后，中药商业日益兴盛，并出现了官营、民营两种经营体制并存的格局，城市的药市、药摊、药贩以及药膳供应渐盛，这在朱德明的学术专著《南宋时期浙江医药的发展》中已有详尽的论述，在此免赘。

元朝时期，杭州商业繁荣，店铺林立，有10所呈正方形的大市场，每星期有3天为集市日，有4~5万人来此交易，各色物品琳琅满目，其中有香药、药材贸易。

明末，杭城最早的药材牙行阜通药行，无固定资金，仅几个伙计几杆秤，代客买卖，收取佣金，接待省内外贩药客商，生意十分红火，这是杭州最早出现的药材专业批发牙行。明、清时期，望仙桥（今鼓楼以东）有药船停泊处。

清朝，杭州是我国东南沿海闪闪发光的一颗璀璨明珠，在其周围，大小市镇，星罗棋布，群星灿烂，点点萤火，拱卫着杭州城。这些市镇商业十分发达，与杭城内的商业交相映辉，促进城乡物资交流，构成了杭州城商业发展不可缺少的一部分。杭州商业的发展可分为城内商业及附近卫星市镇区商业两部分。从城内商业区来看，康熙二十年（公元1681年），共有13个坊市。此外，杭州还有不少专业市场，如药市。春秋二季例：酒药行，秋冬二季例：土药行，四季例：药材行、香料行。除此之外，其他名闻遐迩的行业有黄恒有茶叶店、叶受和茶食店，种德堂、许广和、碧苏斋的药材，抱琴一贯的药酒，这些品牌流年久远，誉满四海。

3. 元明清初时期主要中药店

唐朝以前，杭州城内古老药店里，挂着“岐黄正传”和“韩康遗业”横匾，说明杭州的药店（铺）已经问世。北宋时期，杭州的一些药店已售圣散子方剂，据北宋沈括《苏沈内翰良方》记载：“圣散子启：圣散子主疾功效非一，去春杭州民病得此药全活，不可胜救，所用皆中下品药，略计每千钱即得个服，所济已收千人，由此积之，其利甚薄，凡人欲施惠而力能自办此，犹有所止，若合众力、则人有善利、其行可久。”方剂：草豆蔻（10个）、木猪苓（去皮）、石菖蒲、高良姜、独活（去芦）、附子（炮制）、麻黄（去根）、厚朴（姜汁）、藁本（炒）、芍药、枳壳（炒）、柴胡、泽泻、白术、细辛、防风、藿香、半夏（姜）、甘草（一量炙）、茯苓（半量）。南宋时期，杭州药店的发展，在朱德明的学术专著《南宋时期浙江医药的发展》中已有详尽的论述[6]，在此免赘。

元朝人卖药，仍沿袭历朝一边行医一边卖药的传统。明朝，医和药分工日趋明显，中医师专事诊病处方，药物则掌握在手工业者、商人或医官手中。清朝前期，随着杭州经济的发展，商业经济中已出现雇佣关系，产生了资本主义萌芽。杭城药业兴隆，药店如雨后春笋般地开张，杭州的几家药店在全国影响较大，生产经营更趋完善。在望仙桥、清河坊一带闹市区，名店辈出，现按朝代顺序胪述如下。

（1）寿安堂等：元朝杭城中药店较著名的有蒋正斋药室、夏应祥的寿安堂药室和泮氏中和堂等多家，城内有卖杖丹膏和胎骨丸的药铺，这些店铺还从国外进口名贵的中药材。元朝这3家药店较有代表性的是开设在寿安坊（现官巷口附近）的寿安堂药室，主人夏应祥。夏曾任杭州行署路总管府杂造局大使，后升任为军器局提举司同提举。他自幼喜爱医药，素习岐黄氏书（泛指上古医药家岐伯与黄帝论医以后历代所著的中医药书籍），熟悉和剂药物方法，对药剂很感兴趣，后因病离职，思欲利人济物，以省吃俭用开设寿安堂药室，不惜千金采办殊方异壤药材，按古方书制成丸散膏丹发卖，对贫病者，给予施舍。当时进口药材比较难办，价格昂贵，一般医家往往以相近的药物代替，这种药多数是没有疗效的。而夏从不计较制药成本，凡国内外所产药材，只要配料需要就想方设法买到，并以药性温凉以定君臣，佐使之宜，亲自斟酌分配制成剂，从不做假。他说："药品关系到人命，不可忽也。"因而其药剂号称精绝，服用病除，"有非夏氏药不用"的记载。其子夏仁寿继承父业，以寿安处士自号。

（2）许广和国药号：明朝，医和药分工日趋明显，中医师专事诊病处方，药物则掌握在手工业者、商人或医官手中。相传嘉靖三年（公元1524年），有当朝御医许某卸任后，在杭州靴儿河下新宫桥堍开设许广和国药号，青砖石库墙门，堆栈、作坊直伸到百岁坊巷，气派非凡，规模宏大，相继延续300多年，直至晚清衰败。许广和精制丸散膏丹成药380多种，分内科、妇科、儿科、喉科、眼科、外科，凡补益虚损、调理气血、化痰消滞、六气类和膏药、花露等，品种一应齐全，大多系许氏从宫廷带回的秘方炮制，后有少数验方如六神丸等被杭州叶种德堂和北京怀仁堂传抄。

（3）朱养心药室：明朝万历年间（公元1573～1619

年)，伤外科医家朱养心，从余姚迁居杭州，据乾隆《杭州府志》载："幼入山，得方书，专攻外科，手到病除，迄今子孙皆世其业。"后相延400多年，解放后14世孙仍继承祖业。朱养心原在大井巷口开设朱养心丹膏店，为5开间店面，东西两个墙门出入，四周建有风火围墙，东首墙门入内，为营业正厅，正堂悬挂"日升堂"匾额，匾下有"泼水墨龙"古画。厅后掘有水井，所煎膏丹皆用此井水，药效甚佳。据清同治二年（公元1863年）钱塘范祖述著《杭俗遗风》载："相传养心在日，善医，好施药。一日，有丐者卧门侧，足臭腐不能闻，养心为其诊视，日给以饮食，三月而始愈。临别，丐赠以黑龙画而去，丐者铁拐仙是也。"从此朱养心丹膏店延续400多年未曾遭遇火灾。据清《蔗余偶笔》述："杭城多火灾，惟朱养心药铺从不被害，相传初年主人精于医，有丐者遍体生疮，哀求诊救，疑留调治，百日而愈。临行，为主人画墨龙御火患以报德，掷管而去，不知所在。"又据《老学后庵忆语》记："杭州大井巷有古井，遇大旱之年，此井亦不竭。闻曾有道士写龙悬在朱养心家壁上，朱故世居巷井侧。今其家画龙犹存。"这些记述自古趋于离奇，现考其来源，历代子孙确实收藏"泼水墨龙"画，惜已佚。而没有遭殃火灾的原因主要是朱养心店屋建于吴山脚下，地势低洼，四周风火墙稳固，因此免罹外火燃烧。

朱养心医术高超，家传产品众多。这些家传珍品，制作奇特，确有灵验。据范祖述《杭俗遗风》续载："养心在日，有二徒来求供职，朱收留之。该二徒每日午饭后，必至后园山麓嬉戏，寒暑如故。一日，天雨雪，二童仍往，朱踪迹寻之，二童见朱至，相与越山岭而去，地中遗有青荷叶一张即二童坐处，朱讶，如此严寒，何得有此，拾取而归。嗣后，二童即不复至，疑其为和合二仙也。隔夕，熬膏不成，取荷叶投之，膏竟成，遂名此膏为童绿膏。”“此膏贵在嫩而色绿，治疮节溃疡，能生肌拔毒，四乡甚赖之。”[7] 清《武林市肆吟》对此还赞赋曰：“毒去痈疽肉长肤，铜精绿绣炼醍醐，生涯毕竟从心养，认得朱家辟火图。”

朱养心膏药生产，均采用传统工艺操作。首先按处方精选配伍道地药材，剔去泥杂，适当粉碎，置于植物油中，泡浸15小时，然后加温，并用桑树木不断搅拌，待药物内褐外黄，滤去药渣，再熬至“滴水成珠”状。膏药肉的品质好坏，下铅丹是个关键。按油温高低掌握下铅快慢，以求油与铅充分化合，使成品纯黑光亮，香气浓郁，贴之即牢，揭之易落，而少污迹。

膏药肉熬成以后，浸泡15～20天，去火毒，然后重新熔化，加入冰片等易挥发细料，拌匀，按大小规格涂在纸上、布或兽皮上，要求做到菊花心、铜锣边、薄摊有光泽，外形圆整无缺口拉丝，经重量和质量检验合格方准出厂。

朱养心家传产品，以膏药、眼药为主体，其主要产品有：朱氏万灵五香膏、朱氏阿魏狗皮膏、朱氏阳和解凝膏、朱氏碧玉膏（童绿膏）、朱氏白玉膏（鲫鱼膏）、朱氏格子膏、朱氏红膏药、朱氏头疯膏、朱氏移星膏、朱氏鸡眼膏、朱氏三仙丹、朱氏八宝珍珠散、朱氏日精月华丹（水眼药）、朱氏鹅毛管眼药及朱氏八宝神效眼药等15种之多。建国后继续生产的有：

朱氏万灵五香膏以天然麝香为主料，精工配制而成，能去瘀活血。昔时产品按重量分卖，现摊、现称、现卖、论量计价，大者2市两一张，小者随伤痛程度而定。后改为批量生产，分一、二、三、四、五号规格，墨龙注册商标。建厂后，统一为15克一张，商标改为武功。

阿魏消痞膏（朱氏阿魏狗皮膏）以阿魏、天麻、甲片、没药、麝香等19味药材配制而成，能消痞化积，用于腹部痞肿，肝脾肿大。

碧玉膏（童绿膏）以铜绿、松脂、香油、蓖麻子仁等药材煎制而成，因其色泽碧绿、清晰如玉而得名。能除大毒，多用以治疗疮疖溃疡、拔毒生肌，为家庭常备药。碧玉膏制作甚难，因铜绿不能过热，过热色即变焦，油与松脂久煎易老，偏嫩则不易凝固，均需恰到火候。1956年以后，因原料无着落而停产。

红膏药是夏秋期间小儿疮疖的常备药品。疮疖初起，冻疮皆可贴敷。

朱氏对眼药制作，坚守家传，选料认真，精工炮制。石蟹不成形者舍去，甘石剔除硬块，天然珍珠必须遂粒挑选，然后将珍珠置布袋中，用豆腐沸煮，研成细粉。甘石、石蟹用火煅透，淬水、研细粉，月石炒透水飞，黄连则以地川连，用清水煎浓汁至干燥，后加硇砂、牛黄混合研磨均匀，最后加入冰片，制成珍珠八宝眼药。

朱养心药室的产品经营以其现摊现卖为经营特色，信誉远及杭、嘉、湖、金、衢、严等地区。每到春夏时节，香客辐辏于店，门庭若市，日售药钱多到百数十文。

药室由朱家世代经营，袭至13、14世孙，房族众多。至民国初年，子孙各房志趣各异，缺乏专人主宰，家业逐渐由盛转衰。至建国前夕，祖业由房族共管改为分房轮流执管，各房自行进货制药，轮流营业，收入归己，一直维持到1956年初公私合营，当时私股资金仅493元，生产设备简陋，年产膏药肉仅1 500公斤左右。

（4）方回春堂：方清怡，字“再春”，寓“回春”，杭州人。清顺治六年（公元1649年），他创办了国药号“方回春堂”，以期“逢凶化吉，妙手回春”。

民国初年，适逢杭城兴建第一条中山柏油大马路，店主延请能工巧匠，建造恢宏古库墙门，构筑两进两厅雕花楼堂，屋宇深邃，装褶富丽，两厢和柜台，展示老店气派。方回春堂家底雄厚，自制丸散饮片，经营道地药材的拆兑批发业务，且所制丸散饮片，形质精美，气味俱佳，与清末操纵杭城药材市场的胡庆余堂、万承志堂、叶种德堂、张同泰、泰山堂大药铺同誉杭城药业“六大家”；并与胡庆余堂、叶种德堂在清河坊形成三足鼎立，竞争十分激烈。是年店主人诚聘卢裕国为经理，杨树棠为帐房头儿，调整经营策略，由发卖门市饮片丸散为重点，转为拆兑（批发）、零售并举，服务于本地及外埠顾客和中小药店。所趸饮片、丸散、药村，照码七折八扣，深得客户信赖。至民国二十年（公元1931年）销售额近10万元，居同业“六大家”的前列。继而又以拆兑带动门市，延请本省名老中医坐堂诊脉。后随着政局的动荡，方回春堂开始走下坡路，1931年，其资金仅为7 200多元，为胡庆余堂的百分之七，万承志堂的三分之一，战争的折腾，使回春堂的拆兑批发业务已停。至解放前夕，已濒临倒闭。直到1956年国家对私营企业实行社会主义改造后，作为批发商行一员并入国营批发企业杭州医药站，方回春堂暂时退出了历史舞台。近半个世纪的风雨，方回春堂旧址已是满目疮痍。

2000年4月8日，清河坊历史街区改造与保护工程正式启动，并颁布杭州市人民政府第164号《杭州市清河坊历史街区保护办法》。为重振清河坊古韵，宏扬中华国医国药，方回春堂由丁志强等三股东集资近千万元，整缮原址店屋，并对大量的古迹进行了复原和保护，承先辈仁德，重创杭州方回春堂国医（国药）馆，冀期存心利济，以为后世之德。修缮一新的方回春堂，建筑面积为2 500平方米，共有三进，为典型的明清时期江南传统建筑，整个墙门沿南北轴线展开，大门处是一堵高大宏伟的青砖石窟门山墙。店堂内宽敞高雅，楼阁高耸，雕饰精致，具有很高的艺术价值。“壶丹济世”的金字大匾和“启八千良方济世，聚四海妙手回春”的直幅楹联，正向世人倾诉着方回春堂的济世宗旨和经营之道。馆内还珍藏了大量的传世珍品，多为明清各式家具，以及各类传统的制药工具，与辉煌的古建筑一起，为四方来宾创造了一个了解国医、国药文化的最佳氛围。接着，喜报频传：2001年10月，方回春堂国医馆重新开馆。2004年10月，方回春堂叁号馆正式开馆。2005年1月，方回春堂杏林会馆正式开馆。5月，方回春堂入选杭州市惟一的一家中医“特色药店”。6月，国家贸易部授予方回春堂“中华老字号”称号。8月，杭州神农国药饮片有限公司成立，前身隶属百年老字号“王振和药店”。

方回春堂重新开馆以来，首要的工作重心就是围绕如何承传和发扬浓郁的中医药文化，也正因为秉承这一理念，在短短的4年中迅速发展，开始了新的征途，并成为河坊街一颗璀璨明珠，为中华老字号的崛起铸成了辉煌的典范，如今方回春堂人，都以巨大的创业热情为方回春堂的腾飞呕心沥血。

方清怡出生于中医中药世家，精通药理，悉心研究明朝万历年间杭城名医吴元溟的《痘科切要》、《儿科方要》等专著，擅长儿科，常以家传秘方研制丸药，使沉痛之病人得以康复。方清怡自创立方回春堂之初就立下祖训，“许可赚钱，不许卖假”，后人谨遵祖训，使方回春堂这块金字招牌流芳至今。自立业之日起，悉遵古方精选各省道地药材，依法炮制门市饮片，虔修各类丸散膏丹，杜剪虎鹿龟驴诸胶，择料讲究，选工尽善。尤以秘制小儿回春丸，闻名杭城，老幼皆知，历时100多年。

①择料纯正、务精务全：

1）方回春堂所进药材，务必道地纯正。药材讲究产地，“药出州土”即为药材的精华所在，药性为最佳。关药、北药、秦药、淮药、浙药、云药、贵药、川药、南药、广药，在方回春堂人心中，这张药材版块分布图，时刻铭记在心，该是关药，就不会到淮药中去采制。炮制考究，讲“凡药制造，贵在适中，不及功效难求，太过则气味反失”。层层监制，确保每味药效，配以百年秘制工艺，品质卓而不凡。其中尤以小儿回春丸的神奇疗效而享誉杭城。据传方清怡尚在新宫桥河下住处行医时，有一天，两乘小轿在他家门口停下，从轿中走出一老一少两个妇人，老妇人怀抱一双目紧闭的男孩，跟在少妇后面，由一老男仆和一个小女仆陪同走进门来，要方清怡给病孩诊视。方通过切、望、问、闻及在上孩的腹部触摸后，对少妇讲，无妨，小孩是因消食不良，加上受寒所致，只要好好调治，病会消除的。随即开了一张小儿驱寒方子，又给了七粒用蜜蜡封好的药丸，交待了服法。病孩服了七天的汤药和药丸，病也消了，精神也好了，少妇一家甚是高兴。再说这一家的主人，乃是钱塘县知县，在政有业绩。病孩是他的孙子。今见孙子病消，其甚是高兴，忙差人去请方清怡来府面谢。方至府，主宾相见客套之后，知县差人去后院请少夫人抱孩子来书房拜谢方清怡，然后取出二十两银子做谢。方清怡早就听说知县为官廉正，就婉言拒收此酬银。知县也就罢了，问此药丸何名，方清怡说尚未取名。知县随即在书房案桌上写了一张“妙手回春”横幅，并对方清怡说：“药丸就叫小儿回春丸吧。”从此，方清怡家传密制的药丸有了名称。

2）采制务真，配制务精。炮制历来在中医药上起着举足轻重的位置，方回春堂国药馆始终遵循“许可赚钱，不许卖假”之祖训，特聘请我省中药界唯一的一位国家级老中药师徐锡山严把药材质量关，切割、碾磨每一个步骤均不许马虎；每一项操作都要求恰到火候，拿捏得当，务必保证药材的最佳药性。

精致典雅的“回春堂参号馆”常年经营道地纯正的泰国燕窝、西藏虫草、长白山参、极品鹿茸和正宗铁皮枫斗等各类高档滋补品，并聘请杭城有着50余年参茸研究经验的著名专家杨其康老师长期驻店为广大消费者免费咨询服务。独具特色的山参精品馆罗列的极品野山参曾在开馆时名噪一时。过硬的质量，合理的价格，周到的服务赢得了消费者的信任和首肯。

3）选工尽善，品种务全。为配合并保证名老中医的处方，有药可抓，店里还存有两百多种冷僻药材，或许这些药材一年也只用一次，但即便是这样，也要做到质好药全，一旦其中一味药的药效过了就坚决扔掉，再重新进货备存，绝不以劣品牟取厚利。

②一料经验方、保的是传统：方回春堂料验方有酒方、茶方、汤煲方、综合方近数百个，并将其开发出来，继续发挥它的良好养生功效。方回春堂一年一度的参茸节和膏方节，在杭城已有很高的知名度，聘请有着“国药绝

活”——手工炮制药丸的阿牛师傅俞柏堂亲自监制。俞柏堂出身中药世家，祖上也是世代学医之人，他从小跟随父亲学医，并拜了多位师傅学习中药的制作。手工炮制，方回春堂目前在省内是惟一保留这一传统的医馆，而这一绝活在浙江省内已几乎没有了。

③宁缺勿滥、聘请最好的名老中医：方回春堂开馆时，国医馆对医生的选择就立下了高门槛。宁缺勿滥，是当时延请医生时的原则。其一，必须是国家级、省级名老中医，特色专科名医。其二，在中医业界，德高望重，口碑极佳者。

方回春堂国医馆有诊室20多间，格局古朴、环境典雅，汇集杭城众多特色专病专科的知名专家、教授坐诊于此。特聘中医界泰斗、国家级名中医、著名临床家、教育家何任为方回春堂杏林会馆名誉会长；诚邀近代杭城“四大名医”叶熙春、史沛春、魏长春、潘澄濂的嫡传后人李学铭、史奎均、魏睦森、潘毓仁齐聚方回春堂施展回春妙手。名医阵容，堪称经典，还有国家级、省级名中医阮少南、李学铭、鲁贤昌、汤金土、史奎均、魏康伯、吕凤祥、郑源庞、俞景茂、姚真敏等10多位，特色专科名医以及原浙江省卫生厅厅长张承烈、王绪鳌、中医管理局局长吴康健等70多位专家教授常年坐诊方回春堂；国家级名中医詹起荪、俞尚德、葛琳仪，省级名中医陈意、宣桂琪等来馆义诊。方回春堂以精湛的医术，高尚的医德服务广大市民，赢得了众人的肯定和赞扬。

杏林会馆由方回春堂国医馆出资兴办，以传统的江南建筑为基调，营造出精致典雅的环境，系行业内部场所，非赢利。其宗旨是：探究中国文化真谛，研讨岐黄之道精髓。目的是聚贤集雅，让中医药行业内人士有一个歇息、切磋的理想场所。

方回春堂每年举办两次大型义诊活动，每次为期3天，请到的名老中医都悉数出场，名医义诊场次达3 000多人次，盛况空前。每逢“三·八”妇女节，请妇科专家为女性举办妇科保健讲座，历时5届。健康科普宣传到位，方回春堂教授如何进补，参茸等滋补品如何科学选购、服用、贮藏等，几年如一日，从未间断。由慈善协会发起的教育基金募捐，方回春堂一次性赞助20万元人民币，这是方回春堂国医馆对市民的最大的回报。

④传统节日、奉献市民：

1）膏方节。众多传统滋补膏方盛行千年，并经现代临床所佐证，疗效显著。方回春堂不断挖掘并发扬国药经典，重现千年古方，使众多百姓有幸品味到当年膏方的经典力作，从秘制阿胶膏到龟鹿二仙膏；从铁皮枫斗浸膏到名医把脉，一人一方的滋补膏等四大类膏方。并开创膏方小包装的历史，卫生安全，携带服用两方便。一年一度的膏方节，让广大市民年年都能享受到中医膏方所带来的健康福音。

2）参茸节。方回春堂于每年冬令适时举办参茸节。在节日期间，举办各精品参茸展，特邀药学专家讲座，优惠展销等一系列活动，为市民献上一道参茸大餐。方回春堂，只卖纯正野山参的经营宗旨，其目的也是为了给野山参市场留一方净土，给万药之王划上一个圆满的一千年传奇。

3）腊八施粥节。方回春堂每逢腊八粥节，请上法师.架起铜锅，连夜熬制，除传统配料，加以特色配药，每年免费向市民布施近万碗。每年此时，方回春堂腊八施粥成了河坊街上的一大盛况，市民在凌晨就排起了长队静候布旋的开始。一年一届的腊八粥节，让方回春堂百年传统一直延续。

4）端午文化节。端午节又称端阳节、重午节等，也是方回春堂的传统节日，在此节日里，方回春堂会举办各种特色活动，如免费发放方回春堂香袋。方回春堂香袋，采用自家传统方法秘制，配以丁香、檀香、白芷、陈皮等数味道地中药材，具有驱虫除驻、芬香醒脑之功效。一个小小的平安香袋，承载着方回春堂对市民的浓浓祝福。

济世养生是方回春堂承担社会责任的重要组成部分，也是方回春堂的公司宗旨。除此之外，善待员工、善待顾客、善待生命，视顾客为朋友，视伙伴为家人的亲情式待客之道，更是赢得了社会的尊重。厚德载物，积累阴德必然转化为阳势。这是方回春堂企业生生不息，做久做强的根本保证。“居高声自远，非是藉秋风。”不做世界500强，只做企业500年。是做规模还是做强的问题，方回春堂更愿意做强，做百年企业，夯实更坚实的基础，更深的社会责任心，步步为营，行稳致远，方回春堂的明天会更美好！

（5）张同泰药店：张同泰药店原名张同泰国药号，创建于嘉庆十年（公元1805年），位于杭州同春坊孩儿巷口，占地1 400余平方米。创始人张梅，浙江慈溪县马经村人。张梅初在杭州新宫桥河下开设茂昌药号，数年后积蓄白银5 000两，在现址盘进沈同泰国药号，改名为张同泰国药号，单开间铺面，职工仅8～9人。

清道光年间，子张耐仙考中举人，为嗣父业，弃仕经商。于咸丰初年，购4亩多地，重振基业，扩大规模，广选各省地道药材，苦心经营管理，成为杭城有名的药店。张耐仙从此发迹，于同治元年（公元1862年）增开益元参店等，并在乡购得良田千亩，号称“童姚马径张，银子好打墙”的富翁。

宣统二年（公元1910年），五世孙张咀英继业，药店又进行了大规模翻建。重建石库墙门，新店面于民国元年（公元1912年）落成。上刻万象商标，“张同泰”店名熠熠生辉。大门两旁悬挂“张同泰地道药材”铜牌。进门第一厅，两侧悬挂黑底金字的丸散膏丹功效牌，正中有八角雕花亭子，内竖黑漆木碑，书“进内交易”贴金大字。二进为营业铺厅，上书“药局”两字，两侧设和合柜台，中药柜和丸散柜内，百眼橱、彩瓶、锡瓶、锡盒无不备举，柜侧分别悬有“万汇滋生”和“岐黄正传”汤金招牌，举目观瞻，雕梁画柱，宫灯高悬，古朴雅致。三进为客厅，是经理接待宾客，洽谈业务场地。其四周拱房，分设拆兑、栈房、鹿栓间、改制间等，颇具规模，全店职工60多人。

民国时期，张同泰与胡庆余堂、叶种德、万承志、泰山堂、方回春齐称药业六大家。在同行竞争中，张同泰不惜重金，精心采运各省地道药材。尤以药材产新旺季，经理亲赴产地和本埠药行界，看样订货，择优选购地道药材。枸杞须宁夏或甘肃路脚，择其味甜、肉厚、色红、质柔品级。川贝须产于阿坝的松贝，拣质紧实、颗粒均匀、顶端不开裂、色白粉性足的正品。党参须进山西潞党，选独支不分叉，甜性肥壮上等货。龙骨、龙齿须产于河南河北五化龙骨和排齿。各种鲜活芦根、毛姜、生地、菖蒲等，四季供应不断。配伍常用的龙眼、桃核、红黑枣、金桔饼、莲子、香榧、白果等南北杂货，通称“药引”，也一应俱全。

嘉庆十年（公元1805年）刻印的张同泰药店《丸散膏丹集》序述：“本号内店，拆兑香料药材，分店精选道地，法制饮片，虔修丸散膏丹，杜煎虎鹿龟驴等胶，四时沙甑花露，各种药酒。开有秘方痧药灵丹，不惜重资，诚心修合，价定不二，童叟无欺，住杭城孩儿巷口，大街墙门内，坐西朝东，认明张同泰号万象为记便是。”“粤自典医设职，皇古传本草之书，为物究原，学士摭群芳之谱，是以煎药创于伊尹，丸药制自巫彭，诚以治疾，固藉医师而疗病，实需药饵也，独是真伪多淆，是非罔定，色惟悦目，紫故夺朱，鞟自无文，羊因冒虎，品赏不当，讵可回天，决择未精，即非道地，彼了济人之物，为愚世之资者，功难言矣，罪莫大也。本号嫉售欺之成习，伤厥疾之不瘳，故自开张以来，择料尤佳，造工尽苦，仰盛世大同之治，寿域同登，完斯人安泰之天，中怀泰若，丹飞膏液，子母配乎阴阳，散粉丸揉轻重，调夫雀燕，不敢坏古人美制，不敢乖良医苦属，令必如方，价惟得本，无相恶相反之患，有其难其慎之心，庶几忘忧蠲忿，不图虚名，起死回生，皆经实效，术精金液，差堪拟桔井仙之仙，春煖青属，不止疗烟霞之癖，爰具一寸之诚，以应万变之疾，若夫用其道，服失其宜，以致玉版无灵，银丸寡验者，此固非本号之所敢任咎也，是为跋。张同泰主人又识。”

“药目总叙：从来大造生物，有活人无杀人者，稼穑之外，厥有草木，因味办性，因性治疾，传日美疢（疹）不如药石，药固辅谷气，似生人者也，乃自宁竹难真，悬壶多假，修违故法，置吝重资，甚至高下固人，二三其价，类如此者，不可枚举，本号创业有年，所制诸药，屡经神验，饮片之外；复择陈方，最有奇效者若干种，选以良工，择夫佳料，按法修合，务尽其良，而其品类之多寡，分量之重轻，又悉明古方原本，不敢妄加增减，至于主治眼法，尤必固方详载，以便备览，存心利济，取值惟工，庚子曰：盛丹须竹节，量药用刀圭，予之制药，或于古人之法，庶可告无愧也。夫嘉庆十年八月上澣，张同泰主人谨识。”从中可以看出，张同泰创始人总结了医药历史经验和职业道德，教育子孙后代，在祖业经营中要选择道地药材，不能以假药冒真，愚欺世人，否则“罪莫大焉”。它经销道地药材、丸散膏丹、各种花露、参燕银耳等200多种产品。它不惜重资精心采购各地上乘药材，各种饮片遵守古法炮制。

中药饮片上柜，以货真价实，存心利济取信于市。原药进店验收后，选以良工，细心挑拣，分档净选。去芯、刷毛、刮皮、斩根、剔梗各有所依，一丝不苟。各种饮片悉遵古炮制，按不同药性规范，务尽其良，不敢妄加增减。对切片大小厚薄都有严格的制作规范，论技术高低评头刀、二刀、三刀、四刀师傅，切制工艺十分讲究。桔梗、前胡切顶头片，苦参、地榆切斜刀片，象贝切腰刀片，附子、生白芍切亮光薄片，羚羊角、犀角、玳瑁要镑片。不上规格的小片、碎片、尾屑一概不准上柜，剔出作拆兑或配料使用。

中药饮片贮藏，采用封闭、隔热、通风方法，一到梅雨季，轮番烘晒。对近期不用饮片，经干燥后，按药性要求分别装入缸、甏、箱之中，上灰密封，不使透气吸潮。

张同泰药店倌（营业员），被尊呼为先生，穿大衫马褂，彬彬有礼。病家药方送上柜台，则视为衣食父母，不敢怠慢。不论单方、验方、秘方或名医独特医嘱都能循规蹈矩，立即配出，深为民间信赖。中药配方采取递减分称法，每味药分帖衬上说明书，对容易粘纸的玉桂粉、三七粉等还衬上乌金纸，然后包成小包叠好，外加印有“张同泰”套纸，扎成品字形药包，随附小药滤。对羚羊角片、参片、黄连等贵重药物，还用纸盒盛放，以示华丽名贵。

张同泰自制传统成药360多种，复择陈方，屡经效验，自成格局。如潮苏合香丸，每粒仅重一分，小而湿润，香气浓郁，即便在黄梅季节存放日久，也不会霉烂。全鹿丸制作前，需张灯结彩，遍告街坊，次日鸣锣击鼓，将鹿抬出，绕街一圈，然后将鹿缢死，将全鹿与当归、玉桂、补骨脂等原料拌匀，制成颗粒密丸。杜煎驴皮胶，采办上等驴皮，上半年浸润刨毛，除去杂质，漂至秋时晒干收藏，立冬以后开炉煎胶。此时雇请郊区 10 多位农民，成队挑西湖水。每副担桶用红漆写上“张同泰”字样，桶内浮有木牌一块，上书“胶水”两字。从湖滨码头汲水，到永福寺巷张同泰后门。挑行时吆喝劳动号子，煊赫于市，引人注目。驴皮煎煮 24 小时后，将水胶倒出过滤，再用大铜锅文火收老胶，然后倒入胶盘冷却，12 小时后切成扁方块。各色荤胶，一律保存 3 年出售。所以，历代丸散、饮片炮制，悉遵古法，不敢妄加增减，质优价廉，品种齐全，闻名杭城及杭、嘉、湖蚕乡。

张同泰虔制的丸散膏丹，以门销为主，自产自销，兼供批发，从不转营其他名店（商）产品。民国初期，药店管理井然，职责分明。采取“三大仙、四柱子、八根档”管理形式。“三大仙”谓经理、协理、帐房，“四柱子”谓拆兑部主任、货房主任、丸散部主任、饮片部主任，“八根档”谓刀房头儿、丸散二柜、饮片二柜、副帐房、料房头儿、片子房头儿、细货房头儿、改制房头儿。彼时，老板重酬聘请行家担任经理，忌用皇亲国戚。历任经理徐献坪、范涌泉等均为药业名流。

张同泰旧时店规森严，讲究大店风度。既要和气生财又不准落入俗套。内厅悬挂《店规》规定：上柜时间，面朝顾客，两手轻搭柜台；顾客买药，先问病症，付药时交代主治、服法，不准自欺欺人，不准败坏风俗，不准聚众赌博，晚上九点以后熄灯。经理时而回店查夜，如有违章，轻则教训，重则在“端午、八月半、年三十”歇去生意。

职工待遇，早期在同行中处于中上等水平。1922 年前后，3 年学徒期间仅供膳宿，到第 4 年才发 12 千铜钱，生活十分清苦。抗日战争爆发，张同泰停业 2 年，职工解散，所放帐款大多倒帐，损失法币 3 万元。抗战胜利后，经营仍无大的起色，药店处于勉强维持状况。1948 年，金元券贬值，商品限价，张同泰名产十全大补药、阿胶、八珍糕、人参再造丸、辟瘟舟及各种药酒等被抢购一空，企业难以为继[8]。

（6）叶种德堂：北宋时候靴儿河下，即望仙桥河下，北与新宫桥河下相接，多鞋靴店，故名靴儿河下。此地又多药材行，慈溪人叶氏的种德堂药铺也在此地。据《咸淳临安志》载，北宋钱塘人王复，多技艺，尤精医道，在侯潮门外种植花果。苏东坡称人们只知他接花艺果，而不知他所种是德行。因此用“种德”二字题写其亭，并作诗相赠。杭州叶种德堂国药号创始于清嘉庆 13 年（公元 1808 年），是一家开设较早，规模较大，自制丸散膏丹，经营各地地道药材，声誉远达浙、赣、皖、闽各省的国药号。

叶种德堂创始人叶谱山，浙江慈溪县人，曾在清政府刑部任职，素精医理，离任后寓居杭州，悬牌行医，辄有贫病者求治，慷慨施助，博得声誉，并在杭州望仙桥直街开设叶种德堂国药号，前店后场，占地 7 亩，是当时杭州最大的商店。叶种德堂广采各地地道药材，选用历代宫廷用方和家传验方，配伍成药，切制饮片，门市供应。望仙桥直街是当时来杭州的百姓从望江门码头进入清河坊闹市的必经之路，故生意甚为兴隆。叶种德堂由于资力雄厚，基础稳固，因此进货批量大、成本低、质量好，加上历任经理，都是药业行家，鉴别道地药材识多见广，经验丰富，上柜所售药品，货真价实，薄利多销，同业不敢与它竞争。尤其是从开业第3年5月初一起，门市供应饮片丸散，一律照码九五扣出售，每月朔望九扣照算，所有丸散及高档商品，几乎为独家经营，每及香市旺季，更是香客盈门，进内交易者川流不息。该堂设备完善，并拣选各省道地药材，广采历代宫廷和家传验方，精心配制成药约400多种，药效显著，叶种德堂自创设以后，坚守信誉，质量上乘，杭城的丸散及高档药品几乎由它独家经营，誉满江南。因此，《杭俗遗风》名铺载："清道光、咸丰年间，杭城药店，生意极盛者，数种德堂、许广和、碧苏斋。"可见营业之盛，首屈一指。

叶种德堂《丸散膏丹说明书》叙文："本堂自先刑部谱山以来，迄今已将百年矣。先刑部素精医理，有济世心，故于创业之初，曾经设誓，是以采选必究道地，修合必遵秘方，逾久逾精，莫敢或懈，此固海内咸知，人所共信，无俟后人喋喋矣。而其间有一、二异事，是以兴发人之善念者，不敢不为天下后世告之，夫阳九之厄，莫大于水火盗贼，杭城素无水患，而于火为特甚，吾店之几罹于火者七八次矣，甚至四周俱烬，惟本堂巍然独存，杭人士相传，有见神灯现种德二字，遂即返风灭火者，斯亦异矣。迨长发年之变，大江南北、所至辄糜，计自倡乱以来，膏其锋镝者，不知几千万人，省垣两次失陷，被害者也不下数十万人，而吾店上下百余口，暨远近亲邻之来避者，亦四五百人，且有武弁数人，亦在此列，冠服军械俱在，而竟视若无者见也者，脱令当时，究所从来，殆不可问矣，卒乃安然无恙，不损一人，且谓是店，素售真药，非他处比，因令送老弱者回里，并各给路资二金，此尤异之异者也，嗟乎，天高听卑，谁谓苍苍者之如睡如醉耶？易言积善有余庆，书言惠迪吉，不益确然可信耶，今兹幸获廓清，重兴旺业，惟愿世世子孙，上绳祖武，下贻后人，历千百年而不变，而天下后世，知为善之，必佑天道之不远，皆以本堂为法，其食报，亦岂有限量也哉。同治五年岁在丙寅秋九月。本堂主人谨识。”

“本堂自运暹罗官燕、毛角、鹿茸、各省选置道地药材，内厅公平拆兑、外厅门市饮片，各种应验，丸散膏丹，杜煎诸胶，沙甑花露、奇效药酒香油、不惜工本，按方修合，虔诚炮制，对症取用，无不奏效，凡仕商光顾者，须认杭省望仙桥直街、金钗袋巷口西首，坐北朝南，台门内，刘仙为记，不致错误。嘉庆十三年岁此戊辰四月，叶种德堂主人谨识。”

“新增丸散叙：是集所列丸散膏丹，于诸科症治，已备其大略，顾前人创之，以后人继之，年来勤讨古籍，旁搜家传秘方，择其尤者，无虑数十万纸，就非躬亲试验，不敢辄以问世也，今酌增数十方，则皆试之而验，验之已久，间以之施人，对症用之，无不应乎效验者，夫推广仁术先人之志也，选择精严，后人之责也，或继此而更有增焉，亦尚慎之又慎哉。光绪十三年岁在丁亥九月，本堂主人识。”

“例言：本堂自嘉庆十三年五月初一日为始，每银一两计钱八百文，平日九五扣，每逢朔望九扣，收算惟售洋银及大钱之药，均不折不扣，划一无欺。”“重刊说明书叙，夫前人创业赖后人继起，此就守成者言也，若先君子于本堂则异，是前此五十年会垣兵燹，本堂仅存虚室，先君子慨然创重兴之，议有挠之者，事几寝，且梓里为墟，百废待举，心力交瘁，艰苦备尝，竭敕载经营，始成翼然重兴之业，积劳促算，旋归道山。予小子椎心泣血，痛不欲生，仔肩既属，惟思仰承先业，精益求精，四十年来营业，幸日加发达，荷蒙海内取信，实由我宾主淬励，有以致之矣。鸿年老矣，责无旁贷，景迫桑榆，然一息尚存，此志不容少懈。念本堂自曾大父开创于前，先君子重兴于后，后先媲美，昭昭在人耳目，鸿年若现忽因循，尚何以承先启后为海内所取信乎，兹因渎增诸品，序补入书，并固有各种主治，重加说明，俾病者检书知名，易于指索，爰将先君子艰辛缔造，约略阐扬，亦藉以知。鸿年四十余载，兢兢自矢之心，冀以完先君子未竞之志也，世世览者，或将有感于斯也夫。中华民国三年，本堂领袖主人叶鸿年蕉生甫谨识。”

叶谱山后，由第二代人叶筱兰继承经营。经叶筱兰精心规划，陆续增设丸散膏丹成药专柜，购进大批关鹿饲养，又在店后设置花圃，培植饲养各种药用动植物。此举为当时罕见，远近来店观赏购药者络绎不绝，尤其在春秋香市兴旺时更为兴盛，深得同行青睐。

至光绪年间，叶谱山第四代孙叶鸿年负责经营，当时种德堂已成为杭州国药老店之首，资力雄厚，基础稳固，这是由叶氏经营的叶种德堂兴旺的时期。叶鸿年虽也是熟悉医药的内行，但执掌后在业务上不再求更大的发展，相反好名求荣，广交官府，挥霍巨金，使药店资金逐渐空虚，周转失灵，以致陷入困境。后经股东决定，另聘沈吉庆为经理，以图重振旗鼓。但由于资金不足，特别是红顶商人胡雪岩又在大井巷创办了胡庆余堂国药号与其竞争，故虽经努力，仍只维持一般经营业务[9]。

民国初年改由毛松林任经理，民国十五年（公元 1926 年）又由陈新福任经理，并由叶本生任总会计，掌握店内财权。其时望仙桥地段渐趋冷落，业务日渐缩小，欠各钱庄的货款无法还清，因此迫使叶家于民国二十二年（公元 1933 年）决定将叶种德堂全部资产出盘给杭州总商会会长王芗泉。王芗泉受盘后集资新股 20 多万元，与余姚张谷香（占股 40%）、上海蔡同德堂经理汤以尧、宁波孙宝林、虞鹤生、周乾生等人合股经营，并成立董事会，王芗泉为董事长，张谷香、汤以尧为董事，聘请原杭州湖墅天禄堂药店经理柴梅生为经理，在清河坊另购地基建新址。民国二十五年（公元 1936 年）新址落成开业，仍沿用叶种德堂国药号名。新址地处闹市，同时继承了原店的经营特色，充实了资金，因此营业额不断上升，日趋兴盛。然仅隔 1 年，抗日战争爆发，药店被迫停业，近百职工只留数人看守店屋，余均迁散回籍。杭州沦陷后，店内所养 20 多头关鹿，尽为日军掠夺宰杀，损失严重。民国二十七年（公元 1938 年）下半年，柴梅生返杭州召回部分职工开门复业，但因货源缺乏，业务甚差，仅能维护在店职工的最低生活。抗战胜利后，各股东相继回杭州，又增添资金，购进大批关鹿，使业务逐步恢复到战前水平。但好景不长，国民党法币一再贬值，物价飞涨，特别在金元券贬值时期，店内名贵药材和丸散膏丹被大量抢购，又无法补进，药店再次陷入困境。1958 年并入胡庆余堂国药号，历时 150 年。现又分出，独立成堂。

总之，通过对元明清时期杭州主要中药店设置状况的初步探讨，使我们认识到这一时期杭城药业兴隆，药店如雨后春笋般地开张，在望仙桥、清河坊一带闹市区，名店辈出。

元朝较著名的有蒋正斋药室、夏应祥的寿安堂药室和泮氏中和堂等多家。明朝万历年间，朱养心药室开张。清朝嘉庆十年（公元 1805 年），张同泰药店原名张同泰国药号创建。嘉庆十三年（公元 1808 年），叶种德堂国药号创设。这些药店规模较大，雕梁画柱，古朴雅致，店规森严，自制丸散膏丹，经营各地地道药材，名闻遐迩浙、赣、皖、闽各省，远扬海内外。这些店主荜路蓝缕、开拓创新，掀起了药业发展的层层高潮，在中国药业发展史上留下了不可磨灭的业绩。

三、制药工场、器皿

在石器时代，人类用尖石作为发溃决脓、捶击筋骨、缓解病痛的医疗工具，后人称为箴石、砭石。杭州在发掘良渚、老和山新石器文化遗址中，也有磨制精细的尖石之类石器出土。到了青铜器时代，出现了金属针灸针，南北朝时开始使用镊子。东晋以来，从出土文物来看，有晋代越窑青瓷研钵，唐代越窑黄釉研钵，两宋药瓶、药坛等，都是调剂药物和保管药物的工具，说明在晋、唐时期，浙江一些地方已有重要的制作和经营活动。可是杭州出土的医药器皿文物现可见的是唐朝药店的黄釉研钵，随后有宋朝梅子青药瓶、瓷口药罐。唐、宋时期，杭州中药店铺纷纷开张，药品库存增多，采用了瓦罐、瓷瓶保管。后来，人们又使用缸、甏、坛、木箱保管[10]，这是元朝以前杭州医疗工具、储藏中成药器皿的记载。

中药材在使用前必须根据医疗的需要进行处理，其加工制作的方法统称“炮制”。杭州中成药的制备始于东晋著名医学家葛洪在杭州等地炼丹，其《抱朴子》、《肘后备急方》等著作，流传甚广。杭州北山葛岭，因葛洪炼丹而得名，今洗药池、炼丹井等古迹尚存。他在《肘后备急方》中，记载了不少中成药的处方和剂型，这是杭州市中成药制药工场的最早记载[11]。

宋朝，中药炮制发展较快，当时除“本草”外，“方剂学”迅速兴起，如《太平圣急方》、《太平惠民和济局方》、《圣济总录》等书中均记载有大量的炮制内容，而且由于朝廷颁发的“局方”中，明确提出对药物要“依法炮制”、“修制合度”。常用传统炮制方法分为清炒、炒黄、炒焦、炒炭，土炒、麸炒、米炒、蜜炙、酒炙、醋炙、盐水炙、姜汁炙、煅、煨、蒸、淬、飞等，目的是缓和药物性能，消除毒性，引导药物归经，提高治疗效果。药店制作饮片，主要靠太阳晒干，逢到连绵雨天，才用焙箱。切片后不能火烘的生晒术片、于术片等，只能等候晴天切片晒干，这是元朝以前杭州炮制中成药的简述。

以上是我们对自古至宋朝的杭州中成药制药方法、器皿的回眸，以下是我们对元明清时期杭州中药店制药工场、器皿的展述。

1. 制药工场

元、明、清以来，杭州中成药生产大都由民间中药店按历代传统的配制方法，手工操作，“石臼石磨、竹篇藤萝、铁船研钵、土灶淘锅”是当时制作设备的概括。当时一些有名望的大药店，在制作中均严格做到“原药选择地道，配料严格，遵古炮制”。凡处方要求蒸、煮、煅、炒、刮、剔、捣等工艺，均不惜工本，如法炮制而合。明、清时期，杭州各大药铺自立门户，前店后场，遵古炮制，各具特色。

明朝久居浙江长兴县的缪希雍，在《炮制大法》中也记载有“炮炙十七法”，并收载了一些具体品种的炮制方法，如“麦门冬产杭州笕桥，细心而皱者良，水洗去心，大抵一斤须减去五、六两。凡入汤液，或以水润去心，或以瓦焙乘热去心。若入焙热，即于风中吹冷，如此三、四次，即易燥且不损药力，或以汤酒浸捣膏和药亦可。滋补药则以酒浸擂之”等。杭州许广和、方回春、张同泰、叶种德等药店，加工炮制，讲究质优形美，精工细制，将原药通过拣、簸、筛、刷、刮、淘等方法，清除杂质，然后水泛、漂净、蒸煮，使药材便于切制，质味佳美。杭州的中型药店生意比较灵活，自制一部分丸散膏丹，这些参药店网络般地分布在杭城各个角落，为民众疾苦服务。小药店很多，药品质量较差却价廉。明朝医药，沿袭宋制，但由于商品经济的发展和民间医药逐渐兴起，医和药的分科较宋朝更为明显，民间商人开设药铺制售熟药也逐渐增加。清朝废止了官营药局体制，民间药铺制售中成药有了进一步发展。著名的有杭州方回春国药号，创建于顺治六年（公元 1649 年），主营丸散饮片兼营拆兑批发。嘉庆十年（公元 1805 年），杭州张同泰国药号创建，虔修丸散膏丹，刻有《丹丸全录》，自产各种成药 12 门 358 种。嘉庆十三年（公元 1808 年），宁波人叶谱山创设杭州叶种德堂国药号，以历代宫廷和家传验方精心配制各类成药 400 多种。他们在继承饮片炮制技术上各具特色，如炒黄两面黄亮；炒焦不能成炭，炒炭要存性；蜜炙要捏之成团，抛之即散；大黄要九制等。现将杭州传统名药制作工艺简介如下。

(1) 驴皮胶：驴皮以黑色为佳，春季 2、3 月间浸入水中，使其膨胀，然后刮去驴毛和腐肉，使两面光洁，再到水中漂洗晒燥，存放仓库，经过霉伏两季，去除腐臭气味，立冬前，以冷水泛潮，割成小块，再用温水泡软漂净，冬至后开始煎胶，平均每张驴皮熬胶 1 市斤 4 两（16 两制）。煎胶用水也很讲究，杭城几家药店均用西湖钱塘门水，水的质量重厚，煎成的胶质量好。原料落锅后需连续煎煮 3 昼夜，每天出水胶 1 次，经混合过滤淀清，再放于铜锅煎熬，浓缩至胶面膜封后倒入胶盘冷却，打条切块，印上牌记，凉燥后放入石灰箱储藏，3 年后才能上柜，在存销脱节时，也有将头尾 3 年的成胶，提早上柜供应，但当年之胶决不出卖，这是杭州老药店始终能保持质量和信誉的重要措施。

（2）局方紫雪丹：由 60 味中药配制而成。其制法是先将石膏、寒水石、灵磁石、滑石入锅，每 1 料加清水 20 斤，用武火煎煮到汁水约 10 斤时，再加元参、沉香、升麻、炙甘草、公丁香、青木香 6 味中药，继用文火煎煮至汁约 4 斤时，取出 4 味石类中药，滤清留汁；再将上述药渣加清水 8 斤煎第 2 汁，用文武火煎至汁约 3 斤时，再滤清留汁；将两次药汁一同煮沸后加入玄明粉、马牙硝 2 味，待溶化后改用铜锅，以微火熬至将老，再将事前挫成净粉的羚羊角、犀角 2 味加入，待温度稍减，锅底不再用火时，将麝香末、朱砂调入搅匀；若搅不透，可隔水炖化继续搅，但不能直接见火，以防麝香挥发失效，朱砂变色有毒。制成的紫雪丹滋润、色紫、气香、味辛微咸，然后用锡盒封装，防止香气走失。杭州胡庆余堂制作紫雪丹，为保证质量不惜成本，用黄金 133 克、白银 1 835 克铸成金铲银锅，代替铜锅使用。

（3）眼药：眼药有两类，一是燥眼药，是用处方规定的中药研成极细粉和匀而成；二是水眼药，是用配制好的极细粉加黄连膏或专用配制的膏滋（如赛空青膏滋）拌和而成。珍珠八宝眼药，是杭州朱养心药室的传统产品，朱氏对眼药制作，坚守家传，选料认真，精工炮制，极不疏忽，如珍珠逐粒挑选，置布袋中用豆腐煮沸后研成细粉，再将甘石（剔去硬块）、石蟹（不成形者拣去）用火煅透、淬酥、研成细粉，月石炒透水飞，川连用清水煎浓汁至干，后加硇砂、牛黄混合后研磨均匀，最后将加工好的各细粉混合，并加入梅冰，用手工研磨至无声，再用重绢筛净而成。

2. 器皿

元朝时生产刀、剪、钳、凿、烙等医疗器械。据明朝《医得效方》记述，治疗外科已经使用了夹板、麻线、桑支绕等医用材料。明清两朝，医疗器械又有所发展，陆续增加了银篦、喉针、磁烽、火罐、压知钩、通线管、通脉管等30多种。随着冶炼技术的进步和医学的发展，逐步出现了以铜、铁、金、银为材料的多种形式的金属针灸针（统称为金针）和其他医疗器具。到清朝，杭州民间中医已使用针灸针、拔火罐、手术刀、剪、镊、烙铁、通脓管、竹帘、软垫、小夹板等医疗器具，这些医疗器具多出于首饰匠等手工工匠之手。晚清时期，药店保管药品的方法大多采用晒、烘、焙、灰、封、窨、种7个方法。大药店栈房分工更细，设细货房、中货房、粗货房、拣药房、刀房、片子房、胶房、丸散房、酒房、鹿房等分类保管药材。

总之，上述这些炮制技术成为元明清时期法定的炮制方法，对保证药品的质量起了很大的作用，其中很多炮制方法至今仍被杭州中成药制药人员继承。同时，这一时期的中医药器皿也被发扬光大，成为当今杭州中医师治病的医疗器械和重放光彩的几大名药店贮藏中药的必备工具。

第二节　近现代药业

一、中医药业行会、药材及药行

由于受近代历史环境变迁以及其他因素的影响，近代杭州中医药行会更趋规范，中药材如同古代一样品种繁多，药材集散市场却有变化，浙江的药材集散地由宁波转移杭州。民国时期，药农采挖根块，妇幼收集花、果、皮、壳、虫蜕，由药行、药号集八方所产药材供医生四季治病。中医药业行会、药农及其药行为杭城人民的医疗保健做出了贡献，值得探究。

1. 中医药业行会

光绪三十一年（公元1905年）八月二十四日，杭州参业商人集会于西太平巷冯宅，抵制美货。1918年参燕业同仁购进袁井巷44号作为会所。1927年怀德堂经理应鉴清发起组织杭州市商民协会参药分会。民国十年（公元1930年）商会命令改组与参燕业划分，药业公会由应鉴清任会长，参燕业由宋德铭任会长。1933年改组同业会，国药业公会仍由应鉴清任理事长，参燕业公会由叶祖德任理事长，至1937年抗日战争爆发。1941年恒丰药行经理徐逸庭发起恢复同业公会，自任理事长。1945年抗日战争胜利后，同业公会进行整顿，更名为杭州市国药商业同业公会和参燕商业公会，并重新办理登记，郊区会员一律加入，国药业由俞绣章任理事长，参燕业由陈星槎任理事长，直至解放。

民国三十五年（公元1946年）十二月，筹建杭州市国药业职业工会（建国后俗称黄色工会）。翌年3月召开成立大会，有会员200多人，理事长乌兰璋，会址设在胡庆余堂国药号内，后与国药业公会合署办公。1949年10月，分别建立国药和新药业基层工会，隶属于杭州市店员工会（后改为财贸工会）。

2. **中药材及药行**

（1）中药材：杭州市郊十八味药材，俗称“杭十八”，闻名史上，备受晚清朝廷青睐，“前经军机处内务府电传谕旨，著浙江巡抚增韫办浙产药品，野于术、杭白芍、大生地、金菊花等类，迅速齐京，以备上用，已由增中丞派委候补知府，恭送内务府，转交御药房查收，并闻已由内务府大臣进呈御览。”[12]又据民国十八年（公元1929年）《工商半月刊》第20期“笕药之调查”：“笕桥居杭城东北，距城约10里，沪、杭甬铁路横贯其中，杭海汽车道环绕于外，交通便利，居民业农，农产丰富，可称首屈一指。地宜药最著名者凡十八种。乡老传言，仙人过笕其囊裂药坠而遗种，故其药特效，是言虽怪诞不经，然足以证其品之纯良，其毗连临平、乔司两镇亦产药材，而不及笕桥之丰，故成名笕药。十八名药中计植物十四，动物二，冬瓜（冬瓜皮、冬瓜子）、莱菔（萝卜子、地枯娄）各分为二，故号十八。今列诸于后：玄参、麦门冬、地黄、薄荷、草决明、千金子、白芷、白芥子、荆芥、牛蒡子、冬瓜皮、冬瓜子、萝卜子、地枯娄、黄麻子、泽兰、地鳖虫、僵蚕。笕桥之玫瑰花、浙贝母，品质殊佳，为笕药中后起之秀，但未列入十八名药之列。”笕桥地处杭州市东北与乔司临平两镇毗连，沪杭路上一大乡镇，除出产上列药材之外，还培植冬桑椹、桃仁、枇杷叶、莱菔子、夏枯草、苏梗、苦参子、白芥子等普通植物。

笕桥玄参生于山野，别名黑参，分羊角种、萝卜种两种，均以象形得名，适合种植砂质土壤。每年种期分惊蛰前后及冬至两次。一年每亩收获6担以上。大约5担生参可制干参一担。笕桥年产3 000多担，平均值价约27 000多元。以萝卜种产量为多，因两种干参收量相等，羊角种质常轻于萝卜种，农民多植萝卜种而少植羊角种。此种玄参多由本地行家收买整理转售于杭州市望仙桥一带药行，再经药行拣制之后，运销宁波、绍兴、上海、闽粤各地。

1931年，笕桥药材每年产量的精确数颇难调查，据民国二十一年《杭州市经济调查》记载的笕桥药材产量产值，可见下表13。表中各种药材计22种，总产值约14万元。其中十分之七售杭州望仙桥各药行。经药行挑选后，再转销各地，十分之三直销上海各地。

表13　1931年杭州市笕桥药材产量产值

药名	产量（担）	单价（元）	总值（元）	备注
玄参	3000	6～13	27000	名产
鲜地黄	1500	5～13	45000	名产
草决明	1000	10	10000	名产
白芷	1000	10	10000	名产
薄荷	1300	15	19500	
千金子	50	11	550	名产
麦冬	50	100	5000	麦冬为笕桥名产，又名笕冬
荆芥	1000	6～13	9000	名产
地鳖虫	100	78	7800	
僵蚕	80	5	400	民国15、16年，僵蚕每担售96元
苦参子	60	8	480	
冬桑叶	500	6	3000	

药名	产量（担）	单价（元）	总值（元）	备注
苏梗	15	18	127	
桃仁	1	40	40	
桑椹	18	13	230	
蚕砂	15	6	90	
白芥子	10	14	140	
夏枯草	15	5	75	
冬瓜子	20	17	340	
蝉蜕	10	0.7	7	
莱菔子	20	15	300	
枇杷叶	15	5	75	
合计	139154			

注：所产泽兰、玫瑰花、白芥子等因产量不祥，故未列入。

除笕桥盛产药材外，西湖及周边山区亦盛产野生药材。如灵隐寺内，有娑罗树，高20米，结果娑罗子，药名称苏罗子，有宽中、理气、杀虫之功效，年产20担左右。玉皇山天产之药，有黄精、首乌、菊花、薄荷、益母、芍药、牡丹、枸杞等76种以上。即使是西湖洼地，所产荷、莲、藕等皆入药，唯其数量较少，点缀西湖风光而已。民国时期，杭州药农种植药材蔚然成风，家家崇尚神农药王，设坛祭祀。每年春秋还要到吴山惠应庙（俗称药王庙）烧香祭祀，以保佑药材生产丰收。

（2）药行：药材行是代客进销的中间商，民国初期望仙桥侧的会馆河下已成为中药材批发商行的集中地，旧时客货运输均以水运为主，各药材行设在面临中河地区，可由江干转钱塘江上游兰溪、徽州各港，下通运河各省市地区，因货运便利，故均集中开设在此，药材批发行林立，均以批发拆兑为主，兼营芸香、黄蜡，在门、墙上书以“川广药材，香蜡杂货”条幅。沿中河一带共有“广丰”、“广大”、“源大”、“洪大”、“五丰”等7家，以“广丰”开设最早，以广大药行实力最为雄厚，由张沛生经营，从业人员达50多人，品种齐全，备货充足，抗战时期批发总额超过同行总和。还有慎昌药行，以经营禹州货为主，品种不多；三慎泰、恒丰、元大以零拆为主；人和药行以经营山货为主；义成药行以拆兑为主，兼营笕桥荆芥、玄参等出口。其他如洪大、广大、阜泰、五昌等药行，均为批发零拆，范围较小。后阜泰停业，改为恒大药行。各地来杭推销原材药料的各帮客商，均投各药材行代为销售，远如西南两广、云、贵、四川，华北鲁、豫等地区。药行售卖东北的参茸，西藏的麝香等高档药材及本省诸暨等地所产的蜂蜜等。销售对象为本市及附近各县区的门市药店，虽数量大小不一，但均批发进货、按质论价。药材行居间向购销双方收取佣金，获利甚丰。当时如胡庆余堂等几家最大的药店，均自向各地采购进货，但亦有部份药材如蜂蜜等有时亦向药材行批购，但必须高档正品，不收次货。

20年代，大药行资金在2~3万元之间，时币值稳定，同业相互竞争，营业均以赊销为主，放帐之风盛行，分端午、中秋、除夕三节收帐，生意兴旺。营业额以恒丰最大，年销达7万元左右，一般药行在5~6万元之间，人和药行最小，仅约2万元。民国二十年（公元1931年），杭州有草药商20个摊、贩，每人每月营业额为45元左右。1939年开设的广丰药行山货药材生意做得红火，药材运销全国，道地药材达1 000多种，还与加拿大、罗马尼亚、新加坡、缅甸、越南、朝鲜等国家交换萸肉、白术、白及、茶菊、元胡、玄参、白芷、荆芥、五倍子等大宗地产药材。

民国三十一年（公元 1942 年）九月五日，省卫生处又以代电征集民间灵效国产药材，各县呈送化验药物计有：杭州清华中学（内迁）治痢特效药样品雌雄草一束（加高粱叶 7 枚、遇红痢者加白糖、白痢者加红糖），浙江省运动委员会呈化验百灵药、金石保喉霜各一份。

建国前和建国初杭州市野生药用动物饲养繁殖仅梅花鹿一种，省内较有名望的大药店如杭州胡庆余堂、叶种德堂、张同泰等药店饲养过梅花鹿。

民国二十六年（公元 1937 年）前，杭州有药行 10 家，如阜通药行开设于明代末年，阜泰药行创设于清代后期，广大药行创设于清光绪三十年（公元 1904 年），三慎泰创设于民国元年（公元 1912 年），外省的杜盛兴、复兴合、同泰生等麝香字号也在杭州设点批发。民国三十二年（公元 1943 年），杭州药行增至 15 家，民国三十四年（公元 1945 年）减少为 13 家。抗战后期，五昌改为五丰药行，五丰药行业务活跃，经营两广、川汉、西怀、关北、山浙等地区药材，经理俞子京，由其父俞绣章（胡庆余堂经理）赞助，分设各省坐庄收购道地药材，上等货优先供应胡庆余堂，为当时最大药材输出行。其次是广大、恒大等各为拆兑及山浙货经营，方回春、张同泰、泰山堂等药号均批零兼营，拆兑各省药材和本店中成药。广生、德昌、广盛、协成、余庆、元昌、虞锦记、大茂、恒昌、恒康、广丰、广丰和、源记、新泰、协丰等药行从事药材生意。其时，尚有以“庄”、“字号”为行名的批发商行，业主多数系外地人，其经营品种单一，质量道地，价格略高，仅与大药行（店）往来，不做小生意。

药行向省内外购入药材后，首先邀请胡庆余堂、叶种德堂、万承志、张同泰、泰山堂、方回春六大经理并随带拣货先生来药行议价拣货，谓之“头拣”，余货则由“路头”（推销员）推销。路头分徽州路：桐庐、建德、茶园、淳安、威平；上江路：诸暨、义乌、东阳、兰溪、金华、江山、衢州；姚江路：萧山、绍兴、余姚及杭州市推销员“跑街先生”。路头（跑街）先生的职责是推销货物、兼收帐款。

杭州药材行经营暗码代替数字，暗码是：越、兄、杭、小、办、查、先、义、千、郎10字，代表1至10的数字。凡同行谈交易，皆以暗码示价。

民国三十五年（公元1946年），国民政府由于通货膨胀，经济崩溃，杭州药材行仅存11家。现将1644～1955年杭州市主要药行统计如下表14。

表14　1644～1955年杭州市药行统计表

店名	开设地址	业主或负责人	开业时间	资金	
				年份	金额
阜通			明末(公元1644年)前		
阜泰	望仙桥河下	戎襄成	光绪三十四(公元1875年)前	1931	5000元
广大	望仙桥河下	章芝馥	光绪三十年(公元1904年)	1931	6000
五昌	新宫桥	陈绍箕	民国十二年(公元1923年)前	1931	8000
恒丰	望仙桥河下23号	徐宝林	民国十二年(公元1923年)前	1931	1万
三慎	望仙桥河下23号	孔续卿	民国十二年(公元1923年)前	1931	7000元
义成	望仙桥河下23号	章少峰	民国十二年(公元1923年)前	1931	5000元
元大	望仙桥河下23号	周子松	民国十二年(公元1923年)前	1931	5000元
洪大	望仙桥河下23号	罗辅卿	民国十二年(公元1923年)前	1948	5万
慎昌	望仙桥河下	章少峰	民国十二年(公元1923年)前		
人和		冯振兰	民国十二年(公元1923年)前		
广生	望仙桥河下3号	叶寅初	民国二十年(公元1931年)前	1931	2000元

店名	开设地址	业主或负责人	开业时间	资金	
				年份	金额
德昌	望仙桥河下3号		民国二十年(公元1931年)前	1931	6000元
广盛	望仙桥河下10号	余希贤	民国二十年(公元1931年)前		
协成	靴儿河下	叶仰庭	民国二十五年(公元1936年)前		
余庆	望仙桥河下53号	俞永昌	民国二十五年(公元1936年)前		
五昌改五丰	新宫桥	俞子京	民国三十年(公元1941年)	1945	120万
阜泰改恒大	望仙桥河下	王月庚	民国三十二年(公元1943年)前		
元昌	会馆河下	沈翰轩	民国三十二年(公元1943年)前		
元昌改大丰	会馆河下25号	张介康	民国三十二年(公元1943年)前	1945	10万
虞锦记	望仙桥河下37号	虞锦高	民国三十二年(公元1943年)前		
大茂		胡祥孙	民国三十二年(公元1943年)前		
恒昌	望仙桥河下	余桐鹤	民国三十二年(公元1943年)前		
恒康	望仙桥河下	贺梓芳	民国三十二年(公元1943年)前	1945	20万
广丰	靴儿河下	叶滋茂	民国三十二年(公元1943年)前	1945	50万
大丰和	望江街6号	严宪章	民国三十二年(公元1943年)前	1954	854元
源记	周衙弄27号	叶贵元	民国三十二年(公元1943年)前	1945	10万
新泰		孙福堃	民国三十二年(公元1943年)前		
恒大改恒大庆	望仙桥河下	周康瑛	民国三十五年(公元1946年)前	1948	8万
协丰	会馆会下15号	叶仰庭	1949年	1949	3600万

综上所述,近代杭州的药业行会、药材和相关贸易批发机构已具一定的规模,国内外药材商贾云集杭州,交易数额较大,反哺了当地的中药材生产,一些名贵中药材还远销欧洲和东南亚诸国,为近代杭州药业发展谱写了新曲。

二、中药厂店

近代杭州的中药店堂古朴高雅,很具传统文化的艺术魅力,药香四溢,门庭若市。药店的规模亦可分大、中、小三类,却各具特色:其一,大药店经营不赊欠,不代客煎药、送药。大店一般前店后场，以胡庆余堂、叶种德堂、万承志堂、方回春堂、张同泰及泰山堂规模较大，号称杭州药业六大家。精选道地药材，自己配制丸散膏丹，饮片品种齐全，讲究质量和信誉，自制的丸散膏丹以门售为主，也兼对城乡中小药店批发，深受群众信赖。其二，中型药店大多聘有坐堂医生诊病处方，代客煎药、送药，规模逊于大店，价格略低，但生意比较活络。贷款可赊欠，凭摺记帐，三节结算（端午节、八月半和春节），聘请较有名气的"郎中先生"（中医师）坐堂门诊。这些店也自制一部分比较畅销的丸散膏丹，如小儿化痰丸、回春丸、益母膏、枇杷叶膏、八珍糕等。品种亦有一二百种，颇受病人好评。其三，小型药店店主既懂医道，又为民撮药。此类药店较多，相当一部分不雇职工，或收有一二个学徒，属于"家养店"（外面店堂，里面住家）。所售药材部分是大中同行挑剩物，规格差些，价格便宜。这些店平时生意清淡，主要顾客来自附近居民。以桂皮、茴香、胡椒、膏药、皮硝、吊筋药等零味药为主，一般不自制成药，仅经销大、中同行的丸散膏丹。病者买药多为头痛发热、咳嗽、腹泻、腰痛、月经不调、小儿麻疹、出冷汗等病症。既不用挂号，也不需处方，随手抓几味药，花几分钱，用以治病，也受周边居民青睐。

因此，近代杭州传统中药店堂在满目疮痍的社会背景下，仍昂首向前发展。大、中、小中药店星罗棋布杭城要道，生意兴隆，值得钩沉。

1. **主要中药店**

《杭俗遗风·名铺》载："清道光、咸丰年间，杭城药店，生意极盛者，数种德堂、许广和、碧苏斋。"[13] 此外，尚有存仁堂药店（今红星药店）开设于嘉庆二十三年（公元 1818 年），天禄堂药店(今保健药店)开设于道光二十九年(公元1849年),汤养元药店(今长春药店)开设于同治八年(公元1869年)等,都各具特色。民国初年,《杭俗遗风》又补辑述:杭州药店"就其最著称者有胡庆余堂、种德堂之药材,承志堂之药酒。皆誉称一时矣"。杭城著名的药店还有余香山、泰山堂、孙泰和等中型药店。

在杭州国药业中,较早的国药店铺还有天生堂(公元1891年)、俞同春(公元1898年)、泰和堂(公元1902年)、德记药店(公元1903年)、大德药店(公元1905年)、茂昌药店、沈国泰药店、抱一琴药店等,最具影响的国药号当推享有江南药王美誉的大药业胡庆余堂。

民国以前,杭州有药店34家。民国元年(公元1911年),杭州有药材行、国药号40家,参茸字号3家。民国前期,除了老字号中药店铺外,还出现了许多中小型药店,如致中和、惠生堂仁记药号、树德堂、仁德正、春和堂、积善堂国药店、种福堂、德和堂国药号、天德堂、人寿堂、采芝堂、天元堂、永生堂、保生堂、惠生堂、通和堂、庆德堂、怀德堂、春生堂、五和堂、裕泰垣堂、永和堂、天医堂、寿芝堂、德济常、天宝堂、万生堂、祥泰和、同生堂、叶天德堂、叶万春国药号、恒益堂、王明德国药号、德生堂、葆和堂、念滋堂药号、大生堂、广盛同药号、大生祥药号、大德堂药号、大年堂药号、太山堂药号、元元堂药号、资德、培德生、华山堂、余德堂、宝三堂、龚德龄、万寿堂、长春堂、同益堂、大昌堂、应德和、延年、仁德堂、延生、源兴、慎德、德源、建德、源盛、仁寿、道德堂、广泰、人寿和、大震、王太山、天和堂、保生章、卢同德、广成、寿山、松茂、美成、敏恩、延庆堂、德生、怀德、长春、承德、天益、同春、同仁、朱天德、存济、尚德、春元、广泰、九和、春生、泰元、范天益、天成、天芝、寿全、问松、南山、善庆、叶长春、再生、全寿春、建德分号、永济、德济局、济生、博济、德元、方萃头、庆德、通和、大成、寿生、久和、正和、恒德、同春志、德大、德庆、天德、延寿仁、协和、恒寿、存仁、三瑞、庆生、寿康分店、延寿恒、回生、培德、久和福记、胡大德、德仁、宝善、存德、仁济、克济、春和、陈同春、回春、成春、公一、衡山、大升、问心堂、同仁堂、怀仁、康德堂、孙春和分店、存德春记、访华、怀德鹤、立成、芝山、积庆、泰生、永济药局、仁寿云、恒春、红星国药社、傅同春、东海国药社、怀存堂、怀德鹤记、怀德泰、陈中和、叶春生堂、存仁堂国药号、仁益堂药号、天德牛、保和堂、天生堂药号、同益堂药号、同德堂药号、大元堂、培元堂、春元国药号、惠民堂国药号、寿康药号、万寿堂国药号、世昌国药号、宝生堂药号、延寿堂药号、洪泰鸿记药栈、延龄堂药号、长生堂国药号、敬德堂药号、养和堂药号、怡和堂、益寿堂、汇诚堂、吴万寿、泰来堂、孙泰和药号、华山堂、万春堂、宝三堂、龚德龄堂、颐寿堂药号、范天益药号、尚德堂药号、庆和堂药号、益元堂、泰元堂、虞同得堂、通和堂药号[14]。1929 年，杭州有中药铺 130 家，1934 年增至 185 家。除此之外，还有 1931 年前就存在于延龄路 153 号的钱耀周主管的浙江药局和寿安路 5 号周师洛主管的中华医药公司。1931 年的 20 个草药商摊贩。

民国后期，杭州中药业又有新的发展，民国二十年（公元 1931 年），杭州市有大中小型中药店行 151 家，分布在市区 88 家、笕桥 27 家、湖墅 20 家、江干 11 家、西湖区 5 家。其中独资 129 家，合资 22 家。全业资本 395 950 元，共有店员学徒 1 506 人。业主籍贯以宁波帮为主，约占全业一半。杭帮次之，绍帮又次之，嘉兴、金华二帮各1家。宁帮尤以慈溪籍占优势，胡庆余堂、叶种德堂、万承志堂皆慈溪人在本市经营的大药行。全行业1931年营业额为2 910 250元，全年营业额在2万元以上者有胡庆余、方回春、万承志、叶种德、泰山、大元、天德、同春堂、德昌药料号以及恒丰、三慎、义成、元大、阜泰、五昌、广大药行等19家，其中又以胡庆余堂90万元最大。恒丰20万元，种德、承志各18万元。

抗日战争期间，杭州市中药业遭受摧残，杭州不少药店内迁县镇或停业，中成药生产萎缩，药市萧条。民国二十六年（公元1937年）十二月二十四日，杭州陷落，万承志堂、张同泰药店、胡庆余堂、叶种德堂等大药店均歇业，民国二十九年（公元1940年）以后虽相继复业，但因遭受损失、资金不足、原料缺乏等原因，只能维持生计。据民国三十二年（公元1943年）统计杭州药店仅存59家、药材商行16家、参店12家。1945年全市中药参燕业又增至112家。到1949年，杭州市区有中药字号99家。现将1931～1951年杭州市主要中药零售店统计于下表15。

表15　1524～1951年杭州市中药零售店表

店名	开设地址	解放前负责人	开业时间	资金	
				年份	金额
许广和	新宫桥堍	许氏	明嘉靖三年（公元1524年）		
朱养心	大井巷口	来鸿鼐	历年间（公元1573～1619年）	1951	2100元
方回春	河坊街	卢裕国	清顺治六年（公元1649年）	1931	7280元
张同泰	同春坊	徐献坪	嘉庆十年（公元1805年）	1945	50万
叶种德	清河坊	柴梅生	嘉庆十三年（公元1808年）	1931	1.8万
存仁堂	忠清大街	陈道济	嘉庆二十三年（公元1818年）	1945	30万
余香山	弼教坊	杨克俭	嘉庆二十三年（公元1818年）	1945	5万
太和堂	司前街	姚秉锡	嘉庆二十三年（公元1818年）	1945	10万
泰山堂	清泰街388号	陈岐根	道光前	1931	1000元
天禄堂	茶亭庙	倪世泉	道光二十九年（公元1849年）	1931	1000元

店名	开设地址	解放前负责人	开业时间	资金	
				年份	金额
万承志	清泰街	卢裕晋	清光绪年间	1931	2万
汤养元	官巷口	夏宝麟	同治八年(公元1869年)	1945	30万
胡庆余	大井巷95号	俞绣章	光绪四年(公元1878年)	1931	10万
孙泰和	菜市桥96号	董锦芳	光绪十一年(公元1885年)	1945	30万
天生堂	湖墅大兜	朱宝初	光绪十七年(公元1891年)	1949	2万
俞同春	菜市街30号	俞钟样	光绪二十四年(公元1898年)	1931	5000元
泰和	彭家埠	钟养栽	光绪二十八年(公元1902年)	1945	1万
德记	望仙桥河下	张金悟	光绪二十九年(公元1903年)	1945	4万
大德	拱宸桥大同街	朱继泉	光绪三十一年(公元1905年)	1945	8万
大年堂	羊坝头	王本荣	民国元年(公元1912年)	1945	10万
致中和	彭家埠	朱鼎荣	民国元年(公元1912年)	1945	5万
叶万春	望江街	叶培荣	民国二年(公元1913年)	1945	10万
天德生	城皇牌楼	叶勋标	民国二年(公元1913年)	1945	5万
德生	下菩萨	吴永年	民国七年(公元1918年)	1945	2万
保和堂	藩司前	孙锡麟	民国九年(公元1920年)	1945	5万
大元堂	清泰街	宓炳庚	民国十年(公元1921年)	1945	10万
同益堂	观桥	朱汉丞	民国十年(公元1921年)	1945	10万
培元堂	东街路922号	朱茂义	民国十二年(公元1923年)	1945	3万
庆和堂	横河桥	应友生	民国十三年(公元1924年)	1945	6万
春和堂	小学前89号	徐纹夫	民国十五年(公元1926年)	1945	10万
长生堂	东街路292号	黄延卿	民国十六年(公元1927年)	1945	10万
吴万寿	七堡	吴淞元	民国十七年(公元1928年)	1945	4万
敬德堂	清泰街	王培仙	民国十八年(公元1929年)	1945	5万
泰来	望仙桥4号	张尚峰	民国十九年(公元1930年)	1945	10万
人寿堂	闹市口	朱家训	民国二十年(公元1931年)前		
大生祥	吴山路34号	罗仁荣	民国二十年(公元1931年)前	1945	10万
存仁堂	康家桥	钟竞清	民国二十年(公元1931年)前		
仁益堂	拱宸桥西河下	宋德生	民国二十年(公元1931年)前		
仁德正	东街路938号	应霭文	民国二十年(公元1931年)前	1945	30万
五和堂	延安路206号	方子钦	民国二十年(公元1931年)前		
天德堂	庆春门189号	叶荣庭	民国二十年(公元1931年)前		
益元堂	美政桥	余松山	民国二十年(公元1931年)前		
泰元	仁和路38号	丁敏	民国二十年(公元1931年)前		
恒益堂	灵隐山门口	郭渭川	民国二十年(公元1931年)前		
余庆栈	望仙桥南河下	卢燧英	民国二十年(公元1931年)前		
资德	凤山门13号	陈其昌	民国二十年(公元1931年)前		
培德生	上仓桥	宓锦秋	民国二十年(公元1931年)前	1945	8万
华山堂	望江门直街29号	郁丰文	民国二十年(公元1931年)前		

店名	开设地址	解放前负责人	开业时间	资金	
				年份	金额
余德堂	仓桥21号	王初庭	民国二十年(公元1931年)前		
宝三堂	下板儿巷131号	杨滇元	民国二十年(公元1931年)前		
龚德龄	新民路	龚少卿	民国二十年(公元1931年)前		
怡和堂	海月桥	郑观盈	民国二十年(公元1931年)前		
天宝堂	杭州路	韩继康	民国二十年(公元1931年)前	1945	10万
同德堂	塔儿头	朱俊甫	民国二十年(公元1931年)前		
葆和堂	庆春街173号	张云祥	民国二十年(公元1931年)前		
万寿堂	武林门19号	周香泉	民国二十年(公元1931年)前		
王明德	望江门直街25号	王芝田	民国二十年(公元1931年)前		
延龄堂	四宜路	黄礼章	民国二十年(公元1931年)前	1945	5万
范天益	左家桥	范友绍	民国二十年(公元1931年)前		
长春堂	昭庆寺48号	李铭荣	民国二十年(公元1931年)前		
益寿堂	性存路46号	陈春华	民国二十年(公元1931年)前		
树德堂	延龄路211号	金以焕	民国二十年(公元1931年)前		
同益	笕桥8号		民国二十年(公元1931年)前		
汇成堂	仓桥43号	吴慎根	民国二十年(公元1931年)前		
大昌	望仙桥河下	沈翰轩	民国二十年(公元1931年)前		
祥泰和	延龄路206号	董锦鳌	民国二十年(公元1931年)前		
应德和	庆春门182号	应步沄	民国二十年(公元1931年)前		
延寿堂	闹市口	韩期钿	民国二十年(公元1931年)前	1945	10万
天德堂		茶亭庙	民国二十年(公元1931年)前	1931	5000元
世昌	荐桥	戚世昌	民国二十年(公元1931年)前	1000元	
延年	清泰街155号	施孝行	民国二十年(公元1931年)	1945	5万
洪泰	会馆河下35号	宋鸿涛	民国二十一年(公元1932年)	1945	10万
仁德堂	拱宸桥 西河下146号	许寿松	民国二十一年(公元1932年)	1945	5万
延生	东街路1123号	宓汉群	民国二十二年(公元1933年)	1945	5万
德和堂	河坊街	黄志春	民国二十二年(公元1933年)	1945	7万
大生	会馆河下15号	沈阮引孙	民国二十二年(公元1933年)	1945	3万
源兴	康家桥	徐进宝	民国二十二年(公元1933年)	1945	6万
慎德	清朝寺牌楼	夏达卿	民国二十二年(公元1933年)	1945	3万
德源	白莲花寺	阮嘉祥	民国二十三年(公元1934年)	1945	2万
建德	会馆河下27号	陈达甫	民国二十三年(公元1934年)	1945	10万
源盛	彭家埠	任善根	民国二十三年(公元1934年)	1953	500元
仁寿	七堡	吴则民	民国二十四年(公元1935年)	1945	3万
惠生堂	盐桥46号	陈定煜	民国二十四年(公元1935年)	1945	30万
道德堂	小河街40号	毛志强	民国二十四年(公元1935年)	1950	1350元
广泰	会馆河下	徐逸庭	民国二十五年(公元1936年)前		

店名	开设地址	解放前负责人	开业时间	资金	
				年份	金额
人寿和	海月桥 94 号	韩渭杨	民国二十五年(公元 1936 年)前		
大震	望仙桥河下	王长庚	民国二十五年(公元 1936 年)前		
王太山	武林门外	王柏林	民国二十五年(公元 1936 年)前		
元元堂		闹市口	民国二十五年(公元 1936 年)前		
天和堂	海月桥	周桂星	民国二十五年(公元 1936 年)前		
天医堂	中板儿巷	韩招娣	民国二十五年(公元 1936 年)前	1945	3 万
保生堂	筧桥直街 195 号	钟晋三	民国二十五年(公元 1936 年)前		
春元	望仙桥河下		民国二十五年(公元 1936 年)前		
春生	筧桥直街	冯耀荣	民国二十五年(公元 1936 年)前	1946	30 万
惠生堂	筧桥直街 248 号	钟乃康	民国二十五年(公元 1936 年)前		
德济堂	南星桥	应达文	民国二十五年(公元 1936 年)前		
寿芝堂	羊市街	姚沛霖	民国二十五年(公元 1936 年)前		
寿康	新民路 161 号	梅守耕	民国二十五年(公元 1936 年)前	1945	15 万
颐寿堂	南星桥	李芝山	民国二十五年(公元 1936 年)前		
万生堂	闹口小桥	孙文波	民国二十五年(公元 1936 年)前		
永和堂	同春坊 31 号	毛纪生	民国二十五年(公元 1936 年)前		
宝生堂	下板儿巷	董福生	民国二十五年(公元 1936 年)前		
种福堂	忠清巷 67 号	刘菊	人民国二十五年(公元 1936 年)前		
采芝堂	岳坟	颜家拣	民国二十五年(公元 1936 年)前	1945	10 万
裕泰恒	昭庆寺	毛水铟	民国二十五年(公元 1936 年)前	1945	4 万
养和堂	闹市口	柳雪臣	民国二十五年(公元 1936 年)前		
怀德堂	艮山门外	童根耀	民国二十五年(公元 1936 年)前	1945	5 万
尚德堂		拱墅	民国二十五年(公元 1936 年)前		
念慈堂	中板儿巷	岑静洲	民国二十五年(公元 1936 年)前		
积善堂	官巷口	粱章甫	民国二十五年(公元 1936 年)前		
通和堂	览桥 275 号	叶荫泉	民国二十五年(公元 1936 年)前		
庆德堂	筧桥 91 号	余友甫	民国二十五年(公元 1936 年)前		
同生堂	大井巷 67 号	焦令曾	民国二十五年(公元 1936 年)前		
卢同德	南塘乡	卢燧英	民国二十五年(公元 1936 年)前		
广成	望仙桥西河下	王荣堂	民国二十五年(公元 1936 年)前	1945	3 万
寿山	东街路 43 号	何少山	民国二十五年(公元 1936 年)前	1945	5 万
松茂	七堡	刘金德	民国二十五年(公元 1936 年)前	1945	2 万
美成	清潮寺牌楼	张炳善	民国二十五年(公元 1936 年)前	1945	50 万
敬恩	凯旋路	屈钟台	民国二十五年(公元 1936 年)前	1949	100 万
延庆堂	延龄路 192 号	宋云鹏	民国二十五年(公元 1936 年)前	1945	30 万
采芝堂	岳坟	颜家拣	民国二十五年(公元 1936 年)前	1945	10 万
德生	忠清街	陈寅臣	民国二十六年(公元 1937 年)前	1945	20 万
怀德	艮山门外	应鉴清	民国二十六年(公元 1937 年)前		

店名	开设地址	解放前负责人	开业时间	资金	
				年份	金额
天元	艮山门外	俞抒炎	民国二十六年(公元1937年)前	1946	180万
长春	东坡路	周善波	民国二十六年(公元1937年)前		
承德	下仓桥	李祖延	民国二十六年(公元1937年)前		
天益	大东门	支宝生	民国二十六年(公元1937年)前		
同寿	闸口	应佐新	民国二十六年(公元1937年)前		
春元分号	闸口	姚延淇	民国二十六年(公元1937年)前		
同仁	闸口	赵幼棠	民国二十六年(公元1937年)前		
太山	南星桥	孙鹤泉	民国二十六年(公元1937年)前		
存济	湖墅	李月舫	民国二十六年(公元1937年)前		
尚德	湖墅	韩升椒	民国二十六年(公元1937年)前		
春元	望仙桥河下	罗辅卿	民国二十六年(公元1937年)前		
广泰	会馆河下	张振亚	民国二十六年(公元1937年)前		
九和	清泰路	韩显珠	民国二十六年(公元1937年)前		
春生	新民街	罗旭初	民国二十六年(公元1937年)前		
泰元	新市场	王志成	民国二十六年(公元1937年)前		
范天益	湖墅	徐戴芳	民国二十六年(公元1937年)前		
天成	湖墅	王鉴清	民国二十六年(公元1937年)前		
天芝	大关	翁舜年	民国二十六年(公元1937年)前		
寿全	大关	杨洗棋	民国二十六年(公元1937年)前		
太山	南星桥	孙鹤泉	民国二十六年(公元1937年)前		
存济	湖墅	李月舫	民国二十六年(公元1937年)前		
问松	闸口	杨松泉	民国二十六年(公元1937年)前		
南山	宝极官巷	王钰泉	民国二十六年(公元1937年)前		
善庆	玉堰庙	沈阿洪	民国二十六年(公元1937年)前		
叶长春	尧典桥	叶松麟	民国二十六年(公元1937年)前		
再生	蔡院前	张俊鉱	民国二十六年(公元1937年)前		
全寿春	竹斋街	赵祖灿	民国二十六年(公元1937年)前		
建德分号	河坊街	陈章熊	民国二十六年(公元1937年)前		
同仁	湖墅	翁伯康	民国二十六年(公元1937年)前		
德济局	湖墅	姚宪忠	民国二十六年(公元1937年)前		
济生	大关	杨介眉	民国二十六年(公元1937年)前		
博济	灵隐	盛颂恩	民国二十六年(公元1937年)前		
德元	下菩萨	吴彭令	民国二十六年(公元1937年)前		
方萃头	下菩萨	方秋槎	民国二十六年(公元1937年)前		
庆德	笕桥	余友甫	民国二十六年(公元1937年)前		
永生	笕桥	钟养裁	民国二十六年(公元1937年)前		
通和	笕桥	叶鸿超	民国二十六年(公元1937年)前		
久和	彭家埠	陈文卿	民国二十六年(公元1937年)前		

店名	开设地址	解放前负责人	开业时间	资金	
				年份	金额
正和	彭家埠	余菊坪	民国二十六年(公元1937年)前		
恒德	新塘镇	徐征荣	民国二十六年(公元1937年)前		
同春	新塘镇	沈传甫	民国二十六年(公元1937年)前		
同春志	艮山门外	陈尚志	民国二十六年(公元1937年)前		
惠民	佑圣观路	岑延龄	民国二十六年(公元1937年)前	1945	5万
德大	新桥	阮吟和	民国二十六年(公元1937年)前		
德庆	松木场	孙学鹏	民国二十六年(公元1937年)前		
永济	性存路	毛鼎余	民国二十六年(公元1937年)前		
仁寿	庆春街	柴其仁	民国二十六年(公元1937年)前		
延寿仁	凤山门	朱荣春	民国二十六年(公元1937年)前		
存仁	凤山门	陈钦安	民国二十六年(公元1937年)前		
颐和	枸桔弄	杨锦福	民国二十六年(公元1937年)前		
天德	七堡	洪宝才	民国二十六年(公元1937年)前		
万寿	七堡	吴淞元	民国二十六年(公元1937年)前		
天生	七堡	阮澄梦	民国二十六年(公元1937年)前		
德大	小学前45号	阮象辉	民国二十七年(公元1938年)	1945	4万
协和	闹市口64号	蒋连隆	民国二十七年(公元1938年)	1945	10万
久和	彭家埠	陈文卿	民国二十六年(公元1937年)前		
正和	彭家埠	余菊坪	民国二十六年(公元1937年)前		
恒德	新塘镇	徐征荣	民国二十六年(公元1937年)前		
恒寿	笕桥直街66号	冯应照	民国二十七年(公元1938年)	1945	5万
德大分号	武林路137号	阮艮午	民国二十七年(公元1938年)	1950	1430元
三瑞	河罕上	杨鹤年	民国二十八年(公元1939年)	1945	5万
庆生	净寺51号	孙陆滨	民国二十九年(公元1940年)	1945	2万
寿康分店	中山北路478号	梅守耕	民国三十年(公元1941年)	1946	50万
延寿恒	闸口小桥里街	张云卿	民国三十年(公元1941年)	1950	200元
回生	下板儿巷	杨松涛	民国三十年(公元1941年)	1945	3万
培德	宣家埠	金贮春	民国三十年(公元1941年)	1945	2万
久和福记	彭家埠	章土雄	民国三十一年(公元1942年)	1945	5万
胡大德	庆春路238号	胡炳照	民国三十一年(公元1942年)	1945	10万
德仁黄帛寿			民国三十二年(公元1943年)		
承德	海月桥	李芝山	民国三十二年(公元1943年)		
宝善	清泰街203号	邬思皋	民国三十二年(公元1943年)	1945	25万
存德蒋寅生			民国三十二年(公元1943年)前		
仁济张志铭			民国三十二年(公元1943年)前		

店名	开设地址	解放前负责人	开业时间	资金	
				年份	金额
天益 李志铭			民国三十二年(公元1943年)前		
大生堂	小河直街15号	杨春耀	民国三十三年(公元1944年)	1953	536元
颐和	笕桥沈有根		民国三十四年(公元1945年)前	1945	6万
克济	新宫桥信余里	陈绍武	民国三十四年(公元1945年)前	1945	5万
仁济	化仙桥	程美福	民国三十四年(公元1945年)前	1945	3万
春和	彭家埠	沈金宝	民国三十四年(公元1945年)前	1945	1万
春生	康家桥	杨春耀	民国三十四年(公元1945年)前	1945	4万
陈同春	大学士牌楼	陈尚志	民国三十四年(公元1945年)前	1945	3万
回春	新塘上	博培德	民国三十四年(公元1945年)前	1945	3万
寿生	笕桥北街	陈桂枝	民国三十四年(公元1945年)前	1945	20万
成春	夹城巷81	沈耀文	民国三十四年(公元1945年)前	1945	2万
养和	宣家埠	袁子文	民国三十四年(公元1945年)前	1945	1万
公一	苋桥直街151号	郑金木	民国三十四年(公元1945年)前	1945	
衡山	七堡	孙菊花	民国三十四年(公元1945年)前	1945	5万
同德	丁桥	陈庆堂	民国三十四年(公元1945年)前	1950	430元
寿康	中正街83号	戴秉彝	民国三十五年(公元1946年)前	1946	70万
大升	廷龄路932号	郭怀德	民国三十五年(公元1946年)前	1946	250万
怀德	秤杆弄26号	唐鹤皋	民国三十五年(公元1946年)	1946	30万
问心堂	闸口小桥	宓心沐	民国三十五年(公元1946年)	1949	225万
同仁堂	灵隐	邬鑫湖	民国三十五年(公元1946年)	1946	50万
怀仁	善贤坝	陈竞家	民国三十五年(公元1946年)		
康德堂	中山南路77号	罗正展	民国三十五年(公元1946年)	1953	1450元
天德堂	中山南路20号	陈震洲	民国三十五年(公元1946年)	1950	700元
孙春和分店	南星桥	裘松茂	民国三十六年(公元1947年)		
	归总店存德春记		民国三十六年(公元1947年)		
济华	中山北路478号	钱连法	民国三十七年(公元1948年)	1948	4万
怀德鹤	艮山门外直街	唐鹤皋	民国三十七年(公元1948年)	1948	4万
立成	建国南路934号	朱荣贵	民国三十七年(公元1948年)	1949	250万
芝山	松木场流水桥13号	李芝山	民国三十七年(公元1948年)	1949	100万
积庆	中山南路484号	陈恒沅	民国三十八年(公元1949年)	1949	220万
泰生	望仙桥直街216号	董可兴	民国三十八年(公元1949年)	1949	380万
万寿	夏兴街725号	朱庭尧	民国三十八年(公元1949年)	1949	170万
永济药局	凝海巷92号	李云泉	民国三十八年(公元1949年)	1950	40元
仁寿云	中山南路245号	唐云溪	1950年	1950	1000元
恒春	左家桥	赵家麟	1950年	1950	720元

店名	开设地址	解放前负责人	开业时间	资金	
				年份	金额
红星国药社	中山南路 976 号	韩瑞惠	1950 年	1950	150 元
傅同春	新塘上	傅祖培	1950 年	1950	300 元
东海国药社	茶亭庙 32 号	徐熊	1951 年	1951	500 元
怀存堂	章庵村		唐鹤年怀德鹤记张子云	1951 年	
怀德泰	吊桥直街	陆培明	1951 年	1955	1007 元
陈中和	丁桥	张调韵		1953	429 元
叶春生	丰和村	叶树鹏		1955	78 元

在上表 239 家药店中，1931 年全年营业较好者可见下表 16。

表 16　1931 年杭州市主要中药店状况统计

牌号	地址	组合性质	职员人数			资本数（元）	1931 年营业数(元)
			店员	学徒	合计		
胡庆余堂	大井巷	合资	185	10	195	100000	900000
恒丰药行	望仙桥河下	独资	28	3	31	10000	200000
叶种德堂	望仙桥	独资	86	10	96	18000	186000
万承志堂	焦棋杆	独资	80	10	90	20000	180000
三慎药行	望仙桥河下	独资	21	4	25	7000	131000
义成药行	望仙桥河下	独资	19	1	20	5000	108000
元大药行	望仙桥河下	独资	23	4	27	5000	10000
阜泰药行	望仙桥河下	独资	16	4	20	5000	95000
五昌药料行	新宫桥	独资	18	4	22	8000	95000
回春堂	西河坊	合资	24	10	34	7280	94500
广大药行	望仙桥河下	独资	13	3	16	6000	92000
泰山号	荐桥	独资	32	4	36	1000	88000
广生药行	望仙桥	独资	21	5	26	2000	51600
天禄堂	茶亭庙	独资	15	3	18	1000	38000
大元参药号	望仙桥	独资	7	3	10	3000	32000
世昌国药号	荐桥	独资	4	1	5	1000	32000

牌号	地址	组合性质	职员人数			资本数（元）	1931 年营业数(元)
			店员	学徒	合计		
天德堂	茶亭桥	独资	15	2	17	5000	24000
德昌药料号	望仙桥	独资	13	2	15	6000	21000
同春堂	菜市桥	独资	12	4	16	5000	20000
其他 132 家:独资 113 家、合资 20 家,其中天生堂、元元堂、万春堂 1932 年关闭。			626	161	787	180670	422150
合计:独资 129 家、合资 22 家共 151 家			1258	248	1506	395950	2910250

1931 年，各家药店自制药品价格统计于下表 17。

表 17　1931 年杭州市主要中药店自制药品价格统计

品名	单位	零售价格	销路	品名	单位	零售价格	销路
全鹿丸	每两	1 角 5 分	各县	大补丸	每两	8 分 8 厘	各县
枇杷膏	每两	7 分 6 厘	各县	大补膏	每两	1 角 5 分	各县
辟瘟丹	每粒	3 角 9 分 6 厘	各县	回春丸	每粒	1 角 8 分	各县
纯阳正气丸	每两	7 角	各县	六味丸	每两	5 分 2 厘	各县
两仪膏	每两	1 角 5 分	各县	人参再造丸	每粒	1 元 9 角 2 分	各县
红灵丹	每两		7 元	各县行军散	每两	50 元	各县
平安散	每两	3 元 9 角	各县	卧龙丹	每两	3 元	各县
雷公散	每两	9 元 6 角	各县	午时茶	每块	2 分	各县
愈疯酒	每斤	3 角 8 分 4 厘	各县	加皮酒	每斤	3 角 8 分 4 厘	各县
洋参酒	每斤	8 角 9 分 6 厘	各县	参桂酒	每斤	8 角 9 分 6 厘	各县
如意油	每瓶	5 分 6 厘	各县	回天丸	每粒	2 角 4 分	各县
安宫牛黄	每粒	2 元 3 角 2 分	各县	局方至宝丹	每粒	1 元 1 角 6 分	各县
天王补心丸	每两	6 分 4 厘	各县	明目地黄丸	每两	5 分 6 厘	各县
女科八珍	每两	6 分 8 厘	各县	知柏地黄丸	每两	5 分 6 厘	各县
八珍糕	每斤	3 角 2 分	各县	如意丹	每两	6 元 4 角	各县
二妙丸	每斤	5 分 2 厘	各县	紫金片	每两	3 元 9 角 2 分	各县
三妙丸	每两	5 分 6 厘	各县	紫金锭	每两	3 元 4 角	各县

2. 胡雪岩及胡庆余堂

胡光墉（公元 1823 ~ 1885 年），字雪岩，原籍安徽绩溪县，寓居杭州。父芝田，母金氏，家贫，幼年无力读书，后粗通文墨，为人精明干练，善于应酬和经营，早年在杭州一家钱庄当学徒，自开阜康钱庄，与官府来往密切，后来发迹，先依王有龄，后投左宗棠，先后经理赈抚局局务、船政局事务、代借内外债、筹供军饷、订购军火。同时，依仗湘军权势，在全国29处设立阜康银号、当铺，经营生丝、茶叶的出口贸易和鸦片的进口生意，拥有良田万亩、成为积资二三千万两银的巨贾，富名威震中外。当时，正值清政府勾结国外势力镇压太平天国运动，胡雪岩忠于清庭，以筹措军粮、军饷、购买军火、息借外债、经理粮台、金融、船局、负责赈抚、转运等一切事务，先得浙江巡护王有龄重用。1861年12月，杭城被太平军攻占，王有龄兵败自杀后，胡雪岩成为左宗棠手下重臣。在左宗棠率湘军入浙期间，因献粮有功，得到左的信任，左克复杭城后，由胡“主持善后诸事，设粥厂、难民局、设义烈遗阡，继而设善堂、义塾、医局、修复名胜寺院，凡养生送死，赈财恤穷之政，无不备举”。据光绪年间《杭俗怡情碎锦》载：“胡雪岩创立钱江义渡，章程经费，浅沙用牛车，有高橙长跳板，行人称便，设姜汤，舍沙地，长炎天，稍可歇凉，冬则捨给贫户，每户钱五百文，大口每人米五升，小口三升，但黠者，去而数来，有子弱者，挨挤终日无着。……且赈济陕甘军饷，冬则棉衣，夏解痧药，左帅（宗棠）具奏，钦赏黄马掛花翎，赐‘勉善乐施’四字额。每夏庆余堂捨痧药，无奈小人即出门叫卖，嗣有贪利之徒，假药充该堂痧药，各处唤卖，捨棉袄质钱，再讨领，真是善门难开。而善举胡之，先设医局，兴经蒙义塾，创义渡，倡办育婴清节堂诸事。”左任浙闽总督期间，采纳胡的献计，创办福州船局，建厂择地，谈判签约，购买进口轮机，“凡一切工料及延洋匠，雇华工，开艺局等船局事务均由胡一手经理”。左在上海办军装局，在兰州办甘肃织呢总局，在肃州义殊山开采金矿，在平凉开发泾河，这些企业的机器都由胡向德商泰来洋行洽购的，外国技术人员也由胡邀请来的，胡并帮左买机器办兵工厂，制造枪炮。同治五年（公元 1866 年）十一月，左奉命西征，镇压陕、甘回民起义，胡为东南补给线，持上海转运局，兼照料福州船政局。光绪元年（公元 1875 年），左督办新疆军务，胡购得新式武器普洛斯后膛螺丝丹花大炮及后膛七响洋枪等军火，为速定新疆阿古柏叛乱，赶走英俄入侵起到了决定性的作用。光绪四年（公元 1878 年）新疆平，左载誉回京，朝庭论功行赏，于光绪四年（公元 1878 年）四月十四日，与陕西巡抚潭钟麟联衔出奏，赞胡功绩“实与前敌将领无殊”，请朝廷赏胡光墉黄马褂。同年五月三十日，清廷以江西候补道胡光墉捐输巨款，历年购买西征军火劳绩，赏穿黄马褂，并以军功赏加布政使，衔从二品文官，赐头品顶带，后胡雪岩从一个江西候补道而按察使、布政使直至头品顶戴，成为显赫一时的红顶商人。

胡雪岩在辅佐左宗棠军务的同时，还经营绿茶、鸦片等，对外贸易十分活跃，其活动涉及军事、政治、经济、金融各个方面，在其全盛时期，胡雪岩创办了胡庆余堂雪记国药号。胡雪岩创办药业非一时兴趣所为，而是源于当时现实。从咸丰到光绪初，全国农民起义风起云涌，战火四起，每当兵燹之后，积尸如山，加之南北旱频仍，疫疠盛行，各地军营函告瘟疫流行，死亡枕籍情况严重，胡雪岩邀江浙名医，研制出“胡氏辟瘟丹”、“诸葛行军散”、“八宝红吴丹”等药品寄交曾国藩、左宗堂军营及灾区陕、甘、豫、晋各省藩署，“历年解陕甘各军营应验膏丹丸散及道地药材，凡西北觅不出者，无不应时而至。”以后每年夏秋之交，胡必备诸痧药施送各省达十多年之久，战乱平息后，“讨取填门即远省寄书之药者日不暇给。”为济世善举，“广救于人”，胡雪岩决定开办药号，自制丸散膏丹以应病家需求。

同治十三年（公元 1874 年）一月，在杭州吉祥巷九头间设胡庆余堂雪记国药号筹备处，并聘请江苏松江县（今上海）余天成药号经理余修初负责筹建。同时又聘请浙江名医，以《太平惠民和剂局方》为基础，搜集古方、秘方、验方，进行研究，筛选出确有疗效的处方 400 多个，编印成《胡庆余堂雪记丸散全集》。在筹备期间胡氏还派人分赴各省采办道地药材，以后均循此采办，故胡庆余堂能用最道地的药材制作成药或供应门市部。光绪二年（公元 1876 年），又在杭州涌金门外设胶厂、养鹿园。光绪四年（公元 1878 年），大井巷店屋落成开张。店堂里挂有二块牌子，朝外挂“真不二价”，是学古人韩康，所卖的药做到货真、质好、价实、童叟无欺；朝内挂“戒欺”匾额，是胡光墉自立的，旁有跋云：“凡百贸易均着不得欺字，药业关系性命，尤为万不可欺。余存心济世，哲不以劣品弋取厚利，惟愿诸君心余之心，采办务真，修制务精。不至欺予以欺世人，是则造福冥冥，谓诸君之善为余谋也可，谓诸君之善自为谋也亦可。”道出了其“采办务真，修制务精”的办店宗旨。在长廊右壁挂 38 块丸药牌子，标明主治功能，使顾客进门一看就知道各药的用途。修制成药讲求质量，制“辟瘟丹”，规定操作人员要“戒斋、沐浴”；“紫雪丹”最后一道工序不宜用铜铁锅熬药，为保证质量，在办店初就耗黄金 133 克，银 1 838 克制成金铲银锅，专用于制作“紫雪丹”；坚持

"顾客是养生之父母"的原则，顾客不满意的药品，一律投入香炉付之一炬，重新再配，使顾客感到胡庆余堂卖药确实可靠。对工作得力的伙计，特设"功劳股"、"阳俸"和"阴俸"，使职工都愿为胡庆余堂效劳。胡光墉集几十年经商经验，建立一套严格的管理办法和行之有效的经营措施，使胡庆余堂声誉日高，营业日增。

光绪九年（公元1883年），胡氏与洋商在生丝生意上抗争失败，资金陷入困境，时又遭清廷官吏竞相提款，同年11月，京、沪、杭、甬及苏、闽、鄂、湘等地阜康钱庄全部倒闭，宣告破产。光绪十年（公元1884年）为归还清廷皇族、刑部尚书协办大学士文煜的存款，将胡庆余堂全部财产抵给文煜。光绪十一年（公元1885年）十一月于杭州病逝，享年63岁。

胡庆余堂选址大井巷吴山（即城隍山）脚下开设有深意。因城隍山上庙宇林立，香火缭绕，每年春季各地香客云集，热闹非凡，大井巷是上城隍山的必经之路。胡庆余堂就在这闹市区石级路旁用重金购买8亩地，建造了一幢富有江南园林特色的营业场所。建筑结构宛如一只仙鹤栖居在吴山脚下，象征着店铺的"长寿"。照例营业厅应直接与顾客见面，而胡庆余堂别具一格，四周青砖封火墙，墙脚2米，靠河坊街一面墙上书写7个20平方米的特大楷字"胡庆余堂国药号"，十分引人注目。正面在大井巷内，石库门坐西朝东，门楼上镶嵌着金光闪闪的"庆余堂"三个大字。进门映入眼帘的"进内交易"牌，四个镏金大字近看字字凹进，远看个个凸出。过"鹤首"门庭拐角拾级而上，转入"鹤颈"长廊，右壁悬挂着38块丸药牌，其中34块都是著名传统中成药，如外科六神丸、胡氏辟瘟丹、安宫牛黄丸、人参再造丸、小儿回春丹等，牌上标明了各药的主治功能，顾客进门一看就知道各式药材和成药的用途。长廊左侧一排红漆“美人靠”，可供顾客小憩。再往前迎面就是八角石洞门，门洞上雕出“高入云”字样。过石洞门，左侧横墙上雕塑着“白娘娘盗仙草”的优美图案，长廊末端的“四角亭”也趣意逗人，上面悬挂着古色古香、精巧雅致的宫灯，梁上四周浮刻着众多的人物花卉，栩栩如生，意味隽永。亭旁连接着天井，天井内种植各种奇花异草，“曲桥喷泉”，池中金鱼争相戏水，幽静而深邃。过“鹤颈”的四角亭，右转便是药店正门，上端卧挂“药局”横匾，穿过门楼，就是朝南的营业大厅。架棚顶盖玻璃，透光明亮，厅内金碧辉煌，四周雕栏玉栋，陈设琳琅满目，真可与故宫的偏殿相媲美。大厅两旁高大的红木柜台，左侧为配方，参茸柜，右侧为成药柜，里壁为“百眼橱”格斗内存满各种药材饮片，上面陈列着各种色泽殊异的锡瓶和铮铮发亮的锡罐。左右“和合”柜台上的两侧有两条对联：“庆云在霄甘露被野，余粮访禹本草师农。”及“益寿引年长生集庆，兼吸并蓄待用有余。”对联不仅字体刚雄遒劲，且把“庆余”妙用在对联尾首。天井的两侧和前后都有楼房。东侧楼下用作切药，西侧楼下开辟门市，前面一幢是营业大厅，后面一幢楼下是经理和帐房的办公室。第一进的西边是第二进，这两进之间，隔着一条长长的通道，称为“长生弄”，两边筑有很高的封火墙。第二进前面是面宽五间的会客厅。天井两侧有偏屋，天井后面又有一幢楼房，楼下用作货房和细料房等。再后面还有几间楼房，楼下用作堆货和炼药。这两座建筑用材选择银杏、樟木等优质木材，至今没有霉朽现象。格扇门和窗子的摇梗、梗臼、插闩等，都用黄铜制作。梁枋上雕刻凤鸟和花卉；牛腿上雕刻动物图案或人物故事，格扇门的裙板上雕刻博古或吉祥图案，楼上檐间装饰着一排花灯状的垂莲柱，外观富丽堂皇，显示出大药号的排场，从气氛上提高药号的声望。胡庆余堂的求异设计使顾客浸沉于好奇和赞叹之中，忘病而去，药到病除。这座清代工商古建筑，至今已历时近120年，具有深远的历史价值，较高的建筑艺术水平，1988年被政府列为国家文物保护单位。

在创建店屋工场的同时，创办人又聘请江浙名医以宋代皇家药典太平惠民和剂局方作为基础，收集整理各种古方、验方、秘方、应验有效的丸散膏丹，胶油酒露432种，编印成《胡庆余堂雪记丸散全集》分送各界，将研制成的“胡氏辟瘟丹”、“诸葛行军散”等成药，由穿号衣（广告衫）组成的锣鼓队在各水陆码头赠送宣传药效的广告，还在《申报》上连继登刊广告。胡庆余堂在未开张就已扬名四海。开张之日，顾客盈门，生意兴隆。创办人胡雪岩朝珠补挂，翎顶辉煌，亲自在堂内接待顾客。当见农民对手中中药微露不悦，便趋前审视，当面致歉，约日调换，后乡农逢人夸奖，留下佳话。

胡庆余堂在办店方针，择地造屋，经营特色，内部管理诸方面都作了精心筹划，创办之前创办人邀集各药业巨头，广泛征求意见，最后采纳了松江县余天成药号经理余修初创办大规模企业，自制丸散膏丹到门市全面经营的主张，并聘余修初负责筹备。光绪二年（公元1876年）先设胶厂于杭州涌金门。光绪四年（公元1878年）大井巷店屋落成正式营业。1914年在上海开设分号。店堂里挂有二块牌子，朝外挂“真不二价”匾额，是学古人韩康。朝内挂“戒欺”匾额，旁有跋云：“凡百贸易不得欺字，药业关系性命，尤为万不可欺。余存心济世，誓不以劣品弋取厚利。惟原诸君心余之心，采办务真，修制务精，不敢欺予以欺世人，是则造福冥冥，谓诸君之善为余谋也可，谓诸君之善自为谋也可。”教诲职工尊守制售药职业道德，不欺世人，长廊右壁悬挂38块丸药牌，其中34块是著名传统中成药，如外科六神丸、胡氏辟瘟丹、安宫牛黄丸等，标明各药的主治功能，顾客一看就知道药的适应病症。

在药财选购上，坐地设庄采办地道药材，所用驴皮原料到山东、河北采办；到河南淮庆采购山药、生地、牛膝；到甘肃、山西采办当归、党参、黄芪；至云贵川收麝香、川贝；从东北各地进人参、虎骨、鹿茸；向进口商直接订购乳香、豆蔻、犀角、西黄、西洋参等。

在制作成药上更是精益求精。如制作治疗霍乱吐泻的“辟瘟丹”规定操作者都要沐浴、素食等，讲究制药卫生，本方有75味药组成，其中一味铜石龙子，限于在灵隐天竺一带所获金背白肚者为佳，每年生产均组织上山捕捉，延续至今未变。又如制作“龙虎丸”要求工人在药粉上写“龙虎”二字999遍，先顺写后再倒写，并且规定操作工场要封闭门窗，外人不得进内，从表面上看似乎在宣传迷信，其实要求将药物必须拌得十分均匀，因“龙虎丹”是一种治癫病的良药，里面含有剧毒药品砒霜，而且比例很大，如不拌匀服了就有生命危险；又如“紫雪丹”是镇惊通窍的急救药，此方出于《太平惠民和济局方》，最后一道工序不宜用铜铁锅熬药，为保证质量，胡庆余堂开业不久就不惜工本耗黄金133克，白银1 835克铸成金铲银锅专门制作本药，这在全国药号中，用这种高贵的制药工具十分罕见。白银锅和黄金铲现已存放中药博物馆，对后人意味深长。又如“全鹿丸”必选用梅花雄鹿，制作前将鹿披红戴绿，当众宰杀、剥皮、放血，除鹿毛、鹿粪外，其余均入药，以示货真价实，围观者深信不疑，有口皆碑。一个多世纪以来，胡庆余堂以安宫牛黄丸、十全大补丸、大活络丸、乌鸡白凤丸、人参再造丸、六神丸、全鹿丸、辟瘟丹、紫雪丹等一大批名牌产品饮誉海内外，经久不衰。清光绪三年（公元1877年），胡庆余堂印刷了《丸散膏丹全集》，计有13门类411种（后又续增40种计451品种）。门类如下：

（1）补益心肾类：有十全大补丸、大补全鹿丸、六味地黄丸、河车大造丸等85种。

（2）脾胃泄泻类：有木香砂六君丸、止痛良附丸等31种。

（3）饮食气滞类：有木香顺气丸、消食化痰丸等32种。

（4）痰饮咳嗽类：有癫痫白金丸、清气化痰丸等18种。

（5）诸风伤寒类：有牛黄清心丸、紫雪丹、人参再造丸等32种。

（6）诸火暑湿类：有二妙丸、九制大黄丸、藿香正气丸、诸葛行军散、纯阳正气丸、辟瘟丹等45种。

（7）妇科类：有八珍益母丸、当归养血丸等35种。

（8）儿科类：有小儿回春丹、牛黄抱龙丸、犀角解毒丸、神香苏合丸等25种。

（9）眼科类：有杞菊地黄丸、石斛夜光丸、羊肝丸、光明水眼药等23种。

（10）外科类：有小金丹、梅花点舌丹、六神丸、伤科七厘散等43种。

（11）杜煎诸胶类：有纯黑驴皮胶、全副虎骨胶、龟鹿二仙胶、鹿角胶、黄明胶、霞天胶、龟版胶等13种。

（12）秘制诸膏类：有益母膏、桑椹膏、枇杷叶膏等17种。

（13）油酒类：有养血愈风酒、史国公酒、参桂养荣酒、虎骨木瓜酒、薄荷油、丁香油等12种。

胡庆余堂运用其雄厚资金，备货充足。当时一般国药业都以放帐为主，放帐期一般为6个月，因辗转批发，层层索取利润，故门市销售的价格与产地相差很远，且储存量少，往往不能满足市场的需要。而胡雪岩由官场做靠山，阜康为后盾，资金实力雄厚，胡庆余堂在筹建期间，即派人分赴各省及关外采办药材，购地千亩造屋、建立东西南3个药材仓库，大量贮藏药材。或隔年贷款，药农乐于将上品献之，胡庆余堂采到了最道地药材，一般药号望尘莫及。在门市营业上挑选最上等药材，精工切制，每逢正月，月半打折出售，胡雪岩的济世善举，重在信誉上下功夫，赢得了广大顾客的信赖。他的资金实力为实现“采办务真、修制务精”提供了坚实的物质基础。因此，胡庆余堂能采办到最道地的药材。在门市营业上挑选最上等药材、精工切制。其饮片（茯苓、象贝、泽泻、麦冬等）在1929年杭州举办的西湖博览会获得特等奖。

胡庆余堂出售药品重在信誉上下功夫。顾客特别信任胡庆余堂的参，认为份量足、质量好。为了使顾客相信胡庆余堂药品的质量，每年夏季将逝时，将夏季未卖完的“花露”如“金钱花露”、“藿香露”等防暑、消痱、清凉的药物当场倒掉。其实，按理当年配制的“花露”如果放到下一年也可以再卖，当然香气和药效不如当年，但胡庆余堂不惜血本，其质量赢得广大顾客的信赖。

当时胡庆余堂还对职工资格作了严格规定。把职工分为三档：头档称先生、二档为师傅、末档为帮工。其服饰、要求、待遇都有规定。先生穿长衫，要能写会算、懂业务、会经营，大多在店堂工作，是脑力劳动者，待遇从优；师傅则穿短衣，这些人略懂医药知识，会切药、煮药、制药、实践经营丰富，大多在工场劳动，工资待遇则低于先生；第三档是帮工，是临时雇来的，他们主要从事搓丸药等劳务，计件付酬。当时药店的经理一般称为“阿大”，进货的经理叫“阿二”，可胡庆余堂却把负责采购药材的副经理也叫“进货阿大”。并规定“进货阿大”有三大权力：一是定药材的收购价格，胡庆余堂要的是高档药材，进货由“进货阿大”定；二是看行情、灵信息，有权定全年收购数量；三是遇到不合格的原料有权退回。由于分工明确、酬劳合理，使胡庆余堂进货药材正宗，从中药饮片到成药制造，都堪称精良。为酬劳有功者，对职工设“功劳股”和“阳俸”、“阴俸”。所谓“功劳股”就是从企业的盈利中抽出一份特别红利，奖给一些贡献较大者，是永久性的，一直拿到本人去世为止；“阳俸”是为因年老或生病无法工作的职工发给原薪养老送终；“阴俸”职工死后，按工龄长短，发给家属一定的现金，如有10年工龄的职工死后，可发“阴俸”5年，每年按本人薪俸的50%发给。由于实行这种办法，使胡庆余堂的职工专心工作、埋头苦干，也使胡庆余堂声誉日高、兴旺发达。胡雪岩依靠几十年的经商经验，一套严格的管理办法，行之有效的经营措施，实现了他的办店宗旨，使胡庆余堂声誉远扬，兴旺发达，其办企业的成功经验，启迪后人。

胡庆余堂开张6年后，到光绪九年（公元1883年），因与洋人在丝绸生意上抗争而破产。在危难之时，清廷既没有扶助，又不敢对洋人稍加抑制，清朝官吏却趁火打劫。当时上海海关有一笔由胡担保向外商的借款到期，听说胡雪岩经营生丝失利，经济困难，上海海关竟拒付本息，外商就向胡索债，胡周转不灵的风声四起，京沪各地官吏竟相提款，引起了全国性的金融风潮。光绪九年（公元 1883 年）十一月，胡雪岩在北京、上海、杭州、宁波、福州、镇江及湖北、湖南采地的阜康各字号全部倒闭，陷入困境，由于朝廷官吏的巨额存款无法还清，官吏纷纷请追，于时皇上传下查抄之谕："该商号江西候补道胡光墉着先革职，即着左宗棠饬提该员严行追究，勒令将亏欠各地公私款项赶紧逐一清理，倘敢延缓不交，即行从严治罪。"经 2 年清理，到光绪十一年（公元 1885 年）七月，左宗棠不幸在福州病逝，胡更失去靠山，十一月十二日户部尚书阎敬铭又奏请："一面速将已革道员胡光墉拿交刑部严定拟治罪，一面将胡光墉家属押追着落，扫数完缴"。当时奉旨"依议"，可胡雪岩在圣旨传到之前的同月初一已仙逝了。等杭州知府督同仁和、钱塘两县前去查看时只见桐棺七尺、停放在堂，灵帏圣地，烛光如豆。经逐一细点，只剩桌椅板凳，别无细软贵重之物，查问家属胡乃钧据称："所有家产前忆变抵公私各款，现今人亡财尽，无产可封"。一代巨贾从此销声匿迹，胡庆余堂的全部财产及在元宝街的整座花园住宅抵债给最大的债权人刑部尚书协办大学士文煜所有。文氏接办后，聘张筱浦、许奎圃为驻店代表，委任王文联为经理，其经营方针等照旧不变。

1911 年辛亥革命后，胡庆余堂被没收，作为满族官僚的财产拍卖时由施凤翔、应崇春出面，贿通财政部门以 200 100 元得标接办，胡庆余堂由独资变成合资。合股资本为36万元，分120股，合股人有施凤翔、王莲航、陈庆余、俞骏森、徐祖源、顾竹溪、高志青、黄子华等13人。1913年袁世凯篡权，宣布凡属满人财产，应予发还。文煜长子文志森要求发还胡庆余堂，但施凤翔等则以浙江军政府不应失信于商民为由予以抵制，双方各聘请律师辩护。诉讼及年不见结果，1915年2月、施凤翔等再出45万元给文志森，双方订立买卖契约。1916年11月5日（农历九月十八日）仿杭州胡庆余堂格式的上海分号店堂开张营业（上海临时发行所并入上海分号），上海分号一切经营管理业务及人事组织由杭州掌管。冯挺五为沪杭总经理、杨氏为杭州协理、陈楚香任上海协理。1939年上海分店和杭州总店正式分开，杭店只供应沪店胶类等产品，经济上独立。

1921年施凤翔在上海做生意失败，将28.5股的股权出让给徐斌辉和郭玉堂两人，胡庆余堂进行了第三次改组。资金总额调整为79.2万元。文煜接管后，聘张筱浦，许奎圃为驻店代表，王文联为经理，店名和机构均照旧不变，并给胡庆余堂（雪记）招牌红股18股，以酬胡氏创业之劳，红股一直拿到1955年胡庆余堂公私合营为止。

胡庆余堂利用货币贬值，归还债款88万元（相当于白米8~9千石），同时，利用物价上涨、交通阻塞和原料产地价格下降等因素，大获其利。在1924年派出职工在河南周家，就地生产3年多驴皮胶，产量6万多斤，运销沪杭，获利100万元以上。1932年“一·二八”事变后，受时局影响，胡庆余堂营业衰退、企业日益陷入困境。民国二十三年（公元1934年），经股东会决议，每股增交现金1 400元，资金总额增至96万元，以填补鼓动欠企业的宕帐，但对外债务仍未减轻，股东每年的官息、红利仍按时索取，这时企业已濒危局。民国二十四年（公元1935年）一月，俞绣章升任杭州胡庆余堂经理。抗战初期，经过文家及施凤翔的占有，胡庆余堂的流动资金已濒临枯竭。杭沪两地的营业虽然都不错，毛利也较大，但企业实际已经亏损，企业欠银钱业的长期债款有70~80万元，加上临时短期借款，每年利息支出就要10多万元。加之业务费用每年在30万元以上。而且股东每年的一分官息、3年一次红利，也要照拿。这样只得抬高存货价格，做出虚盈实亏的帐，使股东拿到利润。民国二十八年（公元1939年），上海分店正式分开，独立经营，由高志文任经理。民国三十一年至民国三十三年（公元1942至1944年），杭州胡庆余堂乘抗日战争期间交通运输困难、原料产地价格低的机会，派人去河南周口就地生产驴皮胶，返销沪杭，大获其利，归还了大部分借款，使药店摆脱了困境。抗战胜利后，物价飞涨，金圆券贬值，1948年国民党政府实施“八·一九”限价政策，顾客纷纷向胡庆余堂抢购成药，仅陈年驴皮胶就被抢购数千片，后虽曾限制出售，但存底已竭，卖出去补不进，营业大为缩小，而业务开支及官息红利支出却不可少，到解放前夕胡庆余堂陷入严重困境。

胡庆余堂自从开设以来，虽数易其主，几经变迁，但店堂牌子未改，产品一直深受民众喜爱，不仅畅销全国，而且远销东南亚和美洲等地，在国际上享有盛誉，胡雪岩精心设计的这座清代工商古建筑至今已历时120年，具有较高的艺术水平和历史价值，被列为全国重点文物保护单位。

3. 员工管理

在职工队伍上，民国二十年（公元1931年），杭州有医药商业职工1 902人。其中西药业职员170人，学徒80

人；中药业职员 1 258 人，学徒 248 人；参燕业职员 110 人，学徒 36 人，分布在 201 家店（行），是年营业额 409.8 万元，人均劳动效率 2 150 元，至 1949 年，医药商业职工减少到 1 073 人。

药店组织按营业范围广狭而定，胡庆余堂最大，多时 190 多人。组织较为复杂，管理周密，内分门市和批发两部分。销售参燕丸散膏丹等药品柜台归属门市部。职员事务分配各有专司，秩序井然。其余各家组织相仿，分经理、店员、学徒、栈司四级，内外账房及各部多不划分，由经理指挥店员学徒栈司从事工作。

在工资上，民国初期，中药零售商店职工工资以年计算，称“年俸”，每年以铜钱支付为标准；学徒由店主免费供给膳宿，月规钱仅几个铜钱，年终给鞋袜钱；职工与经理薪俸相差甚远。张同泰药店经理年俸为 176 元（银元），还给 24 元津贴，16 千文的车马费，一般职工年俸为 30 ~ 40 千文。1914 年，一般职工年俸为 30 ~ 40 银元（每月约计 4 斗米钱）。民国二十四年（公元 1935 年）十一月四日国民政府下令禁止银元流通，改以法币为流通币，当时职工工资改为以法币计算，以 1 元银元换 1 元法币。

抗日战争时期，职工月薪仍为 4 斗米钱，后改为钞票折价发放。抗日战争胜利后，物价波动，民国三十四年（公元 1945 年）国药业职工固定工资制改为提成拆帐制，按营业额提取一定比例作为职工工资。当时胡庆余堂提 30%；叶种德堂、张同泰提 26%；中同行提 22% ~24%；小药店提取 20%，然后按职工底薪或股数（基数）进行分配。开始每月计算发给，后改为半月、10 天，最后每天拆帐。

在集体福利上，建国前，职工生老病死没有保障，更谈不上劳保福利。民国三十六年（公元1947年）八月，杭州国药业职工月规钿为3 000元、5 000元和1万（按店大小而定），但每次理发费需7 000元、洗澡费5 000元，多次向资方要求增加月规钿。民国三十七年（公元1948年）十一月，同业公会同意月规钿提高到120万元，但此时已不足购买一块肥皂。

在专业技术培训上，医药界历来重视专业技术培训。杭州早期有浙江中医学校，由傅嬾园创办于民国五年（公元1916年），开办经费由73家药行（号）捐集，为中医药培养了人才。杭州医药商业传人，在建国以前实行学徒制。学徒进店（行）要有荐头人或铺保，先拜财神，后拜业师。学“栈司”名为“拜师傅”，学“文场”名为“拜先生”，以3年为学徒期。学业艰辛，生活清苦，收入微薄，一般只拿几角钱的“月规钱”或叫“剃头铜板”，除了伙食由老板供给外，生死概不负责。3年满师，才算是“三考”出身，有选择就业岗位或受聘于其他单位的自由。到药店做职工，一定要有业务技术专长。胡庆余堂胶房头儿“收老胶”（浓缩药汁）有丰富经验，浓煎一锅老胶的产量，比一般师傅要多好多斤。刀房师傅排头刀、二刀、三刀，完全讲技术高低，还包括磨刀、装刀、掌握饮泛等技术。业务采购员，要有识别药材真伪优劣的技能，如将川贝拿在手上，就能说出是四川产的还是青海、新疆产的。老师傅为保住自己的饭碗，对技艺不肯轻易传人。学徒靠勤学苦练学到技术，对关键性技术还要“偷拳头”。

在职工住宅上，建国前，大中型药店职工多数住宿在店

（行）内，除老板、经理及高级职员外，一般职工在杭不能带眷属。

在职工食堂上，建国前，药店（行、房）职工伙食均由老板供给，大中型企业雇用饭司自办伙食，小型店由包饭作承包，家养店由老板娘或学徒烧制。

综上所述，近代杭州中药店堂琳琅满目，资金雄厚，著名全国的大药店与政府关系十分密切，经营红火，有些店铺享誉海内外，因前人已对胡庆余堂、叶种德堂、张同泰国药号、万承志堂、方回春堂、泰山堂等杭州六大著名中药店有详尽的论述[15]，美其名曰共同撑起了与北京齐名的南方药市，故在此免赘。文中所列的这二百多家大、中、小中药店堂织成了一张难考的网络，共同烘托起当地人民的医疗保健事业，谱写了近代杭州中医药业坎坷发展的乐章。

三、中药生产

值得一提的是近代杭州城内形成了6条著名的中、西药店林立的街区。其一，清河坊大街（从鼓楼至河坊街口）：街面西首有种德堂药店，街左首的大井巷内有胡庆余堂、朱养心膏药厂。街南的望仙桥河下与通江桥河下，都以中河水运方便，行栈林立，有药材、参行号几十家，行多客多。附近商店多为行号客户服务，营业兴旺，如著名的益元参号就在靴儿河下。其二，保佑坊大街（从河坊街口至保佑桥）：街面东首有中英药房、五洲药房，街口朝北有方回春堂药店。其三，保佑坊至羊坝头：这段街是全街最热闹的地区，街东首有太和药房、华德药房。其四，三元坊至官巷口：从羊坝头至水漾桥街口，市面较繁荣。从平津桥巷口起街东首有中法药房、华美药局。从羊坝头巷口起，街西有大年堂药店、汤养元药店。从水漾桥街口的北首起，过桥有万承志堂药店。街北首珠宝巷，因珠宝商店多而出名，间有参号及钱庄数家。其五，官巷口四周：官巷口原先街面狭窄，有集成药房。其六，湖墅地区：湖墅由于交通便利，是南北客商云集之地。此地国药业有宁波范姓大富户开设的范天禄堂、范天益堂两家，选货精良，名贵药材齐备，业务可与城内方回春、张同泰药号相抗衡。林立于这些街衢巷尾的中药店堂，选材制药，香飘万里，生意兴隆，形成了一道亮丽的医药风景线，值得我们描绘。

1. 店堂药材

近代杭城药店在中药材采购上，各中药零售店，不论大店小店，均强调采购道地药材，在店堂门口，竖有“本堂自运各省地道药材”或“采办各地地道药材”的广告牌。清光绪三年（公元1877年）胡庆余堂篆刻的《丸散全集·序言》述：“本店自运各省地道药材，选置门市饮片，最为精美，虔修丸散膏丹，必遵古法，杜煎虎、鹿、龟、驴诸胶，秘制四时沙甑、花露、各种香油、药酒、秘方沙药。”采办外洋官燕、关东鹿茸、高丽东西洋参。中药材多省有产，择优进货。例如西黄芪，选用山西产的；大黄选用青海的“锦纹大黄”。虽然各店自称“自行采办地道药材”，实际上除大店派员外出采办或坐庄采购部分品种外，一般都向当地药行进货。药材来源以道地为贵，如四川的杜仲、贝母、川断、黄柏、通草、川芎，广东的藿香、陈皮、木香、赖氏红，广西的人参、三七，湖南的防己、海金沙，陕西的大黄、羚羊角、当归、黄芪，山西的甘草、远志、冬花、秦芁等，皆由上海采办。麦冬、瓜蒌皮、大力子、元参、白芷、元胡产于杭州市的笕桥，干姜、黄精、茯苓产于台州，半夏产于富阳，白术产于於潜，其余竹青、菖蒲、艾叶等皆就地取材，加以制造。到上海采药适用规银，由钱庄汇划。采购本山药则用大洋，亦由钱庄汇付。各家每年大宗进货一次。药材到埠，先须落行炼制，再由各行转销各号。望仙桥各药行兼营门市，其价格比各号便宜，批发外县素以余杭最畅销。

2. 中成药配制

近代杭城药店普遍备有柜台方，将常用处方药名和份量写在木制戒方上（压药方的木尺），有五虎汤、败毒散、生化汤、十二官方等，供营业员问病卖药。那时成药补品较少，每到冬季富贵人家到药店配膏滋方，医生用药 30 味左右，配有驴皮胶或龟版胶、鹿角胶，用清水加黄酒、白糖熬制而成。

在中药饮片配方上，尤其是大药店，对上柜饮片均需严格挑选，加工考究，外形美观。如茯苓、茯神要挑三钱一块；厚朴竖直切片，如眉毛状；麦冬去芯，肉割三刀，翻转为船形等。1932 年，杭州药肆中就有饮片生产，并有专业作坊，这是全国最早的生药饮片之地。

建国前，杭州饮片生产一般都是前店配方、后场进行加工炮制，生产全是手工操作。随着饮片需求量的增大，杭州一些大药店开始设置专门切制饮片的“刀房”。药材加工人员根据技术高低一般分为头刀、二刀、三刀至八刀手止。胡庆余堂、叶种德堂各有六七把刀，中型店三五把刀，小药店一二把不等。按切制技术，大店有头刀至末刀区分，片型按不同品种、切制要求确定。一般头刀师傅切名贵及难度较大的如鹿茸血片、天麻、法半夏亮光片等；二刀师傅具有把一粒槟榔切108片，附子一片能够“飞上天”的技艺；切顶头片如黄芪、当归头、前胡头，眉毛片如厚朴，方块型片如茯苓（神）、天花粉、杜仲等则由三刀、四刀师傅切制；末刀专切草药料片。此外尚有薄片刀平劈桔红片、桔白片和用刨刀镑呈长条形的羚羊、犀角、鹿角、檀香片等；片形都必须符合规定要求。因此，民国24年（1933年）5月，新安人（现浙江淳安一带）王一仁根据杭州药肆中所出售的饮片，逐一遍尝体验，考其形、色、性味、功能、分量、用法、禁忌等，编撰了《饮片新参》。该书在性味方面，按杭俗所重，又分腥、腻、淡、臭、腐、焦、香、润、燥、平、爽、寒、温、激、烈、麻、臊、霉、陈、宣、猛、辣、浊等味。全书共收记饮片700多种，是一本很有价值的饮片专著，也是对杭城大药店饮片炮制经验的总结和推广。

胡庆余堂、叶种德堂等大药店除经营药材外，兼制膏丹丸散，推销省内外，得利很多。全行业素重迷信，相沿废历4月28日祀祷药王日期，各家必须焚香祷拜，宰鹿制丸也应祀神，称作虔制。民国以后，军阀混战，药业受到很大摧残，上述药店在激烈的竞争中，都以严格饮片质量求生存，他们不惜工本，严格炮、炙、切制。如规定桔梗、前胡顶头片；苦参、地榆切厚片；生黄芪切竹叶片；黄柏切蛾眉片；制厚朴切斜方片；象贝（浙贝）切腰刀厚片；生白芍亮光薄片；羚羊角、玳瑁为镑片；北沙参、淮牛膝为断截等等，务求片型悦目，整洁无屑。既保持片型特色，又便于区别混淆。胡庆余、叶种德、万承志、张同泰、方回春、泰山堂等大店，都以前店后场、制售一体的形式制作丸、散、膏、丹、胶、露、曲、酒。各店产品多寡不一，约在 300 ~ 500 种之间。力求小而全，以显示本店的生产经营实力。尤以胡庆余堂规模最大，其主要产品为辟瘟丹、驴皮胶、人参再造丸等，经销网点遍及全省和毗邻省区，以江苏、安徽路最受欢迎。因此，民国 18 年（1929 年）6 月 6 日，在西湖博览会上药学部陈列 200 多家厂店出品的 3 000 多种药品，胡庆余堂陈列的茯苓、象贝、泽泻、玄参、麦冬、鹿角胶、龟版胶和虎骨胶等，修制清洁，可称上品；叶种德堂陈列的杜仲、半夏、黄连、茯苓、橘红等，修制上亦颇能采取新法；万承志堂的雄黄、川连、麦冬等，对于原植物的选择，极其审慎，修制整洁，尤为突出，以上产品均获得特等奖。杭产的白菊花、玫瑰花、茯苓等中药材获优等奖，白术、元胡、吴茱萸、白芍等获一等奖。

抗日战争时期，杭州沦陷，中成药制作遭受严重摧残，业务急剧衰落。万承志堂此时倒闭；张同泰、方回春、泰山堂也以依靠药材业务为主，中成药经营退居次要地位；唯胡庆余堂和叶种德尚能维持局面，但今非昔比。

民国三十四年（公元 1945 年）八月，抗日战争胜利后，药业一度复苏。但国民党政府发动内战，物价飞涨，政府又采取限价政策，致使一些大药店名产中成药如驴皮胶、八珍糕、人参再造丸、辟瘟丹及各种药酒等均被抢一空。胡庆余堂驴皮胶被抢购 5 万多斤，抢购人群挤掉了大门口石栏杆。成药卖出去，原料补不进，至解放前夕，各大药店已难以为继，中成药生产大幅度下降。

3. 中药材保管

在中药材保管上，古时通常将药材吊挂在屋内通风干燥之处，需用时才拿下配方。汉、唐时代，中药库存保管方法，开始采用瓦罐、瓷瓶保管。中小药店以百眼橱上陈设10多只锡罐和瓷瓶，放置高档饮片。大药店、仓库分工较细，设有细货房、中货房、粗货房、拣货房（或称格斗房）、刀房、片子房、胶房、丸散房、酒房、鹿间等；拆兑店还有大栈房存放整件整箱的原货药材。

在储运、仓库及设施管理上，清末至民国时期，大店家栈房分工较细，设细货房、中货房、粗货房、拣药房、刀房、片子房、胶房、丸散房、酒房、鹿间等。小店资金缺少，备货不多，商品大多放在店堂格斗中，故有“格斗财主”之称。商店保管方法，大多采取晒、烘、焙、灰、封、窨、种7种：

（1）晒：清代张同泰、胡庆余堂等已构建晒台，每年“黄梅天”和“桂花蒸”，要抢太阳晒货，伏天晒药称“晒伏货”，同时还需晒容器。

（2）烘：私营药店都有烘筒，下放火盆，置潮湿药材于铁筛上，放烘筒上面烘干，是梅雨天气时采取的应急措施。

（3）焙：大中型药店都有焙箱，上有出气小孔，内用铁锅覆在煤灶上，焙箱中分隔四、五层栅栏，搁药匾烘干药物，至今仍沿用。

（4）灰：在缸或甏中贮石灰，称灰缸。存放花类、动物类或冷背不常用的饮片或成药，一年春秋二季换灰，保持干燥。

（5）封：密封保管。药店对苏叶、薄荷等香气草药，产季收购，采用密封办法全年贮存，保持其香气不变。

（6）窨：窨井储存鲜芦根、鲜生地、鲜奇良、鲜毛姜等新鲜药材，恰似现代的冷藏；有的要用沙拌，避免干瘪。没有窖井，把鲜货放在能活动的地板下面窖藏。

(7) 种：鲜石斛、鲜金钗、鲜石菖蒲等备而少用的鲜活药材，用泥沙种植，有的药店还将鲜石斛盆栽放在柜台上，美化店堂。

(8) 混合储存：动物类与樟脑、花椒一起保管；丹皮与泽泻放在一起，可起防蛀作用。

4. 中成药营销

民国时期，中药零售业的经营范围一般为中药饮片、中成药和参燕三大类。在中成药经营上，大店自制自销，门售为主，兼对城乡中小药店批发。胡庆余堂生产的胡氏辟瘟丹、纯黑驴皮胶、人参再造丸、养血愈风酒等在江、浙、沪、皖一带城乡颇有名气，在海外华侨中颇有声望。建国前的私营药店服务项目，有代客煎药、送药、加工研粉、合丸、代客煎膏滋药等，服务周到，店规较多，视顾客为“衣食父母”。营业员需站立服务，面向顾客，双手按柜，态度和蔼。顾客买药，笑脸相迎，语气热情。顾客复配处方，先问病情以示关切。遇到别扭顾客，也能耐心解释，不与争吵，“店员明吃三分亏”。

在药材价格上，药材行业没有统一价格。1945 年 12 月，杭州市国药商业同业公会会员代表大会提议：“统一售价，以整业规”，组织“评价会”。药材价格名义上由同业公会评议，实际上操纵在少数大商户手中。药材行价格，按传统由有威望受信赖的人掌握。第一批山货落行，就要该行开盘（开价）。先请胡庆余、叶种德、张同泰等大药店经理随带拣货先生来挑选，价格由药行的行面先生和药店经理面议，按品质成数，升成议定；拣货价格一般比市上普通价格高三到四成。收进价格，一般采取85扣秤和85~88扣佣方式议定。药行利润一般按15%~20%计算；也有按售价加5%~7%的行佣，再给进货单位以85~88扣率和视情况议定销价。拆兑行的价格一般按一、六贯（60%利润）计算。零售店价格，由饮片组评议会议定，以价目表所列的码洋，按照药店大小，扣实计值：甲级店95扣，乙级店85扣，丙级店75扣，丁级店65扣。实洋一律无折无扣。大店逢朔望按90扣结算。当时零售毛利最高19倍，平均1.45倍，参燕的毛利50%以上。

在打击假药上，民国十年（公元1921年）五月，颁发《中华药典》，但并无约束力，假药劣药充斥市场，无人过问。民国三十五年（公元1945年）四月十七日，杭州市政府规定配药处方应有中医师姓名及政府注册字样的药方，方可配发。禁配"仙方"、"神方"，但屡禁不止。

在计量管理上，民国十七年（公元1928年）七月十八日，正式确定万国公制为标准制。杭州国药业以漕平为准，改用新衡市秤有两次：一为民国二十二年（公元1931年）七月；一为民国三十七年（公元1947年）十一月。各地店铺，先后启用新戥秤，同时药材行亦遵用市制钩秤交易。当时重量折合如下：

市用制	标准制	旧营造库平制
一市两	0.3125公两（31.25）克	0.8378库平两
一市斤	0.5公斤	0.8378库平两

清末至抗日战争前，中药经营额均较稳定，一般都有盈利。如胡庆余堂在清宣统二年（公元1910年）营业额达34.02万元，纯盈利1.09万元，民国二十三年（公元1934年）营业额59.65万元，纯利1.05万元。

综上所述，近代杭州中药店能把目光锁定全国各地的名中药材，严把药材采购的质量关，尤其是胡庆余堂、叶种德堂等六大药号实施最佳。它们生产饮片程序规范，质量上乘，包装美观，极具江南水乡文化蕴涵；在药材（品）的保管上，仓库设施完善，分工明确，使其产品屡屡在国内博览会上荣膺金奖；在中成药的营销上，宗旨戒欺，服务周全，价格合理，份量充足，产品畅销海内外。因此，对近代杭州中药店的药品生产泼墨渲染，留芳中国医学史册，意义非凡。

四、人参、制胶行业

参燕银耳原为百药之一，是人们最信赖的滋补品，先由药店营销，后因业务看好，参燕行业便从国药号中分离出来，单独掌门，成为近代杭州商业一大行业。同时，一些有名的大药店在胶质名药制作中严格做到“原药选择地道，配料严格，遵古炮制”。凡处方要求蒸、煮、煅、炒、刮、剔、捣等工艺，均不惜工本，如法炮制传统名药，畅销海内外。有关近代杭州参燕及其制胶行业的笔墨少见，现泼墨渲染，以飨读者。

1. 参燕行业

杭州原来没有参燕业，参燕等高档补品，一般都由市内各大中药店兼售。在几家大药店内均设有专柜，一般中小药店均缺乏这类高档备货。为适应市场需要，近代杭州遂先后开设经营参燕等补品的专业店，旧称参店，专售东北各种人参和四川银耳、关东鹿茸、暹罗官燕、东西洋参、朝鲜别直参、东北红参等，各类参酒、补丸、膏丹、参头、参须常见柜台。参燕店加工挑选颇为讲究，银耳都用剪刀仔细修过，人参按品质及大小分档。档外分吃坯，或加工成条、段、片等，并自行生产参茸卫生丸、人参再造丸等高档成药。

当时杭州市内自清河坊至鼓楼附近，先后开设有“益元”、“裕昌”、“盈丰”、“久康”、“保大”等参店10多家，以益元信誉最高，营业量最大，还兼营批发业务。

同治元年（公元1862年），益元参店在靴儿河下开业，为杭州第一家参燕补品专业店。接着，老一元参店（1901年）、久康参店（1906年）相继开业。这一时期，杭州的参燕店还有大元参燕行、久昌参号、一元仁、一元松、义大恒、德元、协大、葆元、一元有记、乾元参号、寿昌参号、立大参号、老义大参号、宝丰、一元协记、一元俊记、一元仁记、一元治记、志大、恒康、裕昌参燕号、寅丰参号、德康、一元正、老保和参号、保大参号、西蜀商店等。

每逢正月15日以后，进入“香市”，省内及江苏、安徽等地的农民到杭州烧香拜佛，游玩西湖之后，到名店购物。杭城商家有句谚语：“夏秋冬敌不过春香一市旺”。进香农民进参（药）店买补品，“下三府”（杭，嘉、湖）农民相信参须、木耳、人参再造丸等补品，萧（山）绍（兴）农民则相信大补药和药酒，金（华）衢（州）严（州）农民信赖参三七。一般进补都在冬季，而农村有在春耕前进补的习惯。“香市”期间，座落在河坊街至鼓楼一带的胡庆余堂、益元参店及朱养心药室等名老药店，生意兴隆，门庭若市[1]。鉴于这般盛况，我们披览了浩如烟海的有关资料，将1931年杭州营业数在万元以上的主要参燕零售店厘析统计于下表18。

表 18 1931 年杭州市主要参燕店状况统计

牌号	地址	组合性质	职员人数			资本数（元）	1931 年营业数(元)	备注
			店员	学徒	合计			
益元参店	望仙桥	合资	33	3	36	5000	240000	
立大参店	望仙桥	独资	12	2	14	6000	60000	主售银耳,兼营川产牙刷、被面。
西蜀商店	太平坊	独资	3	3	6	4200	21000	
久康参店	望仙桥	独资	3	2	5	3000	20000	
义大恒	望仙桥	独资	5	2	7	2000	20000	
德元参号	大井巷	独资	2	2	4	1500	16000	
协大参号	大井巷	独资	3	3	6	3000	15000	
寿昌参号	望仙桥	独资	3	2	5	2000	13200	
保大参号	大井巷	独资	2	1	3	2000	10000	
乾元参号	珠宝巷	合资	6	1	7	5000	10000	
其他独资 7 家、合资 2 家			38	15	53	13200	34100	其中仁泰、大昌闭关,福昌新开。
合计独资 15 家、合资 4 家,共 19 家			110	36	146	46900	459300	

上表所列 1931 年参燕号共 19 家，独资 15 家，合资 4 家，它们分布市区的大井巷及珠宝巷一带。到 1932 年 6 月，珠宝巷闭歇仁泰、大昌 2 家，大井巷新开福昌 1 家，现计 18 家。店员伙计共 146 人，绍兴人占多数，其次杭籍、甬籍人士。全业资本 46 900 元，设于前清时期 4 家，设于民国十六年（公元 1927 年）前后 15 家。各家资本 500 元至 6 000 元不等，营业总数为 459 300 元，占中药业的 15.7%。营业最大的是益元，其次立大、义大恒 3 家。全年营业约占全业营业总数一半。

上述这些参燕店所售商品以参燕银耳为大宗。参分西参、吉林参、高丽参、东洋参、人参 6 种，燕分宫燕、毛燕、碎燕 3 种。银耳、吉林参为国货，其余皆非国货，尤以日货最多，年占销售数量的十分之五。东三省被日本占领后，吉林参很有可能变成日货。现将1931年参燕业产品每两进出价格及产销地列表19于下。

表19　1931年杭州市主要参燕店产品价格统计

品别	进货	每两价格（元）	出售	每两价格（元）	出产地	销路	备注
银耳	上	10.80	上	12.00	四川	除本城外绍兴、严州、兰溪、衢州、安徽各地行销也大	本市销场值占十分之一中
	中	6.30	中	7.00			
	下	2.70	下	3.00			
西洋参	上	6.30	上	7.00	美属佛兰	同上	
	中	4.50	中	5.00			
	下	1.80	下	2.00			
吉林参	上	5.40	上	6.00	吉林省长白山	同上	
	中	3.60	中	4.00			
	下	1.08	下	1.20			
吉林参髦	上	/	上	/	吉林省长白山	同上	
	中	0.60	中	0.80			
	下	0.40	下	0.50			
人参	上	42.00	上	48.00	吉林省野人山	除本城外绍兴、严州、兰溪、衢州、安徽各地行销亦大	
	中	32.00	中	36.00			
	下	22.00	下	25.00			
官燕	上	6.30	上	7.00	暹逻及南洋群岛	同上	
	中	3.60	中	4.00			
	下	2.70	下	3.00			
毛燕	上	1.35	上	1.35	暹逻及南洋群岛	同上	
	中	1.08	中	1.20			
	下	0.90	下	1.00			
碎燕	上	0.58	上	0.68	暹逻及南洋群岛	同上	
	中	0.54	中	0.60			
	下	0.45	下	0.50			

注：别直参、东洋参均系日货，调查时各店均称无存货，价格从略。

1931年，参燕营业受抵制日货影响颇大，之前，益元每年营业收入40万元左右，而1931年剧减到24万元，其余各家可想而知。因而仁泰、大昌相继歇闭，保大、久昌、一元、西蜀商店各感亏损，但与当时其他行业相比，稍有极微盈余。

我们在考察1931年这一特定年份的杭城参燕业行情之余，放眼古今，补辑近代其他参燕零售店于下表20[17]。

表20 1865～1949年杭州市参燕零售店

店名	开设地址	解放前负责人	开业时间	资金	
				年份	金额
益元	靴儿河下	张咀英	同治元年(公元1862年)	1931	5000元
益元分店	中山中路清河坊	张咀英			
老一元	上珠宝巷（大井巷）	韩杏堂	光绪二十七年(公元1901年)	1945	25万
久康	望仙桥直街6号	叶祖穗	光绪三十二年(公元1906年)	1931	3000元
一元仁	大井巷15号	李永生	民国七年(公元1918年)	1945	25万
寿昌	望仙桥西70号	宋丕显	民国十一年(公元1922年)	1945	60万
一元松	大井巷	王松耀	民国十七年(公元1928年)	1945	40万
西蜀	太平坊55号	江凤悟	民国十八年(公元1929年)	1931	4200元
立大	望仙桥直街19号	陈瑞卿	民国二十年(公元1931年)前	1931	5000元
义大恒	望仙桥		民国二十年(公元1931年)前	1931	2000元
德元	大井巷	姚戴德	民国二十年(公元1931年)前	1931	1500元
协大	大井巷		民国二十年(公元1931年)前	1931	3000元
保大	大井巷70号		民国二十年(公元1931年)前	1931	2000元
乾元	珠宝巷21号		民国二十年(公元1931年)前	1931	5000元
葆元	鼓楼前	韩心如	民国二十一年(公元1932年)前		
一元有记	大井巷	屠德有	民国二十一年(公元1932年)前		
老义大	大井巷	叶心梅	民国二十一年(公元1932年)前		
宝丰	保佑坊	宋永传	民国二十三年(公元1934年)	1945	240万
宝丰分	中山中路208号				

店名	开设地址	解放前负责人	开业时间	资金	
				年份	金额
裕昌	清河坊	陈星槎	民国二十四年(公元1935年)	1945	260万
寅丰	清河坊17号	王筱芳	民国二十五年(公元1935年)	1945	200万
久昌	上珠宝巷28号	唐景潮	民国二十五年(公元1935年)	1945	10万
大元	望仙桥直街18号	段景宝	民国二十五年(公元1935年)		
一元协记	大井巷28号	蒋颂芳	民国二十六年(公元1937年)前		
一元俊记	大井巷15号	孙俊卿	民国二十六年(公元1937年)前		
一元仁记	大井巷97号	屠思忠	民国二十六年(公元1937年)前		
一元冶记	大井巷105号	赵尧堂	民国二十六年(公元1937年)前		
志大	大井巷	邱尔初	民国二十六年(公元1937年)前		
恒康	大井巷59号	姚品梅	民国三十年(公元1941年)前	1945	60万
德康	鼓楼前13号	俞成康	民国三十四年(公元1945年)前	1945	30万
一元正	大井巷12号	朱鸿黼	民国三十五年(公元1946年)	1946	100万
寅昌	中山中路24号	叶永根	民国三十五年(公元1946年)	1951	1500元

在上表中我们可以看到，从1862年创立的益元参店至1946年开张的寅昌参店，跨越近百年，面市32家，可谓兴旺。但由于抗日战争爆发，人民罹难战祸，温饱无着，参燕业一落千丈，至建国前1949年5月官方统计，仅剩勉强维持者13家，可谓凄惨。

2. 制胶行业

杭城胶业，有胡庆余堂、蔡同德堂2家设厂专制。其他著名药铺也多兼营，产品以虎骨、鹿骨、龟版、驴皮、四胶为主，每年配制一次。鹿肾、麋骨、髓中、霞天、黄明、对角、虎头、二仙等胶销路不广，约隔一二年炮制一次，每年可产胶44 946斤，产值共404 800多元，下面重点胪述胡庆余堂、蔡同德堂2家胶厂。

光绪2年（1876年），胡雪岩在西湖边涌金门购地10多亩设胶厂，利用湖水制胶，下设晒皮、铲皮、丸散工场、养鹿等，设有水胶土灶5座，每座放5只铁锅。老胶土灶5座，每座放3只铜锅。雇用80多名工人制胶。每年工作分为整料、煎胶两个时期。整料时期，各胶不同，龟版须在夏季整理，以防腐烂。其他各胶原料，须赶在立春立冬期间整理，常用10多名整料工人。煎胶期间，因胶需用冬水煎制，每年立冬开工，立春停工。此时工作颇忙，增雇工人70多名，分任生火、挑水、切块等工作，每月工资7~15元。煎制老胶特别慎重，特请技师担任，各胶制法，互有不同。诸胶煎成，储存3年后方可出售。鹿骨胶、龟版胶、驴皮胶、鹿肾胶、鳖甲胶、霞天胶、黄明胶、对角胶、虎头胶、二仙胶，这些胶类全系清胶，不参别物，只有二仙胶须另加药品。各胶原料都向上海药行采购，亦有采自本省各县者，年总值约20万元左右。出品以虎、鹿、龟、驴四胶为主，年产总值24万元。例如鹿肾等胶每年销售总值10万元左右，营销本省及附近各省。1877~1897年营业总数共34万多元，成为杭州市药业中的佼佼者。具体情况见下表21。

表21　1877~1897年胡庆余堂胶厂各胶每年产量产值表

胶别	单位	价格（元）	原料价值（元）	年产量（斤）	年产值（元）	备注
虎骨胶	斤	52.80	46080	680	35704	
鹿骨胶	斤	64.00	48000	656	42000	
龟版胶	斤	6.40	38250	9564	61196	
驴皮胶	斤	5.12	54400	21000	107520	
鹿肾胶及其他	斤	不一	/	/	100000	其他胶类非按年必制品放原料产量从略
合计	斤		186730	31900	346420	

蔡同德胶厂总厂设在上海抛球场。民国十一年（公元1922年），鉴于杭州西湖水佳，便在湖滨路10弄3号设立分厂。厂养雄鹿32头，雌鹿15头。平时雇工10名，制胶期间40多人，工资、工时、设备、制法、出品等均与庆余堂相同，只是产品较少，年产虎、鹿、龟、驴四胶计值10多万元，其他胶类值4万元，悉数运送销售。如有本地同类批购，亦须先向总厂接洽，由上海将货单或信件通知分厂，始能直接交货。年需原料计虎骨1 800斤、鹿骨1 500斤、龟版280担、驴皮7 000张，亦由中号采办运给，民国二十年（公元1931年）产值共14万元。具体情况见下表22。

表22　1931年蔡同德胶厂杭州分厂各类胶类产值表

胶别	单位	价格（元）	原料价值（元）	年产量（斤）	年产值（元）	备注
虎骨胶	斤	52.80	16200	382	20196	
鹿骨胶	斤	64.00	1500	328	20992	
龟版胶	斤	6.40	12600	3150	20160	
驴皮胶	斤	5.12	23800	9187	47040	
其他胶类	斤	/	/	/	40000	其他胶类制无定期，原料及年产量无法统计。
合计	斤	/	51400	13047	148388	

除上述胡庆余堂、蔡同德两厂外，其他如种德堂、承志堂、泰山堂、回春堂均系自办原料煎胶，出品亦以虎、鹿、龟、驴、四胶为主。各家年产值供本号门市需要，年各约2万元左右，远不及胡庆余堂胶厂、蔡同德胶厂。下面我们再把1931年胡庆余堂、蔡同德两家胶厂胶类产品、制胶营业情况作一比较。具体内容见下表23和24。

表 23　1931 年胡庆余堂、上海蔡同德杭州制胶厂胶类产品表

胶别	单位	价格（元）	胡庆余堂			蔡同德		
			原料价格（元）	年产量（市斤）	年产值（元）	原料价格（元）	年产量（市斤）	年产值（元）
驴皮胶	斤	5.12	54400	21000	107520	23800	9187	47040
虎骨胶	斤	52.80	46080	680	35704	16200	382	20196
鹿角胶	斤	64.00	46000	656	42000	1500	328	20992
龟版胶	斤	6.40	38250	9560	61196	12600	3150	20160
鹿肾胶	斤	不一	100000	40000				
合计			186730	31900	346720	54100	13047	148388

表 24　1931 年胡庆余堂、蔡同德堂制胶营业表

厂别	地址	组合性质	工人数	原料总值	年产值	营业数	备注
胡庆余堂	涌金门	合资	80	186710	31900	346420	资本与药铺合并
蔡同德堂	湖滨路10弄3号	独资	40	54100	13047	148388	资本与总厂合并
合计	合资一家 独资一家	共2家	120	240820	44947	494808	

以上是1931年胡庆余堂胶厂、上海蔡同德杭州制胶厂两厂胶类产品、制胶营业对比表，从中我们可以得知两厂生产较为规范，年产量较高，两厂胶类成药年产值近50万元，是近代杭城胶业的领头羊。

回眸近代杭州参燕及制胶行业，使我们领悟到当时当地这两大滋补药业规模较大、生意红火，着实为近代杭州商业贸易的递增凭添了光彩，兀然独立，经久不凋，流韵至今，竞秀于当今世界。

五、西药房及西药行会

近代杭州医药商业营销中药材、中成药、化学药品、医疗器械、化学试剂和玻璃仪器六大类货物，前两类俗称国药业，后四类又称新药业（西药业）。其实，清初杭州并无西药房，在鼓楼附近却有专销广东药品的旧称“药水店”，如“保合和”、“保太和”、“保洽和”、“保和”等数家，以“保合和”开设最早，后因同音冒牌，故加上草头改为“葆合和”，专营广东冯了性药酒、乌鸡白凤丸、玉树神油、熊服丸眼药等广产成药，但它并非西药房。随着西方医药学传入浙江沿海地区，1840 年后真正意义上的杭州西药房才肇端，它们如雨后春笋般地破土而出，林立杭城街衢巷尾，这可从以下行文中得到佐证。

1. 西药房

（1）药房林立：杭州西药业形成于鸦片战争后，由英、美各国通过教会和传教士传入。他们先后在宁波、杭州、温州、嘉兴等地设立教会、开设诊所，西药的需求量随之增加，西药的进口量逐年上升。于是在杭州便形成了西药市场和西药行业，西药房应运而生。英国、美国、日本等国的商人相继在杭州等地开设药房，出售西药。至光绪二十年（公元 1894 年）止，杭州的西药业主要由外人垄断，本地民族工商业对外国的依附性，从一些行号的名称和商标上可以体现出来，如解放前的 70 家新药房中，就有 22 家以“中美”、“中法”、“中英”等作房号。

民国时期，杭州各大药房大多集中在清河坊、羊坝头、官巷口、延龄路（今延安路）一带，尤以羊坝头最为集中。1886 年英商老德记和屈臣氏两家在杭州设有药房或分号，经销西药和简易的医疗器械。1897 年 5 月 13 日日本以《杭州日本租界续议章程》实现了在杭设立租界的目的。开埠后，在拱宸桥一带有卖夏令药品的日人商贩，在拱宸桥大马路上有日人西川音藏开设的重松大药房，出售洋快丸、仁丹、花露水、头痛膏、胃痛片等，销路看好。在杭州鼓楼一带广东人也开设了一些中西药兼营的药房，如保太和药房（公元 1878 年）、福林药房（公元 1900 年）、太和药房（公元 1918 年）、老葆合和药房（公元 1914 年），经销冯了性药酒、乌鸡白凤丸、玉树神油、熊胆丸、眼药水等广东成药，民国初开始逐步转营西药。1905 年上海华英药房在清河坊开设杭州分店，主要经营哥罗颠、十滴水、碘酒等本牌西药品，还经营医用刀包、日用化妆品等，为杭州第一家命名为“药房”的西药零售商店。1908 年，中法药房经营医疗器械刀包、牙科器具和照相材料。宣统年间在延安路上有健华西药房。

至清末，上海药房在杭州设分店的还有五洲药房、中外大药房、中华大药房和普惠大药房。民国元年（公元 1912 年），上海中英药房在清河坊开设的分店，因管理困难，重新折股 5000 元，盘给经理寿鹤卿和谢士元等人，遂为杭州本地人开设的西药房。并在原址对面重建两层楼房开张，主营本牌药品，各国进口成药、药用工业原料、医疗器械、奶粉和照相材料等，由在职股东俞承安配制酊、酯、糖浆、合剂、软膏。北伐战争后，聘请周师洛药师担任西药配方，成为杭州西药业初创时期较为正规的西药房。后几经变迁，成为现在的创新药店。当时，不少国人认识到西药业的重要性及社会需求的迫切性，尤其一些华商注意到外商开设的药房营业日趋发达，利润丰厚，于是开设华商西药房。民国十五年（公元1926年），药师周师洛便联合同学集股创办同春药房。民国元年（公元1912年）前，有西药房6家，民国十六年（公元1927年）已有西药房22家。

民国二十年（公元1931年），杭州共31家西药房，全行业资本172 800万元，民国二十年（公元1931年）总营业额为717 000元。现将营业数在万元以上的药房列表25于下。

表25　1931年杭州市主要西药房状况统计

牌号	地址	组合性质	经理姓名	职员人数			资本数（元）	1931年营业数(元)	备注
				店员	学徒	人数			
五洲药房	太平坊	独资	董亲桐	13	2	15	50000	150000	分店
中英西药房	清和坊	独资	谢士元	14	2	16	6000	72000	兼售照相材料
中法药房	羊坝头	合资	丁鑑庭	15	5	20	8000	68000	
大德药房	羊坝头	合资	姚燮华	8	3	11	5000	65000	
华美大药房	羊坝头	独资	徐大远	5	8	13	10000	45000	兼售照相材料
中西大药房	寿安路	独资	孙锦浩	7	2	9	10000	28000	
公达大药房	迎紫路	独资	吴凤岐	2	9	11	28000	35000	
五洋仁记	清河坊	独资	潘吉甫	5	3	8	4000	30000	
同春药房	同春坊	合资	周师洛	10	9	19	10000	28800	
华英药房	太平坊	合资	李佳白	11	2	13	5000	24000	
泰华新药房	延龄路	合资	钱潮	7	7	14	5000	24000	
太和药房	保佑坊	合资	孙立成	1	4	5	2200	19000	
中华医药公司	寿安路	合资	周施荣	5	1	6	3000	15000	
之江药房	警署街	合资	陈伯雄	1	2	3	4000	12000	
屈臣氏药房	保佑坊	独资	刘友松	3	2	5	3000	12000	
浙江药局	延龄路	独资	钱耀周	5	2	7	3000	12000	
杭州大药房	新民路	独资	钟更生	9	4	13	2000	11000	
大东药房	杭州路	合资	西川彦次郎	3	1	4	3000	10000	日人开设
其他13家均系独资				46	12	58	11600	56200	内有中药房 1931年关闭
合计独资22家、合资9家共31家				170	80	250	172800	717000	

杭州新药商店，前身系新亚药房，创建于抗日战争前，开设在杭州迎紫路（今解放路）井亭桥堍，五开间淡黄色扇圆形临街店屋。民国26年（公元1937年）杭州沦陷后，内迁黄岩城关营业，抗日战争胜利后，1946年春迁回杭州原址营业，资金达50万元，店员5人。经理卢艮铭药剂师，熟悉西药业务，是杭州颇有经验的经纪人，经营得当，营业比较兴旺。

在新亚药房经营时期，西药经营品种达500多种，大多是名牌热门货和进口新品种，有信谊药厂维他赐保命丸、针，削治龙片、膏，九福药厂的乐口福、九九维他，五洲药房的人造自来血，中法药房的艾罗补脑汁，佛慈药厂的当归素，民生药厂的安嗽露、矽炭银片、健美露等，并经销德国拜耳药厂的健身素、狮牌606针，法国永兴药厂的大健皇片，威廉士药厂的红色补丸、红色清导丸、小儿片，印度进口的高血压新药寿比南片等。在新亚药房经营时期，设有调剂配方部，并在店内聘内外科坐堂西医多名，有的是留学法国的名医，备货品种齐全，方便群众求医买药；在店外又聘有特约医生，招徕顾客。

民国时期，杭城还有迎紫路的公达药房、延龄路的泰华、元元药房及健华西药房、一中药房、羊坝头的大德、中法、英记大药房、中西大药房、华美药房、清河坊的中英、大华药房、太平坊的五洲药房、新民路的杭州药房[18]、保祐坊的屈臣氏药房、太和药房、城站的万利药房、菜市桥的中南药房、东街路的华新茂记大药房、三元坊的新华号药房、江干警署街的之江药房、清泰路的同济药房、生春药房、盐桥的美德药房、藩司前的老巴惠氏药房、性存路的新亚药行、盔头巷的天生药局等[19]。太平坊的中外、舒利济、中板儿巷的福音、寿安路的中华医药公司、昌明、同春支店、四明、同春坊的同春、美华、羊坝头的科发、美华、上海中西药房杭州支店、勤康、菜市桥的中南、清河坊的五洋仁记、太华、保和、延龄路的浙江药局、延龄、光华、中国、大成、杭州路的大东药房、清泰街的万利、生春堂、同济、现代、环球、万康、中兴、清泰、南洋、许衙巷的万利分店、灰头巷的西藏天生药局、三元坊的驻杭永安堂、中美、鼓楼湾的保合和、万国、东河坊路的采芝堂、江干瓦子巷的太和春、彩霞岭的王树嘉药局、万松岭的乐轩斋、扇子巷的国泰、平海路的元元、盐桥的太和、百岁坊巷的百康药行、水师前的中一、新民路的采薪、中央、惠尔康、康乐、里仁坊的福民、寿安坊的华达、迎紫路的同济总店、五华、官巷口的东南、中山中路的利民、汇成、朱敬记、仁济、大昌、联合新药产销社、保佑坊华德、保佑桥弄的集中、水师前的志成、弼教坊的华英、众安桥的国光、乐凯、察院前的世界、中正街的华德鼎记、中山南路的美生、远东、警署街的大华支店、东街路的厚生、芷江、大西、卖鱼桥的湖墅、大同街的福民公、高银巷的国际、柳翠井巷的同丰、庆春路的天德、下羊市街的永康、机神庙直街的永康、解放路的新光、武林路的同声、建国南路的建国、复兴街的良记、竹斋街的大来。抗战前夕，杭州西药业达到全盛时期。日军入侵杭州后，强令医药用品要凭日本军部的“搬出入证”才能转运。大药店纷纷内迁，只有几家中小型药店留杭，后虽有部分药店冒险回杭复业，但光景不如从前。日本特务西川还夺占官巷口的同春药总店，又在此地附近开设山田、铃木、佐佐木等日本药房，经销日本成药和原料，对西药业冲击很大。抗战胜利后，官僚垄断资本大量进口西药，倾销市场，加上通货膨胀，西药业比较混乱。据光绪年间《杭州白话报》报道，光绪三十四年（公元1908年）杭州有五洲药房（清和坊）、中外大药房（保佑坊）、中华大药房（联桥直街）、普惠大药行（大井巷口）、中英药房、中法药房等刊登药品广告。尤以中法药房广告最为详细："本药房集中外驰名灵验丸散膏丹、药水、药酒，并各种香粉、香水、香皂、香油及医生刀包材料、牙科器具材料、照相器具材料，经营艾罗补脑汁、疗肺药等良药。"这说明当时这些药房的经营项目颇多。但杭州市政府对夸大其词的药品广告、自制的成药、江湖术士则一律从严禁止。

民国二十六年（公元1937年）杭州西药房有40家之多，同年七月抗战爆发，民生药厂、中英、中法等药房纷纷内迁，剩下的只有中小型药房。此时在拱宸桥的日商大东药房乘机霸占同春药房，在官巷口附近由日商开设山田、铃木、佐佐木三家日本药房，经销日本成药和原料，使日本药品挤入杭城。民国三十四年（公元1945年）八月抗日战争胜利后，杭州西药房增加到60家，国产新药和本牌药品经营有较快发展。民国三十七年（公元1948年）八月起由于国民党政府腐败，民国政府实行"币制改革"和"限价政策"，造成经济崩溃，物价暴涨，使正当经营受到冲击，市场呈现畸形发展，西药经营濒于破产。

据浙江省卫生处秘书室统计股1944年官方统计，杭州有西药房52家，这些西药房大多经销进口成药，也有进口原料自己配制的。1949年5月统计，西药房88家。这些西药房在杭州的出现，对保障杭州市民的身心健康，弥补中医药的某些不足颇有意义。现将1878～1950年前杭州市161家西药零售房统计如下表26：

表 26　1878～1950 年杭州市西药零售房

店名	开设地址	解放前负责人	开业时间	资金	
				年份	金额
保太和	鼓楼湾	舒展鹏	光绪四年(公元 1878 年)	1945	60 万
老巴惠氏	管米山	姜云华	光绪十三年(公元 1887 年)	1945	50 万
福林堂	太平坊	舒藻馨	光绪二十六年(公元 1900 年)	1945	20 万
华英	太平坊	陶承锫	光绪三十一年(公元 1905 年)	1932	5000 元
中法	羊坝头	丁鉴廷	光绪三十四年(公元 1908 年)	1932	8000 元
中外	太平坊	邱钲藩	光绪三十四年(公元 1908 年)	1945	50 万
生化药厂	中板儿巷 225 号	吴锡佑	民国元年(公元 1912 年)	1945	30 万
五洲	太平坊	于唦东	民国元年(公元 1912 年)	1932	5 万
太和	太平坊 90 号	孙芝亭	民国元年(公元 1912 年)	1932	2200 元
中英	清河坊	俞承安	民国元年(公元 1912 年)	1932	6000 元
老葆合和	鼓楼 51 号	郑绥德	民国三年(公元 1914 年)	1945	15 万
中华医药公司	寿安路	韩上芳	民国十年(公元 1921 年)	1932	3000 元
华美	羊坝头	钱肇文	民国十四年(公元 1925 年)	1932	1 万
同春	同春坊	周师洛		1932	1 万
大生制药公司	大井巷口		民国十四午(公元 1925 年)前		
科发	羊坝头		民国十四年(公元 1925 年)前		
美华	羊坝头	虞信祥	民国十四年(公元 1925 年)前		
杭州	新民路	钟更生	民国十四年(公元 1925 年)前	1932	2000 元
民生药厂	同春坊	周师洛	民国十五年(公元 1926 年)	1926	银元 10 万
中南	菜市桥 25 号	汪家甫	民国十五年(公元 1926 年)	1945	60 万
大德	羊坝头 21 号	汪郎孙	民国二十年(公元 1931 年)前	1932	5000 元
中西	寿安路	孙锦浩	民国二十年(公元 1931 年)前	1932	1 万
公达	迎紫路	黄凤岐	民国二十年(公元 1931 年)前	1932	6000 元
五洋仁记	清河坊	潘吉甫	民国二十年(公元 1931 年)前	1932	4000 元
泰华	延龄路 35 号	丁伯熏	民国二十年(公元 1931 年)前	1932	5000 元
之江	警署街	陈伯雄	民国二十年(公元 1931 年)前	1932	4000 元
屈臣氏	保佑坊	刘友松	民国二十年(公元 1931 年)前	1932	3000 元
浙江药局	延龄路		民国二十年(公元 1931 年)前	1932	3000 元
大东药房	杭州路		民国二十年(公元 1931 年)前	1932	3000 元
昌明	寿安路 37 号	洪懋芳	民国二十四年(公元 1935 年)	1946	80 万
同春支店	寿安路 37 号	周师洛	民国二十五年(公元 1936 年)	1945	60 万
新亚药行	性存路	卢尚德	民国二十五年(公元 1936 年)		
佛慈药厂	涌金门外 43 号		民国二十五年(公元 1936 年)		
大华	清河坊 53 号	施民朴	民国二十五年(公元 1936 年)	1945	50 万
万利	清泰街	厉诚芳	民国二十五年(公元 1936 年)前		
万利分店	许衙巷		民国二十五年(公元 1936 年)前		

店名	开设地址	解放前负责人	开业时间	资金	
				年份	金额
生春堂	清泰街321号		民国二十五年(公元1936年)前		
美德	盐桥大街	傅颂周	民国二十五年(公元1936年)前		
天生	龙翔桥堍	田嘉祥	民国二十五年(公元1936年)前		
福寿制药厂	新民街358号	张寿山	民国二十五年(公元1936年)前	1947	200万
西藏天生药局	灰头巷9号	葛祥溪	民国二十五年(公元1936年)前		
太平		孙义章	民国二十五年(公元1936年)前	1945	40万
同济	清泰路453号	周维贤	民国二十五年(公元1936年)	1945	80万
太华	清河坊58号	宋竹凌	民国二十五年(公元1936年)		
元元	涌金门外柳浪新村	李焕文	民国二十六年(公元1937年)前		
一中	延龄路	朱校卿	民国二十六年(公元1937年)前		
驻杭永安堂	三元坊10号	周钟祥	民国二十六年(公元1937年)前		
保合和	鼓楼湾	洪潮涛	民国二十六年(公元1937年)前	1945	5万
现代	清秦街	叶炳南	民国二十六年(公元1937年)前		
采芝堂	东河坊路	邬家禄	民国二十六年(公元1937年)前		
太和春	江干瓦子巷	徐荣祯	民国二十六年(公元1937年)前		
王树嘉药局	彩霞岭26号	王汝嘉	民国二十六年(公元1937年)前		
乐轩斋	万松岭南22号	王忠灿	民国二十六年(公元1937年)前		
百康药行	百岁坊巷28号	赵禹洲	民国二十六年(公元1937年)前		
舒利济	太平坊	舒利济	民国二十六年(公元1937年)前		
延龄	延龄路130号	陈明沅	民国二十六年(公元1937年)前	1945	100万
国泰	扇子巷160号	谢栟屏	民国二十六年(公元1937年)前	1945	10万
永森药厂	竹斋街274号	杨永森	民国二十六年(公元1937年)前	1950	3700元
元元	平海路口	赵文彬	民国二十六年(公元1937年)前	1945	5万
保和	清河坊34号	蒋丙南	民国二十九年(公元1940年)	1945	30万
太和支店	盐桥40号	孙承绶	民国二十九年(公元1940年)	1945	50万
中一	水师前48号	申静泉	民国三十年(公元1941年)		
环球	清泰街441号	沈炳霖	民国三十年(公元1941年)	1945	50万
上海中西药房杭州支店	羊坝头29号	王秋声	民国三十二年(公元1943年)	1945	100万
采薪	新民路503号	徐永明	民国三十二年(公元1943年)	1945	15万
福民	里仁坊92号	傅明德	民国三十三年(公元1944年)	1945	10万
美华	同春坊67号	张世琥	民国三十三年(公元1944年)	1945	10万
信谊药厂	青年路39号	刘颐鹤	民国三十四年(公元1945年)	1945	250万
华达	寿安坊17号	李世雄	民国三十四年(公元1945年)	1945	40万
光华	延龄路88号	韩国杰	民国三十四年(公元1945年)	1945	50万
同济总店	迎紫路49号	徐祖毅	民国三十四年(公元1945年)	1945	8万
万利	同春坊89号	鲁锦帆	民国三十四年(公元1945年)	1945	5万
极星药厂	缸儿巷48号	范兆璋	民国三十四年(公元1945年)	1945	10万

店名	开设地址	解放前负责人	开业时间	资金	
				年份	金额
之江	新民路428号	金绛年	民国三十四年(公元1945年)	1945	80万
五华	迎紫路223号	蔡志远	民国三十四年(公元1945年)	1945	30万
新亚药厂	小营巷52号	芮净	民国三十四年(公元1945年)	归总	公司
福音	板儿巷66号	姚克俊	民国三十四年(公元1945年)	1945	10万
勤康	羊坝头12号	王成甫	民国三十四年(公元1945年)	1945	20万
东南	官巷口59号	徐成章	民国三十四年(公元1945年)	1945	10万
四明	寿安路37号	洪松林	民国三十四年(公元1945年)	1945	50万
国民		朱国英	民国三十四年(公元1945年)	1945	5.4万
利民	中山中路323号	戚鸿翔	民国三十四年(公元1945年)		
中央	新民路352号	孙延年	民国三十四年(公元1945年)	1945	80万
惠尔康	新民路155号	杨通明	民国三十四年(公元1945年)	1945	40万
华德	保佑坊80号	叶葆卿	民国三十四年(公元1945年)	1945	150万
康乐	新民路256号	金璞山	民国三十四年(公元1945年)	1945	10万
万康	清泰街514号	鲁锦帆	民国三十四年(公元1945年)	1950	1500元
中美	三元坊467号	柳承先	民国三十四年(公元1945年)	1945	100万
健华	和合桥33号	陈金泉	民国三十四年(公元1945年)	1945	10万
志成	水师前45号	汤甄陶	民国三十四年(公元1945年)	1945	80万
华英	弼教坊	陶承吾	民国三十四年(公元1945年)	1945	5万
万国	鼓楼前18号	王雪痕	民国三十四年(公元1945年)	1945	50万
国光	众安桥60号	徐文彬	民国三十四年(公元1945年)	1945	60万
中国	延龄路217号	虞德钦	民国三十四年(公元1945年)	1945	100万
世界	察院前67号	郑绥德	民国三十四年(公元1945年)	1945	150万
汇成	中山中路832号	童复介	民国三十四年(公元1945年)	1950	2742元
中兴	清泰街263号	傅智敏	民国三十四年(公元1945年)		
华锦鼎记	中正街215号	叶葆卿	民国三十四年(公元1945年)		
朱敬记	中山中路212号	朱敬文	民国三十四年(公元1945年)	1947	300万
大成	延龄路219号	陆庆祥	民国三十四年(公元1945年)	1947	80万
美生	中山南路22号	徐松岚	民国三十四年(公元1945年)	1950	1450元
大华支店	警署街	施亚父	民国三十四年(公元1945年)	1950	6363元
新亚药房	迎紫路井亭桥塊	卢艮铭	民国三十五年(公元1946年)	1950	6045元
福民公	大同街15号	沈华江	民国三十五年(公元1946年)	1950	4826元
远东	中山南路35号	何子利	民国三十六年(公元1947年)		
清泰	清泰街337号	俞希来	民国三十六年(公元1947年)	1950	96元
乐凯	众安桥	吴坤渊	民国三十六年(公元1947年)	1950	1663元
厚生	东街路248号	李惠群	民国三十六年(公元1947年)		
湖墅	卖鱼桥27号	盛圣明	民国三十六年(公元1947年)	1950	300元
集中	保佑桥弄	潘方策	民国三十七年(公元1948年)		

店名	开设地址	解放前负责人	开业时间	资金	
				年份	金额
南洋	清泰街100号	李惠群			
国际	高银巷41号	郑甫赓			
同丰	柳翠井巷43号	孙义章	民国三十七年(公元1948年)	1952	1.3万
仁济	中山中路307号	陈云鹏	民国三十七年(公元1948年)		
大众药厂	燕春里8号	韩洪鑫	民国三十七年(公元1948年)	1950	984元
芷江	东街路597号	胡其冬	民国三十七年(公元1948年)		
天德	庆春路652号	高天德	民国三十七年(公元1948年)	1950	5376元
永康	下羊市街188号	吴永裕	民国三十七年(公元1948年)	1950	1000元
中华	延龄路88号	陈学英	民国三十七年(公元1948年)	1950	6480元
永康	机神庙直街22号	胡康年	民国三十七年(公元1948年)	1950	1000元
新光	解放路212号	翁琪生	民国三十七年(公元1948年)	1950	5017元
大昌	中山中路158号	陈泉生	1949年	1950	8864元
同声	武林路257号	厉生元		1950	200元
建国	建国南路388号	王树勋	1949年	1950	320元
大西	东街路904号	马先荣	1949年	1950	383元
良记	复兴街364号	沈智良	1949年	1950	1000元
大来	竹斋街53号	林永铨	1949年	1950	5019元
维生	青年路	袁梅英	1949年	1950	240元
惠利	中山中路215号	翁星剑	1949年	1950	480元
同声	解放路209号	金伯寿	1949年		
开第	甘露茶亭	高炳文	1949年	1950	1805元
振华	河坊街52号	张土荣	1949年	1950	2833元
天生	庆春街394号	徐卓颐	1949年	1950	2009元
华丰	中山中路202号	赵松林	1949年	1950	2646元
科达	延龄路296号	张志明	1949年	1950	570元
天堂制药社	中山中路618号	颜鑫泉	1949年	1950	1541元
金龙	水漏巷36号	蒋鼎芳	1949年	1950	1967元
立生	平海街81号	蒋士良	1949年	1950	1970元
健康	河埠上40号	金伯龙	1949年	1950	108元
太平国记	中山中路147号	郑甫赓	1949年	1951	7726元
生生	东平巷	戴梦樵	1949年	1953	76584元
配方			1949年	1949	5万
远东			1949年	1949	200万
均泰	复兴街694号	郎雯尧	1950年	1950	2634元
大康	庆春街	边振亚	1950年	1950	1383元
大陆	城头巷51号	刘伟	1950年	1950	2500元
大公	清泰街149号	魏煜熙	1950年	1950	5000元
集成	中山中路464号	孙秉厚	1950年	1950	18252元

店名	开设地址	解放前负责人	开业时间	资金	
				年份	金额
大同	中山中路 494 号	徐清赓	1950 年	1950	1 万
宝威	城站路 67 号	石蕴如	1950 年	1950	1500 元
一大	中山中路 554 号	曹加生	1950 年	1950	1000 元
大陆茶素厂	河坊街 444 号	钱六正	1950 年	1950	3039 元
公德	庆春街 509 号	沈佩志	1950 年	1950	1000 元
人人营业所	庆春街 606 号	王逸轩	1950 年	1950	720 元
六合茶素厂	竹斋街	龙在田	1950 年	1950	4000 元
江南化工厂			1950 年	1950	1600 元
联合新药产销社	中山中路 92 号	汪志云	1950 年	1950	2000 元

（2）经营规范：以上 160 多家西药房经售药品种类繁多，不胜枚举。建国前，西药业经营品种分为 8 大类：一是药品，二是医疗器械，三是乳品，四是药酒，五是化工原料，六是牙科器材，七是照相器材，八是化妆品。经营方式有门售、同业拆兑、代理上海厂商发行、电话购货、赊销、邮局代收货款、押汇（银行托收）、寄发商品报价单等。在经营品种上，民国初至抗战前一般药房经营的西药有丸、片、针、水、粉剂和少数原料药，规模较大的药房经营 800 多种，还有专职药剂师设有配方部，并兼营批发业务。抗日战争时期经营品种达 1 300 种。抗日战争胜利后为 3 200 种。门售以配方、零卖为主，也聘请医师挂牌门诊。市内销路最广的药品医治花柳、肺病、皮肤、肝胃、咳嗽、疳积等药，多为舶来品，从日、德、美各国进口，七分之三药店销售，七分之四批发各县。

西药业经售药品均用科学新法配制，大的药房内有配药部，聘用药剂师，主要销售药品，其次营销医药用品、化学用品、化妆用品、滋补食品等，还兼营照相材料。杭州各药房，通常是零售兼批发，上海分设的药房，主要是推销各自的本牌药品。服务方式多样，批发遍及省内中小型药房，有的远伸到安徽的屯溪、祁门以及江西上饶、景德镇一带。

杭州市药房进货渠道，抗日战争前以上海为主，以后逐步转向广东、汉口、长沙等地。进货方式，资金实力较强的药房直接向上海等产地采购，实力较弱的药房委托运输单位代购。与上海某药房同名的药房，一般与同名药房订立联号合同，照约向联号店进货，并经销其自制产品，享有特别扣率优惠。抗战胜利后，各地西药商业一度复苏，小型批发商号崛起。民国三十四年（公元 1945 年），杭州的零售兼批发药房有五洲、同春、华美、华德、中一、中法、大来、集成、大成等。华美、同春经营品种以本牌为主，华美除经营总店产品外，尤以经营小苏打、糖精等原料药著称；同春则以民生产品为主，中一与广东何济公、黄宝善等药厂订立特约，主销上江一带客帮。大来药房因其老板系安徽帮出身，故以销屯溪等地客户为主。至民国三十七年（公元 1948 年）仅杭州专营批发的西药行有同丰、国际、振华、集成、均泰等 5 家，其中杭州同丰西药行于柳翠井巷开业，为杭州当时最大的私营西药批发行，批发还远及浙赣沿线，皖南、闽北各地。

近代杭州各大药房，通常都搞零售兼批发，尤其是上海分设的药房，主要是推销各自的本牌药品。有五洲药房的固本肥皂，人造自来血，月月红；中法药房的艾罗补脑汁，百灵剂；中西药房的明星花露水，痰敌；太和药房的保肺浆，606 内服药水。零售供应的进口药品，大多由上海、广东进口。有英国的宝威、格兰素，德国的拜耳、先灵、依默克，美国的礼来、派德、普强，瑞士的罗氏、汽巴，日本的武田、盐野义等公司（厂）的产品。还有英、美奶粉，法国化妆品、白兰地，德国蔡司医疗器械和爱克发、柯达照相材料，还有饮料麦乳精、麦虫矿泉水，治疟疾的奎宁，治淋病、白浊的山得尔米地丸，治梅毒的606，“九一四”针剂，以及名为戒烟丸实为代烟丸之类的药品。服务方式也较多样，多数药房做到电话购货，接方进药，昼夜营业。中法、中西等药房采取多做广告，以“大减价”、“发售彩票”等办法招揽生意，公达药房靠疏通关系来拉拢生意，泰华、同济、大德等药房以送给医师印有“此方向 xx 药房配取为妥”空白方笺，或用暗方等办法使处方非向指定药房配取不可，药房做到了这些生意，每逢月底按处方金额反馈给医师佣金，最多的可达药价的50%。

当时杭州西医院仅有英人梅藤更开设的“广济医院”（今浙江大学医学院附属第二医院原址）。杭州广济医院首先使用来自英、美等国的手术器械、产科器械和常用剪、钳、镊及注射器具。当时的治疗用药，均向杭州圣公会提出计划，由香港英国人开设的宝成药厂供应制剂和原料药。品种很少，主要有甘草合剂、硼酸、碘酒、苏打粉、奴佛卡因、硫酸镁、甘油、双氧水、阿托品、吗啡等。随着医疗范围的扩大，用药品种增加，相继自制或配制针用葡萄糖、x线硫酸钡、百日咳药水，退热阿的平针，眼药膏、眼药水、进口印度双桃奎宁，并自制奎宁针、奎宁药水。30 年代配有手摇式压片机，压制山道年片、大黄苏打片等。自制各种内服、外用、消毒、防腐制剂 152 种。当时国际市场还没有青、链霉素，广济医院使用的百浪多息红色素，作用与抗生素相近。抗日战争期间，青霉素、链霉素、磺胺类药物开始进入杭州市场。但实际供应的药品不多，全仰仗上海的舶来药品。以后广式药水店亦先后转业，保洽和后改为大华药房，保太和改太和药房。在第一次世界大战期间，西药进口困难，仅广济医院一家尚有供应。[20]

清末至抗日战争前夕，化学药品货源大都依赖进口，尤以西欧为主，故称“西药”。当时外商在上海、天津、广州等地设有洋行，经销西欧各种产品。当时五洲药房自制的人造自来血，中法药房的艾罗补脑汁、百灵剂，中西药房的明星花露水等都很畅销，尤以五洲药房自制的固本肥皂，更是风靡一时，畅销全国。直到1926年民生药厂建立后，杭州才有自制的西药品面市，揭开了杭州市西药国产化的第一页。民生制造厂内分医疗器械、玻璃料器、化学药品三部，专制药品及医药用具，颇受社会欢迎，又生产纱布、药水、棉花等产品供应本市各医院。除药厂自产自销外，通过杭州市同春药房、上海民生发行所、南京生生药房代理处、汉口民生药厂办事处发售产品或委托北京、天津、青岛、昆明、重庆、苏州、无锡、福州、宁波、温州等当地药房开展经销业务。[21]

国产药品据民国二十三年（公元1934年）国货调查，有杭州民生药厂、中华医药公司的安嗽露、安嗽精、矽炭银、杏仁水、倍利他命、咯血乃苏、康福星、狄吉妥灵、非索隆、健美露、固可灵等药品170多种。还有上海信谊药厂、永安堂药厂、五洲药房、中法药房等生产的药品50多种。抗战开始后，沿海各地相继沦陷，日货充斥市场，不少西欧药品为日商“武田”、“三共”等株式会社产品所替代。国产药品亦遭冲击。新一代产品抗菌素和磺胺类制剂，如青霉素、链霉素、氯霉素、磺胺噻唑、磺胺嘧啶等针、片剂开始逐渐进入杭州等市场。抗战胜利后，日货被美货替代，美国药品以救济物资为名，大量倾销杭州市场。

1949年5月25日常用西药价格与1946年7月6日相

比，20 万单位青霉素上涨 72 亿倍，拜耳阿斯匹林 10 片装每支价上涨 553 亿倍，信谊消治龙 20 片装每支价上涨 148 亿倍，磺胺嘧啶片 1 000 片装。每瓶价上涨 264 亿倍，每两黄金（31. 25 克）只能买到 9 至 10 瓶链霉素或 20 至 22 瓶盘尼西林。这个时期西药生意做得较活跃的是同丰西药行，进出频繁，专做批发，着重经销盘尼西林（青霉素）、肺特（链霉素），消治龙片（磺胺类药物）、糖精、蚂鸪菜等品种，与上海长途电话联系一日数次，对沪杭市场行情信息灵通，独占优势。同时，在同行竞争中，有的囤积居奇，有的相互"捉白老虎"，把西药折成黄金、大米，买空卖空，中西药市场更趋混乱，私营药商的药品价格并无规定计价标准，大多随行就市，视市场供需和贷源情况自行确定，任意升降；甚至乘人之危漫天要价，牟取暴利。"黄金有价药无价"，多数百姓是"小病拖，大病抗，得了重病见阎王"。人民患有重病，无钱购买药物，只得坐以待毙。1949 年 6 月，《华东金银管理暂行办法》禁止以金银计价和流通，取缔黑市交易，支持人民币占领市场，平抑物价，医药市场价格，才趋平稳。但国营批发商在批发额中只占 23. 2%，国营和合作社商业在商品零售额中只占 11. 6%。

这些西药房资金来源可分为 4 种类型：一是由上海总店分设的如五洲、中西、中法、华美药房，除华美独资经营外，均属股份有限公司；二是杭州人开设向上海领牌的有太和、大华药房等；三是合资经营的有同春、泰华、公达等药房；四是由医师集资的有大德、杭州、同济药房等。

这些药房店员学徒共 250 人，大多数是绍兴、宁波人，杭县次之。职员待遇是经理年薪 180 元至 360 元、店员平均年薪 140 元，学徒津贴年约 5 ~6 元至 24 元。红利由劳资双方二八分配，全年请假不得超过 60 天，例假惟新年 3 天，三节各 1 天，辞雇也于三节定之。

2. 西药业行会

1927 年，中英药房谢士元、五洲药房董大栅等人筹备组成杭州西药业公会，谢氏任主席。同业公会的任务主要是吸收会员，开业歇业审核上报，议订同业物价，检查药品质量和计量用具，制订同业规则，平衡税收以及摊派同业公会开支，收取会费，代政府募集各种捐款和贯彻各项政策、指令等。1929 年 8 月，《管理药商规则》规定，出售西药、麻醉药及其他剧毒药品的药商须有部证的药师，一般西药商由领有部照的药剂生担任。杭州市在民国三十六年（公元 1946 年）换发医师、药剂师、护士、药剂士等执照时述："自（民国）十八年（公元 1948 年）办理以来，先后核发证照达 3 万多张。"杭州各家西药房聘有药师或药剂士从事药品配方、检验和质量把关，形成了惯例。1946 年饮马井巷 13 号作为办公处所，改名为新药业公会，由民生药厂厂长周师洛任理事长。战时沦陷及内地人士颇多借囤积贩运西药，获得巨利，因此战后的杭州市新药房复业及创设的较战前约增加一倍。但因物价昂贵，人民消费能力低，各药房营业清淡，极少数人获利。自解放后私营医药行业社会主义改造，行业和管理由国营专业公司取代。

19 世纪后半叶，随着外人在杭创办医院、附设药房及其驻足沪上的外国大药房垂涎杭州后，杭州的西药业逐渐兴起，截止 1950 年，先后呈现了中、外人士操办的 160 家西药房，它们经营范围广、品种繁芜，像青霉素、链霉素、氯霉素、磺胺类药物等舶来品价格高得出奇，大掏国人腰包。虽华人在杭州建立西药行会，创办西药厂、房，培养西医药剂师，以示抗衡，但美、英、日等国药商虎视眈眈，牢牢钳制着杭州的西药市场，使挣扎在社会最底层的民众望药兴叹，贻误病情。不过，近代西药工业、商业在杭州本土的崛起，西医在输血方法和内分泌、维生素缺乏等疾病方面的发现及传入，青霉素、链霉素、氯霉素、磺胺类药物等治疗细菌性传染病方面的新药售入，使杭州第一次出现了中医学与西医学两种不同的医学模式并存的新格局，为当地近代化进程起着不自觉的作用，值得探究。

六、西药及医疗器械生产

化学制药工业主要有化学合成、微生物发酵、生物化学、植物化学的应用所产生的化学原料药和制剂，还有为其配套的制药机械、药用辅料、药用包装材料的生产。随着近代科学技术的传入及西药的输入，杭州化学制药工业应运而生。最初西药是作为帝国主义侵略商品输入中国，即便民族制药工业产生，在很大程度上仍依赖外国，呈半殖民地性。“五四”运动后，全国人民抵制日货，提倡国货，当时五洲、中英、中法、华英、太和等药房在报纸上发表不进日货的声明，打开了国产成药的销路，促使一些资本雄厚的药房转产建立药厂，民族资本的制药工业一度有所发展。一般来说，我国制药工业的特点是“先商后工”，药厂大多脱胎于药房，从西药商业中游离出来。但大型的能进行半机械和机械化生产，具有资本主义规模的大药厂较少，而基础薄弱、技术落后的中小药厂较多。不过，近代杭州的民生制药厂和杭豫泰医疗器械商店（后改为杭豫泰料瓶店），规模较大，前者号称近代中国“四大药厂”之一，后者独执杭城医疗器械生产牛耳，在近代中国西药及其医疗器械生产史上占有一席之地，值得胪述。

1. **西药生产业**

（1）民生制药厂：

①企业沉浮：建国前，杭州化学制药工业基础非常薄弱，能生产的化学原料和制剂很少。民国十五年（公元1926年），周师洛创建民生制药厂，杭州民族西药开始上市。

周师洛，字仰川，1887年出生于浙江诸暨县吾家坞村。1920年暑期毕业于浙江公立医药专门学校药科（以下简称“浙医”），即去家乡与医科同学创办诸暨病院。周师洛在浙医学成以后，有感于西医所需的医疗药材无一不仰仗舶来品，医药事业处处受制于外人，经济源源外溢，立志振兴民族制药工业。1922年，族侄周思溥留日回国，在杭州同春坊开设同春医院，邀请他主持药局，同年7月到母校附属诊疗所任药剂师，1923年任杭州中英药房药师。在中英药房任药师时期，利用业余时间，因陋就简，研制注射用的针剂，获得成功。建议院方扩大生产，却屡遭拒绝，于是他奋然而起，筚路蓝缕，苦心筹划，1926年6月由药师周师洛、范文蔚等7人集资银元6 000元，每股20元，自由认股。为了有利于“民生”产品的宣传和推销，希望医药界的人士多购股，所以创办时期的股东以医专同学和杭州市开业医师最多。周师洛、范文蔚等人在筹集到一定资金后，在同春药房配方部的基础上，组建了民生制药厂。

当时周师洛在杭州同春坊开设了一个药房，因地命名，叫做“同春药房”。一边经售西药，一边自己制造了一些简陋的制药设备。在药房后面的房屋里开始生产针药。生产的针药大都是根据药典收载的针剂品种，如樟脑油针剂（后改樟脑水溶剂，定名为“康福星”)、三钙制剂、阿托品针剂、注射用水等。同时还生产一些软膏、眼药水、痔疮坐药、十滴水等。这些产品用“民生制造厂化学药品部”的名义，在同春药房销售，这是民生药厂最早的产品。以后将“中华医药公司”盘入，作为分店。亦工亦商，先从商业积累资金，再逐步发展制药生产。当时全部职工约 20 人，这是民生的草创时期。

1927 年的一笔巨额交易，对同春药房的腾飞起到很大的作用。该年国共合作后，北伐军的东路前敌总指挥部进驻杭州。该部的军医处长李镜湖是周师洛的医专同学，向同春药房订购药品和医疗器材计 3 万元（银币），药房部派员去上海采办。这样一来，顿使同春在上海同业中信誉大增，竞相兜售。上海的中英、五洲、华美、中西、中法、万国、科发、济华堂等药房，都愿今后可用赊欠方式与同春药房交易。日商的重松、三昌，瑞士的罗氏、汽巴，美国的派德、茂孚、礼来，英国的宝威、爱兰百利，德国的拜耳、恰默克、先灵，以至法国的皮隆氏等西药房和洋行，也都委托同春推销他们的产品，可获有三四个月的资金周转优惠，因此，民生得以小资本做起超过资本几倍的大生意。

同春药房开创利润来源的还有配方业务，这是西药房中利益特别优厚的一项业务。同春从各方面扩大与医师的联系，重视吸收配方。同春在这方面有两个有利条件：一是总经理周师洛与医药界的关系十分密切，民生的股东绝大部份是医专的同学；另一是同春药房的备货比较齐全，英、美、德、法、日的各国处方俱备，深得医师的信赖和照顾。因此同春药房的配方业务收入也很可观。

民生药厂开始就是“同春药房股份有限公司”的组织

形式，所以有股东大会、董事会（董事和监察）和经理部。每年以12月31日为会议年度，决算一次。春季召开股东大会，由常务董事向大会报告一年决算与下年度的预算情况，通过预决算和营业计划，改选董事和监察人。董事会由董事5~9人，监察2~3人组成，每月开会1次，必要时增开临时会议。

历届董事成员有陈子修、范文蔚、冯祖英、周师洛、罗霞天、姜卿云、孙宾甫、杨郁生、连瑞琦、徐梓林、邹剑雄等。监察有陈树同、田曼称、田炳勋、张辅忠、汪企张、蔡禹门、余德荪、江秉甫、何浪波、江性初、张银棠等。解放前的董事长为罗霞天，常务董事为陈子修。解放后的董事长为邹剑雄。经、协理由董事会聘请。总经理周师洛，从1926年至1952年在任，任期达26年。协理范文蔚，后为孙致祥、薛元祥、吴叔安。1936年又聘徐清赓为同春药房经理，负责营业部门。经理部设总务室由吴叔安任总务主任，办理公司一切文件，兼《民生医药》月刊编辑，同春药房门市部先由孙致祥后由薛元祥负责。中华医药公司先由薛元祥后由蔡金祥负责，改为同春药房总店时由徐清赓、王雪痕负责。上海发行所由余公范负责，南京发行所由沈洪富负责，汉口发行所由沈志荣负责。制药部由谭守仁、朱孝武、徐伯鋆、章志青、王昆、吴海萍、王雪莹、王英灵、裘立柟、孙鸣燕、周亚任、方葛民、田集成等先后分别负责各部门工作，这些技术人员大多海归派。玻璃部由花向润负责，机械部由葛道森负责。全厂除高级技术人员系聘请外，一般技术工人均从招收的学徒培养起来。工资最高者徐清赓月收入100元，其次吴叔安80元，周师洛70元，其余从20元~60元不等。学徒工每月由厂供给膳食外，另给津贴第一年4角，第二年1元，第三年2元，三年期满后工资加到4～5元。以后陆续有所增加，但金额较少。当时币值稳定，但工资较低，导致技术工人不安心工作。

民生初创时期，资本总额预定为1万元，每股20元，由发起人周师洛、冯继芳、周思溥、陈树周、田曼称、沈仲谋、范文蔚等每人负担500元，其余由医专学生和杭州医药界人士自由认购。其中韩士芳、岑敏秦、程募颐等以中华医药公司盘于民生作为加入民生的股金。当年实际收入的资金为6 000元。1929年至3万元，1932年增至5万元，1933年资金总额增至7万元。其中蒋鼎文两次投资共1万元．是民生药厂吸收资本较大的一笔。此外还吸收了罗霞天、姜卿云等人的股金。1936年资本增至10万元。1937年抗战开始，杭州沦陷，1938年在上海复厂，1939年增资总数额为15万元，这次吸收的股东绝大部分是上海的医药界与工商界人士，其中张庭伍投入的3万元是民生药厂股金中最大的官僚资本。开办伊始，资金的周转调度，先与一家贻源钱庄联系，每月可透支3 000元。随着同春药房营业逐渐发展，穗源钱庄也送来一个摺子，透支额同样为3 000元。稍后又有元泰钱庄、泰生钱庄两家。但仍不够周转，只好高利吸收存款。其次上海中英、五洲、华美、济华堂、万国等药房及经理外商药品的也有一二个月至三四个月的周转时期，还有杭州的同业方面也有一定的活动余地。

抗战期间在南平设厂，向邮政储金汇业局透支50万元，到抗战胜利返杭后分批还清。这时已届通货膨胀初期，1947年杭州市银行成立，由民生药厂的董事徐梓林担任市银行经理，透支就不受限制，是民生药厂开业以来资金周转最便利的时期。1949年解放前夕，通货膨胀已达顶点，尽管资金周转灵便，可是物价一日数变，朝不保夕，要想维持现状难乎其难。

民国二十年（公元1931年），周师洛罗织专业人才，查阅中外文献，东渡日本学艺，制成中性硬质玻璃及培养皿、玻璃碟产品，6月，在杭州武林门外混堂桥的新厂房，以“民生制造厂玻璃料器部”（后称玻璃部）的牌子，生产玻璃安瓿及疫苗瓶、培养皿、玻璃碟等理化器具。以医疗器械部（后称机械部）的牌子制造医疗器械和制药设备，并负责设备维修。玻璃料器部业务最兴旺时，下设原料组、熔融炉组、粗工组、细工组、量器组，有100多人，产品有各种玻璃安瓿、冷却器、漏斗、量筒、烧杯、乳钵、注射针筒及其他理化仪器。医疗器械部下设机械工场、铜工场、铁工场、约有20~30人，生产医用剪刀、医用镊、产科钳、穿颅器、肛门镜、鼻镜、注射针头（由不锈钢皮卷拉成空心针管）等医疗器械。

民生药厂十分重视质量，业务逐渐开展，股金骤增，添置厂房，更新设备，吸收专业技术人员、工人和学徒，逐渐具备药厂的规模。自己设计机械部，制造所需的各种器械和装置，这就确保了制药部的正常生产和研制新产品，提高了产量并扩大品种；有玻璃部自制中性硬质玻璃，这就顺利解决了生产针剂所需要的大量安瓿管难题。而随着制药部业务的拓展，机械部和玻璃部也不断扩大。“机械部”、“玻璃部”和“药品部”三者相辅相成，互相协作，颇具“术苟需自求，物不必外来”气慨，事业蒸蒸日上。

1936年厂方向中央实业部申请更名为“民生药厂股份有限公司”，后正式命名，同春药房也渐成民生药厂的附属企业，民生药业达到鼎盛时期。在此期间，资金达到10万元，职工多达300多人，生产药品300多种，并将同春药房迁至官巷口，达到了民生药厂的全盛时期。至民国二十六年（公元1937年），民生资金已增至15万元，先后在上海、南京、汉口设立了发行所，这是最兴盛的时期。由于美国将第二次世界大战中剩余药品以救济物资为名大量倾销中国市场，民生药厂无论在技术上或价格上都无法与之竞争，被迫走上以商养工之路，靠贩卖美国产的盘尼西林和克宁奶粉等勉强维持。

"七·七"芦沟桥事变，全面抗战爆发。上海沦陷以后，决定遣散一部分人员，将物资及设备内迁安徽屯溪。由于杭徽公路遭受日机轰炸，只得沿途散卸在於潜、临安等地，有些运回杭州。不久，杭州陷落，日本特务乘机霸占了同春药房官巷口总店，同春坊分店被汉奸抢劫一空。武林门外的玻璃厂也难以幸免，生产原料遭到掠夺，厂房为日军强占。至此，民生药厂在杭州的生产全部停顿。1938年8月，一些散存在於潜、临安等地的机器设备，辗转运到上海租界内，租屋开工生产，翌年首次制成合成新药"磺胺乙醯"，取名"百炎灭"投入市场。一面生产制剂、针剂、片剂等，同时进一步研究性激素。可是好景不长，1941年12月日机偷袭美国珍珠港事件后，日军进入上海租界，实行医药等原材料的管制，来源匮乏，生产遭受影响。

在此期间，流落在浙江境内的职工也想方设法筹措复产。1939年春，在兰溪接盘一家酒精厂，拟在厂内扩展制药事业，除了生产酒精外，还生产过矽炭银和氯化钙，当时有职工20多人。1940年日军发动春季攻势，厂遭轰炸，损失惨重，于当年下半年迁往常山设厂。1942年4月，日军打通浙赣铁路占领金华，药厂遂将上饶、金华等处同春药房职工分别转移，一起集中到福建建阳，在城内开店营业，维持生计。1943 年 1 月，原玻璃厂的职工也辗转到达福建，在南平购地建厂，再次复产。职工们团结奋斗，没有煤，设计改良炉灶用木柴代燃，没有煤油用樟脑油。设备拼拼凑凑，终于制出了中性玻璃，解决了制造针剂的安瓿问题，生产一般的针剂。同时还制成矽炭银、安嗽精、安嗽露等类的民生传统产品及葡萄糖粉等类原料，一直坚持到抗战胜利。1945 年 8 月，日本无条件投降，10 月药厂迁回杭州。历时整整 8 年，人员颠沛流离，物资严重损失，经济十分困难，药厂渡过难关，维持了下来，民生药厂处于困厄时期。

抗战胜利后，返杭收回官巷口总店，重振旗鼓。但由于法币贬值，与抗战前的全盛情景相比，已不可同日而语。民生药厂收回了武林门外的玻璃厂和官巷口的同春药房总店，在原来的厂址恢复生产。但在元气大伤，面临官僚资本的寡头统治和美帝国主义战后剩余物资的大量倾销的情况下，药厂生产很不景气，产品滞销，技术人员相继离厂，设备无力更新。从 1946 年到 1949 年间，民生药厂没有试制过一种新产品。经营方向又迫不得已转移到商业上。但商业也受到恶性通货膨胀浪潮的冲击，萎靡不振。直到解放前夕，民生药厂包括上海发行所在内，仅有员工 118 人，资金短缺，困难重重，直到杭州解放，药厂才获得了新生。

②产品生产：民生早期西药产品有樟脑油、吗啡、阿托品、固可灵针、喜美林针、注射用水、依美丁针、维西命针、维必命针、肾上腺素针、奥克丁片、喜美林片、矽炭银片、安嗽片、肾上腺素片、安嗽精、安嗽露、健美露及酊剂、大输液、眼药水等，该厂把这些常用成药投放市场。民国十八年（公元 1929 年）同春药房（民生药厂）各种安瓿

瓶药品获西湖博览会特别奖。该厂还在药房后面的两间平房内制造针药，用民生制药厂化学药品部的名义对外销售。又在永福寺巷建房扩大药品生产，产品大多仿制国外成名产品。民生药厂经营方式是先经售产品，后制造产品。

首先，在营业方面，先接盘同春坊的同春药房和寿安坊的中华医药公司，后收购官巷口的华德药房，随即撤销中华医药公司，改官巷口的同春药房为总店，同春坊原店作为分店。两处均经售医药原料、卫生材料、医药器械、化学药品等，除供应门市外，主要供应浙江病院、广济医院、传染病院、杭州医院、医专诊察所、省卫生试验所、陆军医院、合组医院、市立病院、肺结核病疗养院等医院以及私人诊所江秉甫、钱潮、张寿山、祝南山、桑沛恩、石氏眼科等。后业务又扩展到本省各县医疗单位、西药房。货物按批发价出售，并允许赊欠。在杭市可电话订货，派人送货上门。因此业务迅速发展，原药和医疗仪器的销售额鳌居杭州西药业榜首。

其次，制造方面，这里分药品、玻璃、机械三个部门来讲。药品部是药厂的中心，玻璃部和机械部为满足药品部的需要而建立，随着药品部的发展而日益扩充，后来成为民生厂的三鼎足，并各有其本身的发展方向。

药品部分为针剂生产、国药科学化制品、有机合成制品及其他。

1）针剂生产：最初，在同春药房后进的两间平屋里，配备很简陋的设备，由周师洛自己利用晚上业余时间，制作一些针药。所需的玻璃安瓿从上海日商重松药房那里买来。安瓿封口是用酒精灯装上吹管二连球送风。安瓿进入药液的方法，是自己设计的一架充填器，用注射筒装上玻璃活塞，一面把滤好的药液吸上，一面随手一揿，即可将药液注入安瓿内。注入的容量1毫升、2毫升、5毫升、10毫升至20毫升，可以自由调节。同时自己设计了一套制造蒸溜水的蒸溜装置，向外添置了一只空气干燥消毒箱和一只高压蒸气消毒器。制造出的针剂有樟脑油（后改樟脑水溶剂的“康福星”)、吗啡、阿托品、肾上腺素、奎宁、盐酸普罗卡因等注射液和注射用蒸溜水等。药品有了销路，于是招收了4名中学毕业的学徒，添置了小型直立蒸气锅炉，建立自来水塔(那时杭州还没有自来水)，抽上井水供制药专用，购置电动真空泵、安瓿印字机等，逐步发展到安瓿割头、洗涤消毒、药液溶化、过滤（分自然过滤和真空过滤）充填、溶闭、灭菌、检查、印字、包装等一系列工序都由手工操作过渡到半机械化半自动化。买进同春药房通至后面永福寺巷的老屋和全部空地，改建成三层楼房，扩大针剂车间。同时，也对其他生产车间改进和添置设备，使整个药品部具有一定规模。

针剂车间除生产一般的常用针剂以外，还生产500毫升的生理食盐水、500毫升的林格氏液、痒可散（溴化钠和氧化钠混合注射液)、溴化钙葡萄糖注射液等。

2）国药科学化制品：民生药厂在建厂不久就着眼于祖国珍贵的药学遗产和丰富的药材资源，从中药科学化入手，研制出民生药厂的许多中药产品，成为民生的名牌药品，药效显著，为开发中医医药宝库，增辟一条光明的道路，如安嗽精、安嗽露和矽炭银等，成为民生药厂的一大创新。其主要产品有：

安嗽精、安嗽露，用中药远志、桔梗、川贝、紫菀、甘草等制成“安嗽精”，有祛痰止咳效用。再配以吐根等药剂，制成糖浆制剂，定名为“安嗽露”，用以治疗一般伤风咳嗽。

矽炭银，对余杭的朝阳泥（酸性白土，本草纲目名五色石脂）制成矽铝康（化学成份为矽酸铝），再用牛血制成血炭，用血炭与氯化银制成银衣炭，以银衣炭一份和矽铝康四份制成“矽炭银”用以治疗胃肠病。

喜美灵（生物碱汉防己甲素），是用中药的汉防己为主要原料，有针剂和片剂两种，专治风湿病。

倍利他命（维生素乙），从糠中提炼，治疗脚气病。

健美露，以当归为主要原料，治疗妇女月经不调。

糠溜油，用砻糠提炼，对皮肤湿疹等有良效。

杏仁水，将杏仁榨去油，然后经发酵提炼而成，供配制镇咳、祛痰药之用。

3）有机合成制品：

凡痛锭，用披拉米同与巴比通合成，治疗各种神经痛。

红溴汞，用夫大立克酸、来沙尔新、溴素和水银等制成，作外科时创伤防腐药。

百炎灭，用氨苯磺胺来制成磺胺乙醯，治疗沙眼及其他球菌性炎症。

舒肤，用甲苯、硫磺、甲醇，以三氯化铝作催化剂，在高度真空作成二硫二甲苯，是治疗疥疮的特效药，并能杀灭虱子、跳蚤等寄生虫。

4）其他方面：酊剂的生产，在民生初创时期已开始制作。那时我国还没有自己的药典，就只好根据日本药局方（J. P. ）、英国药局方（B. P. ）和美国药局方（U. S. P. ）的记载来做，所以在瓶签上都要加注 J. P、B. P、U. S. P 等字样以资识别。产品如苦味酊、复方樟脑酊、颠茄酊、吐根酊、远志酊、阿片酊、复方规那酊、林擒铁酊等。

片剂的生产是在民生开办后的第二、三年开始，有苏打明片、苏打大黄片、阿斯匹林片、复方甘草合剂片、山道年片，随后有薄荷喉症片，凡痛锭片、矽炭银片、依思登糖片等。

丸剂有亚砒酸铁丸和芦荟铁丸等。坐药生产全是手工操作，主要是些油栓，产量不多。软膏剂的制作，主要是研制糠溜油生产以后。由于必治愈软膏的大量生产，购置了软膏机。

药品部在民生的全盛时期，新品种多，质量好，产量高。但在抗战时期，新产品的研制仅有“百炎灭”一种，原有产品亦仅限丁安嗽精和安嗽露，一般针剂产品的销售也受影响。内迁南平到1943年恢复生产，产品亦只限于矽炭银、安嗽精、安嗽露、葡萄糖和一般针剂，与抗战以前相比，相差很远。

玻璃部主要生产玻璃生产器皿。针剂所需要的安瓿，一向托上海日商重松药房向日本订购。后因抵制日货，改向德国购置，因碱性很重，不能使用。玻璃含碱性或酸性都会使针剂沉淀、分解变质，所以针剂安瓿的玻璃质地必须是中性硬质玻璃才符合要求。当时国内尚未能生产此种玻璃，于是决心自己设法解决。1930年3月，与上海闸北中华路开设玻璃玩具厂的花向润洽商来杭，厂方付他试验费和玻璃样品。花在回沪后，结束玩具厂，于同年6月间邀工友六七人到杭州进行小规模试制，费时两个月，制成中性硬质玻璃。8月底在武林门外购地1.2亩，建筑厂房，成立玻璃部，正式投入生产。有拉管工人、玻璃手工作业工人和学徒工等30多人。后因城外厂房不敷应用，暂时在城内永福寺巷新建二楼，腾出两间作安瓿车间。原有一具上海买来的煤气发生器，在使用中，煤气不时熄灭，影响生产，改用火油灯送风，才比较稳定，切合实用。1931 年在武林门外添造厂房 4 间，2 间做机械工场，2 间做安瓿车间，玻璃部全都迁武林门外新址生产。主要产品是用中性硬质玻璃拉成容量为 lCC、2CC、3CC、5CC、10CC、20CC 的不同规格的玻璃管。同时接受北京中央防疫处和上海卫生试验所等单位所需的疫苗瓿、培养皿、玻璃等订货。

1932 年 1 月 28 日，十九路军与日寇血战上海，闸北玻璃厂全部被毁，上海中西药房的明星香水瓶、五洲药厂的人造自来血瓶、中英药房的各种瓶类，纷纷向民生药厂玻璃部定制，玻璃业务突然发展起来，上海的玻璃工人也纷纷要求来杭工作。原有厂房不敷应用，又购地 10 多亩，新建三层楼房 11 间，40 尺深 12 尺阔的平厂房 15 间，厨房和饭厅 7 间，于 1932 年 7 月竣工，搬入新厂生产。但这时因管理工作跟不上和存在着不少技术问题，以致安瓿的破碎率很大，最多时竟达 70% 以上，公司亏损 5 万元。董事会再拨资金 1 万元，倘再亏蚀，决计停办。同年 11 月总经理周师洛亲赴日本大阪，参观中村硝子制作所（即玻璃厂）的拉管技术，日本人每拉一根管子在铁管上的废料仅 1 斤左右，而民生玻璃部是四至五斤；民生要两个人对拉，而中村只 1 人就可操作。他们把安瓿做好后立即放入煤气锻炼箱内徐徐冷却，民生则无此条件。周回国后，与厂里工人商议拉管的改进方法。原来的拉管工人辞职离厂，只得发动几个青年学徒工一起设法改进。他们很快都拉得很好，每根管子的废料就降到 1 斤左右，同时解决了安瓿的烘锻徐冷问题，两个月后破碎率降到百分之一，完全纳入于正常生产。同时也制造各种大口小口玻璃瓶、种子瓶、投药瓶、漏斗、乳钵、量杯、量筒、烧杯、玻璃缸、玻璃钟罩、安全漏斗、食盐水注射器及其他理化仪器。

生产玻璃的海防砂产于越南海防，由日商贩运到上海出售。为了摆脱日商的控制和垄断，多方寻找。找到苏北宿迁砂可以代用，无奈交通梗阻，很难购运。过后找到杭富公路上屯村汽车站附近的杨家坟山开采石英石，并自己设计了一台轧粉机，碾成石英粉使用。媒熔剂的纯碱（即炭酸钠）原是用英国卜内门的，自从我国永利公司生产纯碱以后，尽管它的质量较轻，需要增加加料次数。但因为是国货，改用永利纯碱，还有硝酸钾是采用豫硝。这样，才完全用国产原料生产。

抗战发生后，玻璃部没有随厂内迁。日本人先在那里制造玻璃瓶，后来改为酿酒厂。1942 年在福建南平筹备设厂时，一些玻璃工人从沦陷区辗转到达南平，才恢复生产。南平无煤，只能用松柴作燃料，经过多次试验，改良炉灶，终于获得成功。玻管正式生产制成安瓿，除自用之外，还可供给福建企业公司制药厂。同时还制造酒精比重表、波美比重表和其他玻璃仪器。

机械部从事机械维修工作，1930 年以前委托一家铁工厂负责，但是往往配合不上。为改变这种状况，向上海谦信洋行购来 6 尺车床 1 部，聘请葛道森师傅操作，又增添了打铁工场，机械部就这样草创起来。除完成制药部的维修任务外，还制造一些小型医药器械，如剪刀、镊子、肛门镜、鼻镜、血管钳、产科钳、穿颅器、碎头器等。随着制药和玻璃的业务发展，机械部也不断扩大，由原来的 6 尺车床 1 部增加到 2 部、4 尺车床 2 部、牛头刨床 1 架（12 吋来回）、大型落地钻床1台、中型落地钻床1台，并添设冷作工场。陆续聘请技工10多人，招收学徒20多人。当时这个机械部已具备机械厂的规模。产品由小型到中型、大型，产品的种类和产量都有较大幅度的增加，如真空泵、安瓿印字机、安瓿充填器、真空洗涤器、真空滤过器、安瓿熔闭器、上皿天平（100克、200克、500克、1 000克等）、200市斤和100市斤小磅秤，感量0.01克称量50克的毒药天平、手指消毒器、简便喷雾器、大型喷雾消毒器、不酸化针头（1/1～1/4）、生理食盐水注射针头（由不锈钢皮自己拉管制度空心针）、大型生药循环浸出真空浓缩装置等，均能自己设计，自己制造。另外，还承接浙江省立医药专科学校、杭州女子中学、江苏镇江医政学院、镇江戒烟医院毒物研究所、南京药物研究所、上海信谊药厂等的煤气管、自来水管的安装业务。

抗战爆发后，机器部主任葛道森离开民生到丽水大港头铁工厂工作，后又去福建企业公司铁工厂做领班。一知道民生在南平开厂，他立即辞去这个铁工厂的职务，回到民生药厂，由他向福电工厂定制了8尺车床1部、牛头刨床1台，再从常山酒精厂运来皮带盘总地轴，马达等，召集技工数人，重新开始生产。

1945年抗战胜利后，10月南平厂结束，所有机械设备，除刨床太重，运费贵，赠给福州新亚药厂外，全部运回杭州。

③产品营销：为了推销商品，资本主义企业大多不惜巨资，在广告上大做文章。日本“仁丹”的广告费支出占全部总成本的60%左右，上海信谊、新亚、九福等厂的广告费也不相上下。民生药厂限于资金，不能用巨额支出去做广

告。广告宣传通常在报纸、杂志等刊物上刊登，通衢要道、广场、车站树牌和墙上画广告，车厢内挂镜框，电影院做灯片广告，包装用纸印上重要药品的介绍等。另外如编印《简明药品目录》、《民生良药集》等遍送全国的医师、医院、药房和民间。这些方式方法都与其他厂家、商店做法一样，不同的是在广告的设计上匠心独运，具有民生风格、民生特色。这里简要介绍它的商标、广告画和《民生医药》月刊的一些情况。

1）商标和广告画：民生产品用的注册商标是一个圆圈里，左边松，右边鹤，中央为“民生”两字。图案十分匀称鲜明，一看就知道是民生药厂的商标。松、鹤是我国人民传统的延年益寿的象征，用以标志药品含有“保您健康”、“祝您长寿”的意思，使人一看就产生好感。由于商标的构图和寓意都好，给人们留下深刻的印象，这个商标一直沿用到公私合营以后。特别引人注目的民生广告画是早期产品“安嗽露”。它用一个老人的面部作咳嗽姿态，十分生动。本来“安嗽”两字，已经顾名思义，再有这么一幅画作陪衬，更加形象，从而使“安嗽露”本身的药名和制造厂“民生”的名字，随着销售的推广，名声远扬。

2）《民生医药》月刊：月刊创于1923年，每月1期，16开，40多页，印刷精美，彩色封面，每期更换。有一年是《红楼梦》的12金钗。当时全国医药刊物中称得上印刷精美的仅《民生医药》、《大众医学》而已。它的内容除医学方面外，还有文学作品。每期出版6 000～8 000本，赠送医药界人士。直到上海租界沦陷时停刊。该刊物对民生药厂产品的宣传和推销起了很大作用。

1934年国货调查，民生药厂设有同春药房，所制医药产品供应市区各大医院、私人诊所，尔后逐渐扩展到全省各县医疗单位，杭州民生制药厂、中华医药公司制造药品有：安嗽露、安嗽精、矽炭银、杏仁水、倍利他命、咯血乃苏、康福星、狄吉妥灵、非索隆、健美露、固可灵等 170 种，销售额居杭州市首位，并先后在上海、南京、汉口等处成立发行所，在北京、天津、青岛、昆明、重庆、苏州、无锡、宁波、温州等大中城市，委托当地药房经营民生产品，至 1937 年在全国形成营业网络。1936 年后，开始生产 100 克、500 克、1 000 克天平，感量 0.01 克称量 50 克的药物天平及高压蒸汽消毒箱、重蒸馏器等产品。抗日战争时期，同春药房随厂内迁，辗转于金华、兰溪、上饶、屯溪、建阳等地，由于损失严重和资金分散，营业遭受影响。

综上所述，民国时期杭州的“民生”与上海的“海普”、“新亚”、“信谊”齐名，号称我国“四大药厂”。依创办顺序，民生居第二位。但它一开始就同时生产制剂和针剂，与西药制药厂名实相埒，应是国内第一家西药制药厂[22]。

(2) 其他制药厂：1933 年，杭州泰华药房股份有限公司在延龄路（今延安路）开设门市部，以经营西药为主，并出售厂自制医用纱布、药棉、绷带等卫生材料，批零兼营。

1935 年，中华医药公司制造 100 多种药品，先后生产宝塔糖、糖衣奎宁丸、船牌行丹等。同年，杨永森独资创办永森制药社，职工约 30 名，先后生产宝塔糖、糖衣奎宁丸、船牌行丹等，维持到 1956 年 8 月并入民生药厂。

1937 年杭州万国西药行通过日军封锁线，把药品输送到内地和游击区经销，起到了支援内地军民用药的作用。

1945年杭州私营梁祖记药棉厂生产各种规格药棉，规模较大，厂址在杭州东街路。抗战胜利后，因企业经营惨淡而闭歇。

此时，杭城还有涌金门的佛慈药厂、中板儿巷的生化药厂、大井巷口的大生制药公司、青年路的信谊药厂、竹斋街的六合茶素厂、新民路的福寿制药社、缸儿巷的极星药厂。1946年1月，韩洪鑫等人在大狮子巷合办大众药厂，规模较小，生产葡萄糖针剂、氯化钙、氯化铝、安咖啡、蒸馏水等针剂，产品主要销往市区药房和医疗单位，同时销往江、浙两省，后转入中谊药厂[23]。

建国前，私商货源主要来自上海、广州、天津、武汉等城市，以上海华美、华英、万国药房购进最多，采购方式自行派人外出采购、外埠跑街（推销员）来杭上门推销、依靠单帮沟通供销关系、大药房在杭开设分销处批零兼营、通过上海慎昌洋行进口少量西药。

2. 西医医疗器械制造业

西医医疗器械制造业是一门综合性行业，涉及到冶金、机械、仪表、化工、电子、光学、激光、核子、超低温及高能物理等许多科学技术领域。这种行业在19世纪中期输入杭州，70年代欧美等国在杭州建立医院、诊疗所，使用来自英美等国的手术器械、产科器械和常用剪、钳、镊及注射器具等。杭州市开始经营医疗器械，多为药房兼营。建国前，医疗器械价格主要是市场调节或同业议价，视市场供需自行确定。

光绪三十四年（公元1908年）杭州中法药房首先经营器械刀包和牙科器材。杭州市化学试剂和玻璃仪器（以下简称化玻）的经营，主要是从建国后逐步发展起来的。20

年代前只有少数西药房和杭州世界书局、中华书局兼营化玻商品。民国时期，“四泰”是杭州最著名的医疗器械、玻璃仪器、化学试剂生产营销厂店。

宣统三年（公元1911年），浙江镇海人周宝兴在上海经营料瓶发财后与上海经营房地产致富的刘衡甫合资开设杭豫泰医疗器械商店，租用四明公所在望仙桥靴儿河下22号店屋一所，现址杭州市中山中路惠民街口。初为料瓶店，聘请刘衡甫堂弟刘阿发为经理，雇佣几个亲戚朋友为伙计。杭豫泰料瓶店经营各种料瓶，生意不错，利润颇高，后逐步发展经营玻璃仪器、化学试剂和医疗器械，开创杭州市专营医疗器械、玻璃仪器、化学试剂的先河。刘衡甫的亲戚马春林在杭豫泰做了3年伙计，认为寄人篱下终非长久之计，他知道做料瓶生意是个“暗行”，有利可图，遂于1914年在新宫桥河坊街62号开设马益泰料瓶店。不久，有个栈房师傅任阿根离职在扇子巷转湾角开设一家任锦泰料瓶店。此人刻苦耐劳，勤俭创业，白天做生意，夜里拉车子，辛勤多年，后来买进了店屋。1941年马益泰老板女婿张永康，原为学徒，业务熟悉以后，就离开马益泰开设新永泰料瓶店。

从杭豫泰衍生开来的马益泰、任锦泰和新永泰，抢生意各不相让。马益泰挖走了杭豫泰会计刘忻康，杭豫泰的生财之道被泄露，马益泰生意兴旺。杭豫泰老板不久改聘方寅岳任经理。方精明能干，四处兜揽生意，并在马益泰对面开设同豫泰，除经营料瓶外，还经营文具用品。马益泰亦不甘心示弱，立即在望仙桥开了一家老豫泰针锋相对，目的在于包围杭豫泰，后来经过调解各自撤销。“九一八”事变后，实业界人士提出实业救国的口号，民族资本家纷纷起来办厂。上海商务印书馆、中华书局等单位筹集资金，以国人资本和技术，在沪开设华国化学玻璃仪器厂，抵制含有日资的中央化学玻璃厂的产品。马益泰经销的玻璃仪器属于中央厂产品，而杭豫泰大力推销完全国产的华国化学玻璃仪器厂的全部产品，并在舆论上大做文章，这一宣传既有爱国主义意义，又有经济效益。完全国产的仪器占领了市场，也贬低了马益泰的形象。

随着中西成药的兴起，使用料瓶分装药品锐减，这一变化，导致料瓶业的没落。30 年代初，杭豫泰与医院药房接触较广，当时私立医院、个体诊所、产科医院等为数甚多，而他们购买医疗器械比较困难。杭豫泰根据这一新的要求，积极组织货源，满足他们各自专业的需要，为他们代购代办各种医疗器械。杭豫泰就是靠这一服务项目，赢得顾客的好感。同时，随着政府废除私塾，推广新学制，在中学以上的公、私立学校中均开理化课程。当时杭州还没有经营理化仪器、化学试剂的专业商店，只有几家书局兼带经营。杭豫泰看准势头，与玻璃仪器厂挂钩，开拓了理化仪器、生物仪器和化学试剂的经营，从而在当时医药界小有名气。“四泰”从业人员 13 人，盈利丰硕，其中数杭豫泰最大，主营旧瓶以外，还供应少量化学试剂和医疗器材，30 年代以后，逐步向科研单位、大专学校供应玻璃及测定仪器。

杭豫泰在批零业务中抓住 5 种经营方式：其一，灵活经营。30 年代始，原药配方逐渐被中西成药所取代，料瓶需求锐减，同时随着西方医疗技术在市区的普及和新学制的建立，各种医疗器械和实验用化学试剂、理化仪器需求猛增，杭豫泰为适应市场变化，灵活开展代购代办业务，开拓了常用医疗器械、理化仪器、生物仪器和化学试剂的经营，服务和经营品种灵活掌握，直至现在经营品种仍不断更新换代。

其二，配套经营。客户购买主要品种与花色品种、大商品与小商品、整机与零配件、分析仪器、实验配套附件与化学试剂等，都一样接待。有时为了几分钱一只的配件，也尽力办到，真诚服务。其三，连带经营。卖显微镜时，提醒客户不要忘了擦镜纸；客户购买蒸馏器时，提出一整套装置，如铁台附支干、十字架、橡皮塞、温度计、橡皮管等，给客户当好参谋。其四，方便购买。危险品的化学商品给予提货方便，大专院校实验仪器上门征集需求，大型器械送货上门，非定型商品代客订货，急需商品代客提送，多余商品代客调剂余缺，外地函购代办托运等，以方便客户招徕生意。其五，以卖带修。售出商品发现质量问题，代客联系上门修理；小型器械如血压计等免费修理，增强销售信誉感。

"九·一八"事变后，实业界人士提出实业救国的口号，民族资本家纷纷投资办厂。上海商务印书馆、中华书局等单位筹集资金，以国人资本和技术，在沪开设华国化学玻璃仪器厂，抵制含有日资的中央化学玻璃厂的产品。杭豫泰大力推销华国化学玻璃仪器厂全部产品，并在舆论上大做文章，这一宣传既有爱国主义意义，又有经济效益，使国产的仪器占领了市场。因此，杭豫泰深受实业界爱国人士的赏识。

抗日战争胜利后，国民党政府发动内战，物价飞涨，医药、科研、教育事业得不到发展，杭豫泰经营品种乏人问津、生意清淡。

1937 年抗日战争爆发，全店职工解散。经理方寅岳也避难住在上海法租界做掮客生意，他长袖善舞，生意不错。老板刘衡甫因年事已高，家业逐渐败落，债台高筑，难以维持，愿将自己在杭豫泰的 8 股资金让给方寅岳，以 3 500 元盘让，1939年2月，周宝兴名下的2股也以750元转让给方寅岳。从此方寅岳就成为杭豫泰的独资老板，并把杭豫泰加记，改为杭豫泰源记。方寅岳由经理成为老板后，当即派二三名职工来杭恢复业务，自己仍在上海李梅路赁屋1间，定名杭豫泰发行所。当时方寅岳时来运转，意外与印度客商做了玻璃瓶的出口生意，继而又获得南洋帮的生意，直至1941年太平洋战争爆发，外贸生意断绝而终，前后获利1 000石米价之多。

“四泰”以回收旧瓶为主，专门为医院、诊所、药房供应配方用瓶，后来又为工厂提供生产用瓶。建国前，以杭豫泰、马益泰、新永泰3家专业商店为主，经营医疗器械、化学试剂和玻璃仪器，零趸批发，代客买卖，服务上门，主要供应对象为市区医院、个体诊所、学校、科研、机关、团体、工商企业单位，经营品种近2 000种。1950年，杭豫泰资金金额已达9 340元、马益泰8 040元、新永泰6 084元。

民国十二年（公元1923年），仁和玻璃厂开业，厂址六部桥，生产投料瓶及玻璃制品，供应杭豫泰及杭州市区医院药房药瓶等产品，是杭州最早的生产医用玻璃制品专业厂。

1918年，第一次世界大战结束，国外西药进口恢复，药价逐渐下降，民族西药厂无力与洋人企业竞争，纷纷倒闭。20世纪20～30年代，我国民族西药制药工业狭路逢生，又得到了一定的发展。1926年，周师洛创建了杭州民生制药厂，主要加工制剂、生产成药，品种达300多种，供应杭城的医疗单位、浙江省内各县医院和西药房以及全国许多大城市的相关机构；1911年创建的杭豫泰及其稍后开张的任锦泰、马益泰、同豫泰“四泰”生产经营医疗器械、玻璃仪器、化学试剂，远售全国各地，这些厂店筚路蓝缕、苦心筹划，与帝国主义列强控制的西药制造业抗衡，践行实业救国，一定程度上改变了民族制药工业十分落后的窘境，振兴了民族西药制造业，为当地乃至全国人民的医疗卫生保健事业做出了巨大的贡献，在近代中国西药及其医疗器械生产史上大放异彩，值得调查研究。

参考文献

[1] 朱德明. 南宋时期浙江医药的发展 [M]. 北京：中医古籍出版社，2005：162～185

[2] 孟暍. 杭州府志·风俗物产（单行本）[M]. 光绪年间刊本：14～19

[3] 周淙. 乾道临安志 [M]. 杭州：浙江人民出版社，1983：34～35

[4] [乾隆] 杭州府志·寺观1 [M]. 卷34，12

[5] 朱德明. 浙江医药史 [M]. 北京：人民军医出版社，1999：84

[6] 朱德明. 南宋时期浙江医药的发展 [M]. 北京：中医古籍出版社，2005：172～175

[7] 范祖述. 杭俗遗风·名铺 [M]. 杭州：六艺书局，1928：117

[8] 田叔禾. 钱塘逸闻轶事·吴越故事 [M]. 杭州：六艺书局，1928：59

[9] 朱德明. 浙江医药史 [M]. 北京：人民军医出版社，1999：90

[10] 朱德明. 浙江医药史 [M]. 北京：人民军医出版社，1999：86

[11] 钟毓龙. 说杭州·泉. 杭州：浙江人民出版社，1983：161

[12] 杭州白话报. 光绪34年（1908年）9月10日

[13] 范祖述. 杭俗遗风·名铺 [M]. 杭州：六艺书局，1928：113

[14] 朱德明. 浙江医药史 [M]. 北京：人民军医出版社，1999：104～105

[15] 朱德明. 浙江医药史 [M]. 北京：人民军医出版社，1999：

102～104
[16] 杭州市政协文史资料研究委员会 [M]. 杭州工商史料选. 杭州：浙江人民出版社，1988：67～68
[17] 朱德明. 浙江医药史 [M]. 北京：人民军医出版社，1999：104～106
[18] 张光钊. 杭州市指南·公益事业. 杭州：杭州市指南编辑社，1935：424
[19] 西湖山农. 杭州商业行名录. 杭州：杭州正楷印书局，1936：165～166
[20] 朱德明. 浙江广济医院与省立医药专科学校史略 [J]. 中华医史杂志. 1995 (1)：25～29
[21] 杭州市政协文史资料研究委员会. 杭州工商史料选 [M]. 杭州：浙江人民出版社，1988：145～163
[22] 朱德明. 浙江医药史 [M]. 北京：人民军医出版社，1999：96
[23] 张光钊. 杭州市指南·公益事业 [M]. 杭州：杭州市指南编辑社，1935：424

第九章 环境卫生的治理及疫疠的流行

第一节 环境卫生的治理

一、环境卫生

宋室扈跸临安，把全国治理公共卫生的有效方法实施当地，如整治马路、清除道路垃圾、建立公共厕所、实行火葬、掘井饮水、新设澡堂，所有这些措施要比欧洲国家早几百年，折射出杭州人民物质文明、政治文明和精神文明的风采，使杭州成为良畴美拓的自然景观、民物阜藩的大都市以及当时文化的“正朔”所在、公共卫生综合治理的先进地区，临安无愧为“世界上最美丽华贵的天城”，国内外人们向往的文物之邦。有关南宋时期杭州环境卫生的治理状况，在朱德明的学术专著《南宋时期浙江医药的发展》中已有详尽的论述[1]，在此免赘。

鸦片战争后，中国进入了半殖民地半封建社会，地处东南沿海的杭州屡遭帝国主义列强侵略，素有文化之邦、景色秀丽的杭州，自然环境遭到极大的破坏，人民生活贫穷落后。面对公共卫生每况愈下的局面，近代杭州公共卫生状况令人担忧，周边一些城镇和乡间缺乏应有的公共卫生设施，垃圾成堆、河流污染、粪尿外溢、蚊蝇飞舞、疫疠流行，人们的卫生意识下降。面对这些窘境，杭州市政府配置了卫生警察、清道夫、清河夫、挑粪夫、卫生宣教员、卫生稽查员、校医等有关人员加强管理，相继出台了一些卫生管理条例，开展了夏令卫生大扫除和卫生健康教育。但是，由于帝国主义列强的践踏和政府的窳败，终究无法摆脱公共卫生脏乱差的局面，使钟灵毓秀的杭州蒙受半殖民地半封建社会带来的这一奇耻大辱。1930 年 5 月杭州市政府规定由公安局设卫生科管理公共卫生及防疫等工作，如清河清道、学校卫生、饮水卫生、肉类检查、取缔粪尿、卫生宣教及饮食店检查、牛乳检查及野犬处理等，但见效甚微，无法挽回杭州人民身心健康遭到极大摧残的颓局。

二、食品卫生

民国时期，杭州市没有设立食品卫生管理的专门组织，采取不定期由卫生科派人检查，并特设兽医工人，对猪、牛、羊进行屠宰检疫，清凉饮料店需有政府执照才能营业，省立卫生试验所不定期对饮料进行抽样化验，加强管理。

三、饮水卫生

1. 古代

水井的开掘为人类的定居生活创造了条件，饮用渗滤过的、干净的井水，大大有益于人们的身体健康。

1984 年 8 月，在杭州凤起路口发现 5 口东汉时期的水井遗址，井中尚存陶井圈，井底有东汉的板瓦、筒瓦等文物，在遂安路口至教场路口发现有水井遗址。在杭州铁冶岭北稍东有相传东晋郭璞挖掘的郭婆井，10 个井口，井水清美，是周边人们酿酒煮药的优质水源。在杭州灵隐天竺山下有葛仙翁炼丹井，翁家山上有葛公井，葛岭有葛公双井。刘宋朝冯氏在333年于皋亭山崇先寺旁挖掘水井，是居龙井之后的杭州第二口古井。唐朝的杭州刺史白居易和五代十国时的吴越国王钱镠等对西湖、镜湖、钱塘江和太湖等水系进行了综合治理，既保证了农田灌溉，又向人民提供了良好的饮用水源。781年，李泌任杭州刺史，面对杭州城内水质咸苦，居民饮水困难状况，他发动开挖了相国井、西井、方井（四眼井）、白龟池、小方井和金牛池6井，引西湖水入城，改善城内水质。白居易任杭州刺史时重新浚治城内的一些水井，白居易又曾亲品过孤山广化寺内的金沙井水。五代时，在杭州吴山北麓挖掘了吴山井，在天宝月山下挖掘了天井。在杭州河坊街中段小井巷开挖了天井，井口上刻有唐清泰三年（公元935年）开，实是吴越国时开挖的古井。吴越国时韶国大师在大井巷挖掘大井，1247年遇上大旱，井水不减，安抚赵与篙立神祠其旁，明朝洪武初年参政徐本竖立"吴山第一泉"石碑。杭城小巷内有五代吴越国时挖掘的小井。吴越王钱镠曾在百井坊巷挖99井，宋室南渡后为御前军填塞，仅存3口，相去各数10步。钱镠还在祥符桥北挖钱王井、在凤凰山梵王寺廊南侧凿灵鳗井。钱武肃王在钱塘门内香泉坊挖有四眼井。因此，当时杭州人民饮用的水源来自西湖和就地凿成的一般井水，大大方便了人民的生活。

北宋时期，苏东坡在1071～1074年到杭州任通判，1089～1091年任杭州知州。1071年。苏氏一到杭州就着手调查市民饮水的情况，发现唐朝李泌挖的六井堵塞混浊，他当即派僧人仲文、子珪、如正、思坦罗致20多人浚疏六井。他第二次来杭任知州时对六井作了全面整修，并撰写了《六井记》，文中指出水井对人民生活的重要性及保洁井水的措施，并弹劾权贵们对水井的污染。1090 年，他还复引六井水到威果营和雄武营之间（在通江桥北），开挖两口新井。沈文通任杭州知事时开挖了南井，在元祐年间井废，苏东坡命子珪浚治，用瓦筒易竹，装有石槽，使井水清洁，遂改南井名为惠迁井。净慈寺西面有圆照本禅师挖掘，在西溪桃源岭下有方井，在灵隐韬光寺内有烹茗井，苏东坡等曾为井题词。苏东坡在杭州任内还应市民的强烈要求，疏浚西湖。他在《杭州乞度牒开西湖状》中，历陈西湖有水产、饮用、农田灌溉、内河航运、酿酒等作用，在草拟的《申三省起请开湖六条状》中，罗列了管理、设备等项目，在他的大力倡导下，1090 年 4 月 28 日开工，用了半年时间，把挖出的湖泥葑草堆积成长堤，堤上花柳迎风飘舞，形成名胜古迹苏堤。为了保护西湖的水质清洁，他下令在湖内禁种菱葑和洗涤。苏东坡为杭城人民饮水卫生的辛劳已被当地人民代代传诵。

南宋时期绍兴年间，节度使赵密浚疏了相公井，在凤山门外尊胜巷内南宋故宫中有葫芦井，还有寿域坊内的上四眼井，长庆坊内的下四眼井，宝月山麓的上八眼井，秘书省内的下八眼井，后市街的六眼井，棚桥前的双井，荐桥北的义井，法院路岳飞故宅庭前有银瓶井，1231 年净慈寺僧法薰住持用锡杖叩响殿前空地，地上涌出二泉，甃为双井。孝宗时，转运使周琮修治李泌六井，1247 年赵与𥲅下令从涌金门到钱塘门之间，凡水口所入之处修筑石棂，禁止种植菱荷、建房和洗马。宋高宗太尉董德之用大木石板对大井巷修治。1269 年，安抚潜说友在凤篁岭上建门保持龙井水清澈，并题篆书龙井两字，留传至尽。杭城还有两处观音泉，一处在三桥，一处在云居山圣水庵，泉水可以治病，取水的人络绎不绝。

茯苓泉在灵隐无垢院后山。古松婆娑，下有甘泉，名曰茯苓，饮者长寿，《博物志》所谓松脂入地千年为茯苓，泉水以此命名。其水汇韬光金莲、蘸笔二池，入于冷泉（在飞来峰下）。南宋时，韩侂胄取无垢院为寿地，迁院于灵石山。其侧有泉，仍名茯苓。

杭州有四处观音泉：一在上天竺；一在麦岭北茅家埠，坎口正方，俗名观音井，广仅数尺，渊然澄洌，泛澹靡息，比玉泉甘美，当亢旱时，溪泽率枯，惟独一洼盈溢如故；一在城内三桥址，宋时太常寺内，又名汲古泉，有小石识云此泉甘清，虽旱不竭，相传人们认为此法惠院旧井，饮井水能治病，特保护此井，嘉泰改元立石；一在云居山圣水庵则，能疗民疾，亦名圣水泉。

元、明、清三朝，杭州市民在利用古井之余，继续开挖了一些新井，井水成为古代杭州人民日常饮水的主要来源，井水的清洁程度直接影响了周边居民的身心健康，因此得到了历朝一些廉政官员的高度重视并采取了保洁措施，在市民的支持下，使得古代杭州市饮水状况基本良好。

2. 近代

鸦片战争后，杭州人民的饮水卫生条件没有得到根本的改变，饮用水源的污染程度加剧，导致一些肠道传染病流行。

随着国家衰落，人民生活每况愈下。杭州市民用水靠天贮积或凿井自用，但贫民用城河水和西湖水谋生。由于受钱塘江海潮上溯的影响，杭州市的生活用水不能用咸苦的江水。市民还是用井水饮用。1923 年杭州基督教青年会开凿自流井。到 1930 年底，全市有水井 4842 口，平均每 20 户合用一口水井。这些井，水质差，年久失修，不少已湮塞，多数居民只得取河水食用。河道舟楫往来，居民洗涤衣物，阴沟污水流入，因而连年疫病流行。1931 年的上半年，市民中青壮年死于肠道病患者达 649 人，同期在医院诊治的 7430 人，患肠道疾病的 3733 人。为此，1928 年 4 月，成立了杭州市自来水厂筹委会，按照水源情况在清泰门外贴沙河旁征用 91 亩土地建厂，在严家巷紫阳山征用了 13 亩地建造蓄水池。到 1931 年 1 月，建成了清泰门自来水的进水口和药间、杀菌间、清水池等土建工程，安装了药机、氯杀菌机各一套等，7 月 28 日试放水，后经水质卫生检查合格后，8 月 15 日正式向居民供水，但贫民因水价昂贵，无法享受。

四、学校卫生

民国时期，杭州市的学校卫生工作比较出色，在 1933 年左右，杭州各比较大的学校设有校医，各小学每年对学生进行体格检查。从 1932 年开始，卫生科设学校卫生指导员，派 1 位女医师、4 位护士到各小学判定学生体格等级，并设矫治机关。杭城小学均开设卫生课程，举行卫生演讲、清洁校舍活动，各小学教师比较重视对学生的卫生教育。学校学生每天轮流清扫教室、寝室和公共场所，定期举行室内外大扫除。

五、健康教育

民国时期，杭州等地政府创办了一些医药卫生报刊，大力宣传卫生常识，在民众中开展了一些健康教育活动，如杭州基督教青年会发动群众捕捉苍蝇和老鼠，举行卫生演讲，又往郊区各乡村宣传普及卫生知识，放映电影宣传卫生措施，举办各种体育活动，召开保婴大会，提倡育婴保健运动等。

第二节　疫疠的流行

《全唐文》卷48收录的唐代宗“恤民敕”指出，宝应元年（公元762年）“杭越间疫疾颇甚”，并提出了大量的救灾措施[2]。唐代宗大历年间（公元766～779年），杭、越地区发生大疫，代宗敕：“其有死绝家无人收葬，仍令州县埋瘗”，断绝尸体传染病菌的可能。832年春，浙江西部仍有大疫，杭州8县灾疫[3]。

宋神宗熙宁八年（公元1075年），杭州大疫，死亡人数约在50多万人。大疫高峰过后，“商贾不行，市萧然”，惨不忍睹。时任杭州通判的苏东坡，积极地投入到紧张的救灾工作中。他对当时杭州的灾情非常焦急，他说：“自经熙宁饥疫之灾，与新法聚敛之害，平时富民残破略尽，家家有市易之欠，人人有盐酒之债，田宅在官，房廊倾到”，“两浙灾伤，人死大半”，因此他积极地投入到抗疫救灾中去。他请求朝廷延缓两浙路部分上供米的时限，同时他又向朝廷请求钱米赈济百姓。他认为这次疫病虽天时不利，但也是本路监司郡守张靓、沈起等人处置无方造成的，从而“助成灾变”，因而向神宗揭露为官不力的这些地方官员。由于实施了有力的救灾措施，整个两浙路米价回落，灾疫后社会秩序得到了稳定，生产自救渐渐恢复。

10多年以后，苏轼又以龙图学士出知杭州。元祐四年（公元1089年）夏天，苏轼刚上任不久，杭州先是大旱，接着“饥疫并作”，苏轼多方设法救济饥民。他向朝廷上奏，请求中央对杭州进行救济。不久，哲宗下令将两浙路上供米20万石救灾，并免去当年度两浙路上供米数的三分之一，赐度僧牒，以僧牒换来的钱米救济饥疫的灾民。

元祐五年（公元1090年），疫情虽趋平缓，后果却相当严重。到了春天青黄不接的时候，苏轼下令将平仓米减价出粜给平民百姓，还派专人每天烧粥施舍给穷人，煎药让无钱请医的病人服用。他派专人带上医生在杭州城内挨个病坊治病，救活了大批病人。由于杭州这次疫情比其他地方更为严重，靠政府力单势薄，苏轼便发动民间财力抗疫救灾。他以身作则，率先献出私钱50两黄金，加上筹措的官府纹银2 000两，创办起一所病坊“安乐坊”，收纳贫苦病人，之后他又“蓄钱粮”作为病坊的运转费用。病坊设立前后3年，治愈病人数以千计。

南宋时期，杭州人民与全国民众一样备受疫病之苦，死亡人畜数以万计，而当地的中医药学家追古发今、各显神通，为民排难解忧，其治疫的专家与医籍之丰名列全国前茅。倘说南宋时期杭州防疫事业有所建树的话，应归功于当地中医药学家们的辛勤防治。有关南宋时期杭州疫疠的流行状况，在朱德明的学术专著《南宋时期浙江医药的发展》中已有详尽的论述[4]，在此免赘。

1334年，杭州大疫，死者无数[5]。1342年8月，杭州疾疫流行[6]。

元顺帝至正十九年（公元1359年）十二月，在金陵建立政权的朱元璋派兵突攻杭州，杭州城门禁闭3个月。由于四周交通被切断，粮食无法运入城内，米价陡贵，一斗高达20缗。城门被围不久，城内粮食吃尽，即使是糟糠也被卖到米价钱，有钱人还能弄到吃的，贫穷者只能一天天地挨饿，“老幼妇女，三五为群，行乞于市。”即使艳丽的年轻女人，不顾脸面沿街乞讨。“一城之人，饿死者十六七”。朱元璋兵退后，运米船从吴淞江先后驶达，眼看人们有救，但杭城卫生环境恶化，传染病蔓延，致使大半病疫死。饥荒和疫病给元末杭州人民带来了无穷的灾难。1360 年，杭州大疫[7]。

1545 年，钱塘大饥疫。1588 年 6 月，钱塘瘟疫。1589 年 5 月 6 日，钱塘旱疫。同年 6 月，钱塘大疫。

明朝疫病流行频繁，各地医家们积极投身治疫工作，他们救死扶伤的事迹镶嵌在明清许多方志中。当时很多地区建有疫病的隔离医院，如仁和（今杭州）的天医院。通过考察医家们的治疫工作，可从另一侧面看出明朝治疗疫病的医药技术的发展。这里我们选录部分材料，以便彰显医家们在历史长河中为人类文明作出的巨大贡献。

倪居敬，杭州人。杭州在明初因战乱，百姓逃亡，避兵露宿，导致流民中疫情四起，居敬根据祖传的方药进行救治，全活无算。仁和名医张文启积极在本地治疫，并与一些志趣道合者筹建惠民药局，“全活甚众”。

清朝、民国时期，杭州疫情较为严重，如 1672 年，杭州疾疫大作[8]。

道光十七年（公元 1837 年）八九月间，杭州流传霍乱。许多人得病后，由于严重吐泻引起体内盐类大量丧失，产生肌肉痛性痉挛的症状。王士雄让病人服致和汤数剂，病人遂恢复健康。致和汤是由北沙参、生扁豆、石斛、陈仓米四钱，枇杷叶、鲜竹叶、麦冬各三钱，陈木瓜六分，生甘草一钱组成，用水煎服。此后王士雄按这个方法治愈了许多霍乱病人，全被救活。

1841 年夏，杭州瘄疹盛行。

1843 年 9 月，杭州天花流行，死者过半。1856 年夏秋，杭州霍乱流行。

光绪二十九年（公元 1903 年）七月，有一种疫病流传杭州城内。由于这种疫病感染性较强，几乎人人感染此病。据孙宝瑄《忘山庐日记》记载，这次疫病患者的主要症状大都呈发热、头昏目眩，事后，病人四肢出现红斑。此次疾疫疑是登革热，因登革热发病常在 6～8 月期间，地处热带，临床特征为突发高热，头、肌肉和关节都发痛。皮疹最初见于手掌、脚底、前臂等处，渐次延及上臂、下肢及躯干等处，它是一种急性传染病。

1926 年 8 月上旬，杭州城内霍乱猖獗，市政府成立了时疫急救站 30 多处。

1942 年 3 月，杭州、临平出现血吸虫病患者。

1943 年秋天，杭州城内鼠疫流行。

面对上述疫情，政府及医务工作者积极从事防治工作。清朝有许多医生在疫病传播期间，冒着随时可能被感染的危险，从事救死扶伤的医治活动，尽管他们没有巨著流传于世，但他们同样为祖国医学事业的发展作出了巨大贡献。

民国时期，杭州市政府对城内的传染疾病控制得较为严格，比其他州县情况略好些。如城市内发现传染病患者，则送到省立医院隔离部，病家则要严格消毒。在某种传染病盛行时，市府立即设立防疫医院，以备急需。如在市郊发现时疫，市府要求全市各公私医院免费为人们注射，各学校、机关、工厂及团体要实行预防注射，对于饭店、食品店摊、清凉饮料店也要加强消毒，每年春秋两季，免费为人们种痘，以防天花。1943 年，省级防疫行政及业务机构无所变动，并设置了省会临时防疫委员会负责防治鼠疫。这些措施客观上有益于防止疫病的流行。

参考文献

[1] 朱德明. 南宋时期浙江医药的发展 [M]. 北京: 中医古籍出版社, 2005: 188 ~ 200

[2] 二十五史 · 新唐书 · 代宗纪 [M] . 册 6. 上海: 上海古藉出版社, 1986: 4150

[3] 二十五史 · 新唐书 · 五行志 [M]. 册 6. 上海: 上海古籍出版社, 1986: 4234

[4] 朱德明. 南宋时期浙江医药的发展 [M]. 北京: 中医古籍出版社, 2005: 201 ~ 210

[5] 王圻. 续文献通考 · 物异 13 [M]. 卷 228

[6] 丁丙. 武林坊巷志 [M]. 册 4. 杭州: 浙江古籍出版社, 1985: 230

[7] 二十五史 · 元史 · 五行志 [M]. 册 9. 上海: 上海古籍出版社, 1986: 7372

[8] 丁丙. 武林坊巷志 [M]. 册 4. 杭州: 浙江古籍出版社, 1985: 56

第十章　宗教与医药学

第一节　儒学与医药学的关系

我国古代整体文化就是儒家文化，儒家文化是中国古代文化中的基本核心，在中国文化领域中占有统治地位。自汉武帝“罢黜百家，独尊儒术”后，儒家文化就一直作为正统思想受到历代统治者的高度重视和大力提倡，它成为我国先民理论思维的源头和各种学术论证说理的工具，医学也不例外。在中国先秦时期虽然产生了以《易经》为代表的哲学思想，但这一哲学思想又为儒家的理论所发展，在这个意义上，可以理解为什么古人说“医易相通，儒医相通”。医学与儒学同出一辄，自古以来就没有独抢一径之名儒，亦无株守一家之名医，往往从醇儒之学发明医理，又以高才绝学精研医理，由此可知，儒家文化对杭州中医药的发展无疑具有重大的影响。

随着儒家文化对医学领域的渗透，大量的儒士投身到了医药界，对医学的发展起到重大促进作用。最为明显的是提高了医学的社会地位，使医疗行业被认为是一种高尚的职业。这对从事医疗活动和稳定医疗队伍，提供了有效的保障。其次，提高了医学从业人员的素质。儒士都是知识分子，较好的文化素质，不但使他们能更好更准确地领会医理和接受他人和前人遗留下来的医学知识，提高理论思维能力，提高研究效率。而且那些知识渊博的儒医如张志聪等，广泛吸取其他学科，如以天文、地理、博物、哲学等知识来丰富医学内容。此外，由于儒医行医的出发点是尽忠至孝、济世利人，没有谋取暴利的私欲，医德较高，对整个医药界的伦理道德有一定的制约作用。

“孝以事亲，忠以事君”，疗君亲之疾是尽忠孝之道，故忠孝观念激发了许多人投身于医道。考核古今，杭州有许多医家是由于父母或亲属有病而开始学医的，这明显是儒家中孝道德观念的影响。如明代医家王纶，进士出身，本为官吏，后因父病而学医。至于仁义，即爱人利人。儒家是以济世利天下作为人生最高理想，医学作为一种除疾患、利世人的手段，与儒家的仁义观是完全一致的，古时往往称医术为“仁术”就是这个道理。所以范仲淹在浙江宁波任刺史时曾说：“不为良相，便为良医”。儒士们所追求的是居高官，佐君王，以实现其济世利天下大志，但毕竟儒士多官位少，大部分儒生不能做官，有相当一部分仕途不通或官场失意的儒士转而学医，以完成其济世之志，儒学与医学结下了不解之缘。

图书是表达和保存思想的一种有效方式，是文化的基本表现形式。儒家重人文，喜欢著书立说。应该说，在儒士加入到医生队伍中以前，有很多医生视医术为私产，秘不外传。但儒医却在仁义济世思想推动下，开始大量编撰整理和刊行医学书籍，总结和交流医疗经验，使得医学知识广为流传，对医学起到了良好的促进作用。

但是，儒家文化中的尊经崇古思想非常浓烈，突出地表现为对古代圣贤的崇拜和对传统经典的迷信。它使得人们习惯于借用经典来表达自己的思想，一定要吸收传统经典的养分，才能发表自己的观点，即所谓的言论必须“引经据典”。这种思维方式导致了中国文化的保守性，对医学的发展也产生了消极影响。如对医学经典著作《黄帝内经》、《伤寒论》的推崇，使得习医之士无不以研读医经为首务，而研究医学之士亦无不以注解医经为归宿。在杭州，历代医学书目中也都以医经注释类著作最多，至明清时期更是到了登峰造极的地步。诞生于这一时期的“钱塘学派”就是这方面的代表。他们主张学岐黄术必需潜心研读医经，而除《内经》与仲景之书外，其他都不可读，甚至认为《难经》也是后人伪作而不足信。其他如王宗正的《难经疏义》、沈裕生的《素问集解》、张世贤的《图注八十一难》、马莳的《素问注证发微》及《灵枢注证发微》、许兆祯的《素问评林》、张景岳的《类经图翼》、沈又彭的《医经读》、俞樾的《内经辨言》、莫枚士的《研经言》等，计约90多种。他们以经典的注解作为研究医学、表达思想的方式，虽对继承中医传统思想有所益处，但势必束缚医学的发展，禁锢了医学的创新思想。

第二节　佛教医药学

佛教传入中国的具体年代很难断定，一般以西汉哀帝元寿元年（公元前2年）博士弟子景卢受大月氏王使伊存，口授“浮屠经”为肇始。后来佛教在华繁衍出诸多宗派，第一宗派的创始人智凯在浙江天台山创立的天台宗，被认作中国的首家派系。佛教借医弘佛，遂构成了四大佛教胜地，浙江的普陀山（观音菩萨道场）亦名列其中，可见，佛教辐射浙江之广名列全国前茅。医学是佛教徒必修的科目，他们必须学习医方明，这种由释迦牟尼创建的佛门医学和经年累积起来的除病健身法内容十分宏廓，有食物疗法、草木疗法、触手疗法、药酒疗法、沐浴疗法和发汗疗法等[1]。无可置疑，来华传教译经的印度佛教高僧大都兼通医术并传授给华人教徒。同时，中华民族灿烂的传统文化，在某种意义上说，就是以周易为渊源的道文化，而道与医只是以易为思维的基本方式，是认识、解释并维持、延缓人类生命的两种不同的途径，两支闪耀生命之光的支流。道家以其生万物解释生命，而以性命双修的方法以追求长生不老。医家却用男女交会生子，形神兼备以修身，以达到健康长寿的目的，但二者均以天人合一、阴阳五行学说等为基本理论。医与道之间相互通融，密不可分，从中医学理论和实践发展考察对其影响最为深远的当推道教。因此，稽探古代杭州以佛教、道教为主的宗教医药学，对于弘扬祖国传统文化及其医药学，意义非凡。

我们披览浩如烟海的记载杭州历代寺院的论著，很难觅到有关佛教医药的资料，现就所得的星散史料，分寺院医药、僧侣医师、寺院药材、中外交流诸项胪述如下[2]。

一、寺院医药

杭州的佛教寺院枚不胜数，如清朝前期杭州府所辖各地的寺、院、庙、堂、宫、观、庵约达858个[3]，剔除其中道教的布道场所，杭州的佛教寺庙星罗棋布，佛教徒亦数以万计。

从寺院的建筑结构来看，大的庙宇设有药师殿，供奉药师佛或药王。药师佛称药师琉璃光如来、大医大佛、医王善逝、消灾延寿药师佛等。据佛教《大宝经》云，他“能疗治一切诸病"，令人身心惬意。普通僧侣及一般群众把他看成是包治百病的神医佛爷。他的造像成跏趺坐姿势，其左手持钵表示甘露，右手持药丸象征为民治病，通常还有日光、月光二菩萨及"药师十二神将"协侍。建于东晋咸和元年（公元 326 年）的杭州灵隐寺亦有药师殿，置有善见菩萨（又称雷山大药王），他精通医药，能"消灭无量众病"。后晋天福四年（公元 939 年），钱氏在今杭州竹竿巷建天长净心寺，康熙五年（公元 1666 年）兵备道熊光裕重建，赐子观音医真君殿[4]。杭州上天竺法喜寺在北高峰麓百云峰下，后晋天福四年（公元 939 年）僧道翊结庐山中，名为天竺看经院，康熙四十六年（公元 1707 年）康熙南巡此地，赐御书金字药师经[5]。这些天医真君殿和看经院形同药师殿。

除此之外，寺院中还设有其他有关医药卫生的设施。释迦牟尼把沐浴分为热水和冷水浴，认为沐浴有预防疾病、保持健康以及治疗疾病的作用，康熙十四年（公元 1675 年）秋，灵隐寺内建有知浴楼 5 间，康熙元年（公元 1662 年）秋，建浴寮 5 间[6]。杭州的佑圣观（在兴礼坊内）有种药畦和洗药井[7]。1671 年，杭州大疫，总督刘公在观内设药局，挑选名医张文启、沈普垣、尚纲等，幼科华鸣凤、泮士韶等为人治病，8 ~ 9 月间，救治了许多病人，寺院直接从事医药活动。寺院内设立的病人坊、悲田坊和养病坊是僧侣医治病患者的场所，时届 1948 年 8 月，杭州西大街唐朝建立的天宁寺创办诊所，由寺内精研医术的忠霞法师掌柜，为民义诊，何幼村等 10 人发起为诊所悬壶募捐，轰动杭城[8]。杭州江干闸口附近的寿圣接待寺是一个具有数百楹的大寺院，它是医僧保和大师建成的，从事医药等工作，祖宗三代以医济贫，治愈了无数贫病者。

二、僧侣医师

古代杭州中医药学兼精佛理者人才辈出，僧侣行医济贫者亦群星璀璨。开平元年（公元907年）吴越王在杭州木子巷北建千顷广化院，南宋时为临安府祝圣道场。寺院僧了性精通医药，经常为民治病，医绩显著。北宋苏东坡为其写了《六观堂老人草书歌》，南宋赵阅道为其堂室题匾“垂慈堂”，以表彰他的医术。北宋杭州西溪寺僧精通外科，附近一户田家病癞，全身溃烂。西溪寺僧检查后认为是天蛇毒，取木皮（秦皮）煎煮一斗，请病人吞服，没几天田家病愈。明清间杭州一带寺院僧侣兼医者，颇不乏人。

杭州千佛寺有一位异僧，离开寺院前留下了《咽喉脉证通论》一书，其他寺僧得到后，秘不外传，用书中的秘方为周边群众治病，深得赞誉。

南宋戴㣉曾隐居灵隐等寺，著有《要诀》、《类方》两本医书，被寺僧收藏。南宋淳熙年间（公元1174～1189年），天医波利多（即天医菩提的化身）居住在杭州灵隐飞来峰。

咸淳年间（公元1265～1274年），有一位医僧居住临安，明脉识证，前来看病的人很多。太学生想要弄他，有王上舍，气体充实，身长八尺，平生无疾，诈令为病，请僧诊视。王方食将竟，听说僧已到来，仓猝就榻，偶绊一跌，乃起而寝。僧入诊脉，亟出语诸生曰：“不可救矣。”诸生抚掌大笑，僧曰：“非索价妄语也。须臾死矣，虽良药不可治。”诸生们骂他并驱赶他，过了半天，而王死，实系饱食体肥，遭跌而肠断致死。

明清间杭州一带寺院僧侣兼医者，颇不乏人。杭州天竺山就有几个寺院医僧，医道高明。当时，嘉兴、湖州一带，常有病人去杭州中天竺集庆寺求医。杭州灵隐寺僧用百花膏医治外痔很有效。

民国时期，临安人清华禅师居杭州里西湖智果寺，毕生勤奋好学，精研岐黄之术，故能起沉疴、拯黎弱，远近问诊接踵。清华禅师怀着佛家慈悲，特在杭州市下城区贯桥北首的同益堂药店附设医局，隔日门诊，病人较多，名噪杭城。清华禅师耽嗜典籍，学验俱丰，惜书如命。一生藏书很多，名为清华医室藏书。清华医室所藏珍贵医书有明刻本、宋印本、日本编印的皮纸本，有工笔手抄本以及新版的铅印、石刻本等等。曾编印《清华医室藏医书类目录》2卷，分赠朋友。嗣后医书更加丰硕，对照旧编书目，颇有增补必要，禅师诊务繁忙，始终无暇执笔。1936年，清华禅师已85岁高龄，由于老弱劳烦，涅槃于杭城，遗嘱将所藏医书捐给图书馆。但他的裔僧想把这些医书出卖，风声传出，杭、沪一带书商纷纷寻门路争购。此事为中华医史学会会长王吉民先生得知，欲将伍连德博士捐款中的一部分，用以购买清华医室这批藏书，收归于图书馆，遂四处托人去智果寺商谈。经多方周折，最后才议定让给中华医史学会，以免禅师终生心血付诸流水。王吉民亲抵杭州，委托尚未离杭的之江大学外国人马教授设法搬运到之江大学，遂以学校名义打包交运输公司寄往上海，前后3个月时间，才将清华医室所藏医书移至中华医史学会图书馆。其实由杭运沪的清华医室藏书，只有454种，与当时图书馆目录核对已少64种。30年代，杭州达卢僧精通伤科，善治陈旧骨折。

三、寺院药材

杭州佛教寺院鳞次栉比、僧侣精医人才荟萃，这必然养成了僧侣种植药材的嗜好。杭州一些佛教寺院培植药材，有两种药物颇具传奇色彩。一是灵隐山门外有一枝高大三围的香樟树，曾有僧人称其为药王树，树皮可治心病，远近闻名前来剥皮，寺院不禁，致使樟树几经复枯，如持续雨天则树的上空黑烟滚滚，颇为壮观[9]。二是秦亭山圣帝殿厨房后石台基上长有草状如百合草的植物，寺僧采集后售给香客入药治疮，故名佛手草[10]。上述出产在佛教胜地的药材，多被寺僧采集后用之于民，使杭州中医药谱里增添了不少功效卓著的新药，在一定程度上促进了杭州药物学的发展。

四、中外佛教医药交流

中外精通佛教的医药家们不仅为本国人民的医疗保健事业鞠躬尽瘁，而且还飘洋过海交流医技。宋、金、元朝，有一批僧人前往日本。明末的陈元赟，杭州人，27 岁时到少林寺出家学习拳术，寺中藏有珍贵的医籍和伤科草药，他曾管理寺内药材，余暇刻苦研读医书，对医药、针灸、气功、武术、饮食诸方面多有建树。1619 年东渡日本，他在日本期间与当地医药界人士交往酬答，对日本的医药学发展做出了贡献。同朝同乡的戴笠，1653 年前往日本，1654 年结识了隐元禅师，皈依禅宗，薙发为僧，人称独立禅师。他以岐黄济世，医愈难症，人称神医。他尤擅痘科，医著有《痘症百死形状传》等 8 种。他的《万病回春》风靡日本，促进了龚廷贤医学在日本流传。澄一，杭州僧人，1653 年飘洋过海，住长崎兴福寺，精医术、著有《慈济轩方书》6

卷，在日本佛教界和医药界声誉鹊起。隐元隆崎，祖籍杭州，长期修禅嘉兴等地，1653 年冬东渡弘法，首开法于长崎兴福寺，在中日佛教传播史上可与鉴真相媲美。他在医药学上的博识广见为日本同仁所折服。

在杭州籍僧侣医家东渡传经送宝之时，日本医药界人士亦纷至沓来。1168 年，日僧荣西千里迢迢来到宁波阿育王寺、天台国清寺修行，后又到杭州寺庙，得知饮茶可以养生延寿，回国前便从灵隐、天竺一带寺院中携取了优良茶种，耕耘在日本山城栂尾山上，栂尾茶便被日本人称为山茶。荣西还根据所学到的中医药知识，编著了《吃茶养生记》，风靡日本[11]。1235 年日僧圆尔辨圆先后在杭州历访灵隐、净寺诸寺的名僧，回国时带去了寺院医药等书籍数千卷，为中日文化交流锦上添花。在中日医药交流中日方的杰出人物还有僧人月湖，1452 年他开始寓居杭州，收搜中医药名著，并撰写了《全九集类证辨异》4 卷，该书中国版已失传，南京古籍图书馆尚保存一部，弥足珍贵，日本有文政元年（公元 1818 年）印本，是中日医学交流的佐证。月湖回国后大倡金元医学[12]。1487 年，日本田代三喜以僧人身份来华，在杭州追随月湖学医。月湖是浙江名医虞天民的弟子，虞氏是朱丹溪的弟子，朱氏又是杭州灵隐寺僧罗之悌的大弟子，医学一脉相承。田代三喜在杭州共生活了 13 年，于 1498 年学成归日，脱僧籍行医。值得指出的是古代杭州佛教医药家们的对外交流主要云集在日本，这不仅对中日佛教医药学的发展大有裨益，也大大丰富了中医药学的宝库，为东方文化的国际交流提供了模式。

第三节　道教、景教医药学

一、道教医药学

道教在中国传统文化中自成一个奇特的世界，并为国人接纳和信奉，从而表现出中国人的现实主义精神。《抱朴子·内篇》曰："古之初为道者莫不兼修医术。"秦汉以来，凡方士之流亦道亦医，医道相兼。道家为追求长生不死，即身成仙，从开始起便十分重视修炼方术。虽然其所追求的目标只不过是一种扑朔迷离的幻想，是不可能实现的。但在其长期的发展过程中，通过多种修炼方术，客观上却在中国传统医学以至中国古代科技领域积累了丰富多彩又很有价值的材料。道教对中国传统医药学的作用和影响无与伦比。它在健身健心方面的丰富体验，对于帝王、文士乃至一般平民，都具有不可抗拒的诱惑力，尤其是道教的养生治病方术与中医药学有着密切的关系。

杭州山川秀丽，气候宜人，是道教思想萌生的好地方。早在东周时期越地就流行起黄老道家思想，东汉以降，作为一种宗教派别的道教传入杭州，随着魏晋南北朝时期的文化重心南移，使杭州跃居为道教传播的重要区域，庙观林立，香火繁盛。杭州等地名山大川都成了道教修炼的洞天福地，道教因此也就渗透到社会的各个阶层，出现了许多著名的道教人物。饶有兴趣的是这中间的一部分人与医药学结下了不解之缘，建树卓著，为杭州人民的医疗保健事业作出了贡献。

从中国道教发展历程窥探，杭州籍道教人物、学者在其中扮演了重要角色，他们在医药学、炼丹术的发展上同样建树非凡，使中国传统的道学和医药学在他们身上融于一炉，炉火纯青。他们各自又有侧重点，出现了三种类型的人物。其一是以道名盖过医名的人物，其二是以医名盛于道名的人物，其三是道名医名并重的外籍来杭州炼丹传医的人物。当然，在杭州社会发展史上，道家精医者人数远没有儒而习医者多，杭州兼精这两种传统科技文化的可谓人才济济。而且，这类两栖人才的出现时间之早亦居全国前位，值得进一步指出的是他们为杭州的道教发展和医药学的嬗递筚路蓝缕，做出了重大贡献，在中国道教医药学发展史上占有极其重要的地位。

葛洪（公元281～341年），字稚川，号抱朴子，丹阳句容人，13岁丧父，通过勤奋攻读，终于博览群书，成为当时不可多得的文武全才。葛洪从祖葛玄，学道得仙术，传弟子郑隐。葛洪从郑隐学习，尽得其传。上党鲍玄精通道术，葛洪拜鲍玄为师学道，不久又与鲍玄的女儿结婚。夫妻二人志同道合，一同修道炼丹。他大半生致力于道教理论、医药学与化学（即古代炼丹术）的研究，取得很高的成就，成为著名的医学家和炼丹家。葛洪著作颇丰，《抱朴子》便是其代表作。他的炼丹开创了中医药中矿石入药的先例。据传葛洪40岁那年来到钱塘（今杭州）时，见宝石山上木石幽邃，风景奇特，颇有灵气。并且此山产一种红色的石头，他认定是修身养性、采药与炼丹的好地方，便结庐潜居。葛洪居此期间，常为百姓采药治病，还“烧丹朱、炼铅粉……造腐酒”，又“开砌山岭坦途，以通行人往来”，为当地百姓做了许多好事。后来，人们便将他居住过的山岭称为“葛岭”，还在他的结庐处建观奉祀。因葛洪自号抱朴子，故将观名定为抱朴道院。“抱朴”为道教教义，有抱守本真，不为物欲所诱惑，不为世事所困挠之意，即所谓“人行道归朴”。抱朴道院又名抱朴庐、葛仙庵；日名福地院、涵青精舍、涵青道院、玉清宫等。相传为晋代著名炼丹家葛洪的结庐炼丹处。它既是杭州最早的道教宫观，又是目前杭州惟一的道教胜地。旧时的葛岭抱朴道院，曾与黄龙洞道院、玉皇山道院合称“西湖三大道院”。唐代初建葛仙祠，题额“初阳山房”，同时还建造了初阳台石亭。南宋时，高宗将抱朴道院开辟为御花园之一，取名“集芳园”。据《西湖游览志》一书记载：“淳祐间，理宗以赐贾似道，改名后乐园。楼阁林泉，幽畅咸极，古木寿藤，多南渡以前所植者。积翠回抱，仰不见日。架廊叠磴，幽渺逶迤，隧地通道，抗以石梁，傍透湖滨。飞楼层台，凉京燠馆，华邃精妙。前挹孤山，后据葛岭，两桥映带，一水横穿。各随地势，以构筑焉。”[13]元时，曾毁于兵火。明代重建，改名“玛瑙山居”。现存的楼台殿阁，均为明清时期所建。

葛仙殿是道院的正殿，歇山式的木构建筑，殿内供奉着葛洪祖师像，两旁则是纯阳祖师与朱大天君像。东侧的红梅阁、抱朴庐与半闲堂，均为重檐歇山式木结构的楼阁建筑，精巧别致。红梅阁，因戏曲《林慧娘》闻名于世，阁中的木刻画廊，保存着数十幅历代名人的字画。半闲堂，曾是南宋左丞相贾似道寻欢作乐的地方，如今的堂内供奉着慈航真人像。院内还有清泉一眼，取名“双线泉”，泉水甘甜可口，据说常饮能延年益寿。

道院周围，另有葛仙庵碑、炼丹台、炼丹井、初阳台等一些与葛洪有关的古迹。其中的葛仙庵碑，曾立于明代万历四十年（公元1612年）春，资政大夫刑部尚书姚沈应为之撰文，中宪大夫凤阳府知府王国桢为其书篆。碑文详细记述了葛洪的生平与到此炼丹的经过，以及道院的历代兴建和祀典之事，是研究葛洪与葛岭的重要资料。

后人为了纪念葛洪，把他居住的地方称之为“葛岭”。葛洪卒后，举尸入棺，轻如蝉蜕，世人以为尸解仙去，尊称他为“葛仙翁”。葛岭智果寺西南为初阳台，葛洪修炼于此。初阳台下有投丹井，相传葛洪曾投丹于井中。此井后归马姓人家。明代宣德间大旱，马家甃井，见井底有石匣、石瓶。石匣牢固不可开启，石瓶中有丸药好像芡实，拿来一吃，淡而无味，便丢掉了。一个姓施的渔翁拾来吃了一枚，后来活了106岁。自从浚井后，井水的水质腐败不可食，重新把石匣投到井里后，又变得清洌如故。石匣中的奥秘，当时的人自然是莫明其妙，我们现在也未必能够知道，可见葛洪已经掌握了很先进的针对水源的药物防腐消毒技术[14]。当然，龙井是杭州著名的茶乡。“龙井，本名龙泓，吴赤乌中，葛稚川炼丹于此。”[15]

葛洪力主儒道结合，道教应以“神仙养身为内，儒家应世为外”。他的著作主要有《抱朴子》内外篇、《肘后备急方》等。《肘后备急方》是葛洪的医学著作，葛洪在医疗实践中收集、研究各种药方，为民治病，提倡廉、便、验的大众化的医疗措施。他对医学中的实际问题常亲自实验，取得不少发明成果，如提出以白纸蘸尿染黄如蘗者即为黄疸，以及首次发现并描述天花之病状等。总结出较多治疗急症的有效方剂和方法，如以狂犬脑髓敷伤口治狂犬病，以青蒿莆绞汁治疟疾，以小夹板疗骨折复位等，这些都是医学史上的创举。他还重视灸法治病，并首次记述捏积、食道异物急救、放腹水等治疗技术。

《抱朴子内篇》讲神仙方药、养生延年。讲炼丹的主要是其中“金丹”、“仙药”、“黄白”3卷。葛洪在大量的炼丹实验基础上，熟悉了许多无机物质的组成和一些比较简单的化学反应。在《抱朴子内篇》里，发现“丹砂烧之成水银，积变又还成丹砂”。丹砂即硫化汞，加热即分解而得到汞。汞与硫磺化合又生成黑色的硫化汞，再在密闭容器中调节温度，便升华为赤红色的结晶硫化汞。采用硫化汞制水银，葛洪是最早详细记录这一反应的人。葛洪又指出：“铅性白也，而赤之以为丹；丹性赤也，而白之以为铅。”这是说铅可以变为铅白，即碱式碳酸铅，铅白又可以变成赤色的铅丹，即四氧化三铅，铅丹则可以变还为铅白，最后回复为铅，这表明葛洪对铅的化学变化作过系列实验考察。他是我国炼丹术发展中承前启后的人物，他对炼丹方法的具体著述对后来的炼丹家影响很大。由于葛洪在发展我国早期化工工业上的业绩，历代印染、酿造、颜料等行业均奉他为宗祖。所以英国学者李约瑟说：“整个化学最重要的根源之一，是地地道道从中国传出去的。”

以徐熙为鼻祖的徐氏医学世家，亦是著名的道家世家，这一徐氏家族在道学、医药学上的卓越成就在中国医药学发展史上占有重要的地位，开启了中国医学世家代传医术、道术的先河，对后世影响深远。

唐朝咸通时期道家丁飞在杭州灵隐龙泓洞修道，读书采药，力田自给，医治病人，颇受周边群众的爱戴。葛孝先在灵隐葛坞专心炼丹，留下了遗迹。杭州人暨齐物，师从道教玉清观朱君绪，授受法箓、神符、秘方，救物不怠，后入大涤山，建垂象楼隐居。

杭州道人善治痢疾，他用大熟瓜蒌，煅存性，出火毒，制成粉剂，温酒配服，疗效显著。杭州道人钱宗元，见患者小便肠秘，百方不通，给病人服用自制药剂，药到病除。南宋淳熙年间（公元1174～1189年），崇教广化真人严志平在杭州吴山结第，炼龙虎大丹，今在吴山上有龙虎丹室。

冷谦，字启敬，号龙阳子，元明之际武林（今杭州）人。（冷谦籍贯有杭州、嘉兴、武陵三说，雍正《浙江通志》按曰："谦本武陵人，侨居嘉兴春波门内。"这里"武陵"是"武林"之讹。冷谦是杭人而侨居嘉兴者。）冷谦曾遇异人，授"中黄大丹"，精于养生之术，享年百余岁，一说150多岁。冷谦多才多艺，妙通音律，明洪武初，任协律郎，明初的郊庙乐章，由他所撰。他的著作《修龄要旨》平正通达，是大众化的医疗养生书籍，流传很广。正如《道藏精华录提要》所说："凡言吐纳导引诸法，皆至简至易，又至显明。且无分在官在俗在士商，均可不妨其业务，但于二六时中，略得空闲，行住坐卧，意一到处，便可行之。直是修养之捷诀，延龄之要旨也。"所载四时调摄、起居调摄、延年六字诀、十六段锦、八段锦等，大多为一般的肢体活动，简单易学，数百年来，广泛地在民间流传，为人民群众的健康事业，作出了重大的贡献。

1900年，黄岩人蔡自然来杭州出家玉皇山道观，遂徙居玄坛观，以医术济众，颇著声誉，平生笃信黄老和性理，喜好幽静，每以道学聚友，善治水肿、膨胀、麻疹、臁疮等症，屡起沉疴。

二、景教医药学

据《马可波罗游记》、至顺《镇江志》记载，元时有一个从萨马尔刚（Samarkang）来的名叫马·薛里吉斯（Mar-

Sarghis）的也里可温，官至镇江副达鲁花赤，他利用职权于1279～1282年间，在镇江城内外兴建了六所景教寺院，甚至将金山寺也改为也里可温寺，又在杭州荐桥门建大普兴寺。据载这些寺院都曾为平民医治疾病。马·薛里吉斯的外祖父撒必为太医，曾为太祖皇帝的儿子也可那治病。其家世精造舍里八法，舍里八者是葡萄、木瓜、香橙等和水调蜜煎成的一种药剂，当时有专人司其职，名舍里八赤，又名舍儿别、舍里别、砂哩别。马·薛里吉斯曾得到专司其职的金牌。至元九年（公元1279年）马·薛里吉斯偕同赛典赤至云南，至元十二年（公元1282年）至闽浙，配制舍里八。马·薛里吉斯生活在一个世医家庭，可见糖浆制法元时已传入我国。

总之，我们把佛教、道教、景教、医家同时纳入中国传统文化这个浩瀚无垠的大文化圈内予以精心研究后发现：佛教寺院医药、僧侣医师医技、寺院药材、中外佛教医药交流均有各自特点；道教与中医药学关系更为密切，中医养性学是在不断地吸收佛教、道家各种养生理论与方法的基础上，又与阴阳平衡、五行生化、气血调养、脏腑协调、经络通达相融合，形成了具有中国特色的养生学体系，运用诸如调摄情志、调理饮食起居、调谐房事劳作、经络穴位、气功按摩、配以药调养，但最根本的法则依然是形神兼备，动静结合。道家与医家之间在养性理论与实践方面紧密相连、难舍难分，类似同源异流之水分合不舍、殊途归一。实际上，正如行文中论述的那样，葛洪等不少著名道教学者都兼精医学，堪称赫赫有名的中医药学家。因此，我们窥探古代杭州宗教医药学发展脉络，理其异同，昭其精华，令优秀的民族精神古为今用，恩泽万代，意义非浅。

参考文献

[1] [日] 岩渕亮顺. 佛门秘传除病健身法·目录 [M]. 北京：中国社会科学出版社，1991：1~11

[2] 朱德明. 浙江医药史 [M]. 北京：人民军医出版社，1999：305~321

[3] [乾隆] 杭州府志·寺观一、二、三、四、五 [M]. 卷34. 1888年刊本

[4] [乾隆] 杭州府志·寺观一 [M]. 卷34. 8~9

[5] [乾隆] 杭州府志·寺观二 [M]. 卷34. 5~6

[6] 孙治初、徐增光. 武林灵隐寺志. 册1 [M]. 台湾：成文出版社有限公司据1672年刊本影印，1983：111

[7] [乾隆] 杭州府志·寺观一 [M]. 卷34. 12

[8] 天宁寺办诊所募启. 册1. 浙江图书馆古籍部藏本，资料1649号 [M]

[9] 孙治初、徐增光. 武林灵隐寺志. 册1 [M]. 台湾：成文出版社有限公司据1672年刊本影印，1983：672、717

[10] [乾隆] 杭州府志·特产二 [M]，1888：24

[11] 吴振华. 杭州古港史 [M]. 北京：人民人民交通出版社，1989：142~143

[12] 汪企张. 中医东渐论略 [J]. 新中医药. 1957 (2)：9

[13] 田汝成. 西湖游览志 [M]. 杭州：浙江人民出版社，1980：96

[14] 田汝成. 西湖游览志 [M]. 杭州：浙江人民出版社，1980：93

[15] 田汝成. 西湖游览志 [M]. 杭州：浙江人民出版社，1980：49

第十一章　民间医药习俗

自古以来，杭州民间医药习俗丰富多彩，如在杭州水田畈和钱山漾遗址中发现了扬糠除秽的簸箕，说明那时的人们已认识到卫生器械的重要性。南宋时期，杭州人民十分讲究饮食卫生，销售食品的营业员往往把食品放入盘盒，然后装在新颖而干净的小车柜内，沿街叫卖或定点营销等，这些民间医药卫生习惯均镶嵌在中国民俗史上，在民间医药谱系中大放异彩。现我们从节日医药习俗和颇具医药蕴义的迷信俗陈两方面研究杭州民间医药习俗。

第一节　沐浴及节日医药习俗

杭州人民很早就有良好的卫生习惯，隋唐时期杭州城内就出现了浴室专供市民洗澡，苏轼知杭州时留下了赞美澡堂工人辛勤劳动的诗歌。在《庄季裕鸡肋篇》卷上中记载了宋哲宗元祐年间（公元 1086 ~ 1133 年），浙中人民已用肥皂洗澡和洗衣物的情景。1297 年，杭州有冷水浴场，由男女服务员为市民服务。这些澡堂的男女顾客从小就习惯于一年四季洗冷水浴，在这些澡堂中也供应温水浴，城内还有许多井泉热水浴室，这对身体健康大有裨益。这些浴室一次可容纳百人沐浴，是当时世界上最大的浴室。清朝前期，杭州城内的浴室更是比比皆是，如北出荐桥直街、南对凝海巷

（旧名安平巷）的一条小巷内有澡堂，俗称堂子巷，乾隆时生意兴旺。堂子弄，地处肃仪巷与韩家弄之间，咸丰前南通马所巷，因巷内建有澡堂而得名。破混堂巷（杭州人称澡堂为混堂），东出大东门直街，西出林司后。人们习惯于每日前往浴室沐浴一次，多在吃饭之前，居民们显得美丽整洁。

第二节　节日医药习俗

杭州人民很早就养成了逢年过节洁身净室的风俗。迎春岁旦，各坊巷叫卖苍术、小枣、辟瘟丹的不绝于耳，人们争相购买来馈赠亲朋好友。医士们往往在元旦前后，把虎头丹、八神、屠苏等药材放入绛囊，称“屠苏袋”，他们带着这种屠苏袋和诸品汤药，送到主顾第宅，以避邪气。医生自制药剂馈赠众人的风俗至迟在王安石生活的时代就已形成，在他“爆竹声中一岁除，春风送暖入屠苏”的诗文里，已将屠苏作为春节来临的代名词。到了春节前，家家户户都要掸尘，久而久之这种卫生清洁工作就成了春节习俗的一个组成部分，它的程序是：腊月二十四掸尘，二十五洗家具器皿，二十六拆洗被褥，二十七理发洗澡。扫去灰尘后，人们还要贴窗花、红纸春联和年画，干干净净、漂漂亮亮地辞旧迎新。

三月三，人们采荠菜花放在灶上以除蚂蚁和虫蛇，因荠菜有祛湿、清肝明目、利尿通秘作用，所以还被用来煮鸡蛋吃。

据清朝范祖述《杭俗遗风》记载，清明节时，家家户户用糯米拌青蒿（是一种芳香植物，有性凉、消夏、散热、解毒作用），捏成小狗形状的清明团子，俗称清明狗儿，悬挂梁下，到立夏蒸给孩子吃，可以不疰夏，能健壮如虎，此俗由来已久。

端午节这天，人们要开展一系列涉及到卫生习俗的活动。家家门边插菖蒲、蒿艾，蒜头插挂门窗上，用干艾叶、苍术、白芷烧烟薰屋，在墙角、床下等处喷洒雄黄酒、石灰，以驱蜈蚣、蝎子、蚰蜒、蛇、蜘蛛等五毒。用白芷、丁香、木香等香料做成锦囊、香袋佩戴在小孩身上，以芬香逐疫。古时，杭人盛行药物驱邪习俗。明清以后，家家户户崇尚到药铺买雄黄、苍术、白芷、香粉、败毒散以及犀牛黄、麝香等物。杭城民间用高粱酒泡雄黄，称“雄黄酒”，一家人都要喝上一口，并用“雄黄酒”给孩童额角头写上一个“王”字。还炒雄黄豆，有的用雄黄精（即块石黄）投入水缸中，传说能去蛇虫百脚，还有用苍术、白芷烟熏房间。姑娘用香粉做香袋，制成老虎、鸡心等形状，挂在衣服上去秽；败毒散、犀牛黄给小儿服用，能清凉解毒，预防夏天生疖子；麝香则用于长期患病的病人“灸火”或“铺”背脊骨用。在婴儿手腕上系菖蒲，任其吮舐以祛风邪。用鲜佩兰熬汤洗身，消除皮肤污垢，畅通毛孔，消除疲劳，舒筋活血及防暑降温。扫集灰尘垃圾，在室外焚烧，以灭病虫菌卵。有少数老妪用火把熠明屋角落赶蚊虫。节日里，农民都要上山挖一些青木香、老虎山楂根、乌药等，到园里拔一些艾叶、紫苏等挂在檐下，以备急用。此外，人们还把这天吃剩的猪肉外涂雄黄粉，用竹丝串起来挂在通风的地方，生疖子、肿毒时用作涂药。人们还用菖蒲、贯众放在水缸里消毒。端午节这天中午12时，杭州民间有给孩童吃癞蛤蟆的风俗，据说可以消火代凉，夏天不生痱子和疮疖，这一民间预防疾病的医俗相传与《白蛇传》有关。据《外科正宗》记载癞蛤蟆可制成药用蟾酥，功能解毒，可治疗痈疽、疮疖等症，可见这一习俗具有祛病除邪的医疗常识。端午为天中节，人家包黍秫以为粽，束以五色彩丝。或以菖蒲通草，雕刻天师驭虎像于盘中，围以五色蒲丝，剪皮金为百虫之象，铺其上。却以葵榴艾叶，攒簇华丽。或以彩绒杂金线缠结经筒符袋，互相馈遗。僧道以经筒轮子，辟恶灵符，分送檀越。而医家亦以香囊、雄黄、乌发油香，送于常所往来者。家家买葵榴蒲艾，植在堂中，标以五色花纸，贴画虎蝎或天师之像，或朱书"五月五日天中节，赤口白舌尽消灭"之句，揭之楹间，或采百草以制药品，觅虾蟆以取蟾酥，书"仪方"二字，倒贴于楹，以辟蛇虺[1]。端午节的这些卫生习俗究竟肇始于何时很难考证，但是杭州人民文明的标志之一。

立夏民间有吃乌糯米饭的习俗，因乌树叶有祛风除湿、清凉解毒、强筋健骨的作用。六月六天气渐热，人们多为小儿洗浴、妇女沐发、曝衣晒霉、曝书除蠹。若下大雨，溪里的浑水挑回来用明矾沉淀后再用。

每年夏历正月十六晚，对有不育症的夫妻"意义重大"，因为在当晚，男家亲朋会糊一个婴儿偶像，用玻璃灯绘麒麟送子，敲锣打鼓送到女家以祈祷生子。

重九，杭州人民用菊花、茱萸放在酒中品饮，用菊糕为馈赠品。

年终腊月，医生自制药剂，佐以虎头丹、八神、屠苏放入绛囊，馈赠行人。

十二月二十四日谓之"交年"。医人亦馈屠苏袋、同心结及诸品汤剂于常所往来者[2]。

立冬日，以各色香草及菊花、金银花煎汤沐浴，谓之“扫疥”。[3]

参考文献

[1] 田汝成. 西湖游览志余［M］. 杭州：浙江人民出版社. 1980：319

[2] 田汝成. 西湖游览志余［M］. 杭州：浙江人民出版社. 1980：322

[3] 田汝成. 西湖游览志余［M］. 杭州：浙江人民出版社. 1980：321

第十二章 杭州与国外的医药交流

国内外医药交流是医学科学发展的重要条件之一，对相互进步发挥了不同程度的促进作用。中国先进的医学理论和医疗技术对国外医学的发展产生过巨大的作用，反之亦然。早在5世纪及随后的一千多年里，中医药学早已被毗邻等10多个国家与民族爱戴，并与这些国家的民族医学融为一体。如中医传入朝鲜，被称为东医、朝医、韩医；传入日本，被称为汉方医学。又如17～18世纪中国人痘接种术传遍亚欧大陆及美洲国家，成为人类预防天花的良方。千百年来，中医药学早已成为人类共享的医学。因此，回眸漫长的杭州与国外的医药交流历程，对于中外文化交流史、中国科技史、杭州区域发展史的研究意义深远。

第一节 杭州医药学的传出

中国医学是东亚古代医学的主要来源之一，中国医书、医术传到日本、朝鲜等国，自隋唐以迄元明，史不绝书。邻国的学问僧、医药学家来杭州学习中医药学、然后携宝回国推广的大有人在，杭州籍医药学家横渡海峡前往邻国传经送宝的比比皆是，中医药著作和药材流传或运往国外的数量较多，有益于当地医药事业的发展。

公元前210年，秦始皇欲求长生不老，派遣方士徐福第二次率数千名童男童女去蓬莱寻求不死之药。徐福等方士大多精通医药，他们采药不成害怕诛杀，便从浙江省慈溪市达蓬山启碇东渡，经杭州湾外海，在北纬32度左右，汇入黑潮主流和对马暖流北上，抵达日本九洲有明海。如事实确凿，则为中国医学传入日本的最早记录，亦启杭州对外医药交流的肇端。

589年，隋朝统一全国，尤其是贯通南北的京杭大运河的开通，促进了杭州社会经济的发展，有利于大江南北和各民族之间的科技文化交流，为杭州医药学走向世界开辟了道路。此后，在这一领域里，杭州与国外的交往日趋频繁，大大促进了双方的医药学嬗递，为杭州及周边各国人民的身心健康作出了贡献。

唐朝在政治、经济、文化、医药等方面取得令人瞩目的进步，成为亚洲各国学习的一个中心。而在日本，正是推古天皇时期，日本圣德太子进行了一系列的政治改革，他向我国派出留学生，直接把儒教、佛教以及汉方医学带回国去。每次随同日本使节来华的，有长期在华学习的“留学僧”和短期访问的“请学僧”，他们中的许多人在浙江的杭州、宁波、天台等地修禅，日本当时流传的《康治本伤寒论》就是当时僧人带回的抄本。在医学史上有名的如倭汉直福田、药师惠田、羽粟翼、菅原椎成、玄昉，他们回国后仅服务于上层社会，造成了16世纪前的汉方医学仅属于宫廷贵族的现象。

宋朝时期，杭州商品经济呈现出一派繁荣的景象，其中与国外的贸易盛况逾越前朝，这主要是因为全国性的大贸易港口多云集在杭州等地。早在太宗雍熙二年（公元985年），一说在端拱二年（公元989年）就在杭州设立两浙路市舶司。淳化三年（公元992年）移于明州（今宁波）定海县，翌年又置于杭州。咸平二年（公元999年）于杭州、明州各置市舶司，与广州三足鼎立为当时全国的3个市舶司。徽宗政和三年（公元1113年）又于秀州（今嘉兴）华亭县设市舶务，南宋高宗绍兴二年（公元1132年）一度移至青龙镇。南宋初年，温州又设市舶司。南宋理宗淳祐六年（公元1246年），朝廷又在杭州城东25里的澉浦镇（今海盐）置市舶官。终宋末，政府先后在杭州、宁波、温州、嘉兴和澉浦5地设立了市舶司，隶属于两浙市舶司。这些市舶司主要与日本、高丽、真腊、占城、印度、大食、古逻、阇婆、勃泥、麻逸、三佛齐等国贸易，商品中香药及药材占居大头[1]。市舶司内机构完备，设有押香药纲使臣等专职从事药物贸易的官员，鼓励中外药材贸易。《宋会要辑稿》等记载我国特产药物通过官方或民间市舶司，输往亚非欧各地的药材，有朱砂、大黄、白术、山茱萸、白芷、生姜、茯苓、牛黄、半夏、当归、甘草、川芎、附子等60种。

南宋时期，临安（今杭州）通过海上航道与朝鲜半岛、日本、东南亚、南洋乃至东北非洲有了广泛的交往。不仅官方使节、朝贡贸易终年不绝，民间的宗教传播、文化交流、海上贸易、旅游、移民等也十分兴盛，使杭州的药材海外贸易处于鼎盛时期。这时，越南人来杭州大量采购土茯苓，造成当地药价上涨。1168年4月25日，日僧荣西千里迢迢来到宁波阿育王寺、天台国清寺修行，后又到杭州寺庙游历，得知饮茶可延年益寿，回国便从灵隐、天竺一带寺院中携取优良茶种，耕耘在日本山城拇尾山上，拇尾茶遂成日本本山茶。荣西还根据学到的中医药理论知识，撰写了《吃茶养生记》，书中谈到用香药末煮制成解暑饮料[2]。1235年，日僧圆尔辨圆先后在杭州历访灵隐、净慈的名僧，回国时带去了寺院医药书籍数千卷，为中日医药交流锦上添花。这些大大地促进了双方医药学的发展，为杭州及周边各国人民的身心健康作出了巨大的贡献。有关南宋时期杭州与国外的医药交流，在朱德明的学术专著《南宋时期浙江医药的发展》中已有详尽的论述[3]，在此只作简述。

元朝时期，中国向外输出的药物主要有大黄、干良姜、川芎、白芷、樟脑等，这些多从杭州等几个大港输出。

明朝去日的华人有陈元赟（公元 1587～1671 年），原名珦，字义都，杭州人，通诗词书画，27 岁时到河南登封县少室山少林寺出家学习拳术，寺中藏有珍贵的医籍和伤科草药。他曾管理寺内药材，余暇刻苦研读医书，对医药、针灸、气功、武术、饮食诸方面多有建树，后以擅长伤骨科闻名。1619 年东渡日本，在长崎登陆，居留日本 12 年，任尾张德川侯幕宾，除传诗文等外，尤以拳法传授浪人三浦与次右卫门、矶贝次郎左卫门、福野七郎右卫门等人，在日本柔道发展史上，有重要作用。同时，他将中国伤科知识传播到日本，将其创编的柔道和中医滋阴派的朱丹溪学说等传给日本。他在日本期间与当地医药界人士交往酬答，对日本的医药发展做出了贡献，被日本人民誉为“介绍中国文化之功劳者”。

陈明德，杭州人，两次科举未第而叹曰：“士君子不得为宰相，愿为良医，虽显晦不同，而其济人一也”，改而习医，擅长儿科。1648～1651 年间渡海至日，蛰居长崎，采集 100 多种草药，并著书说明效用，对日本汉方医学的发展有所贡献。他还著有《心医录》，在长崎以行医为业，技艺精湛，深得当地人民的信赖。其医邸在长崎酒屋町，明末清初东渡的遗民多活动于其中，如朱舜水、戴曼公等到日后都曾寄宿颍川医邸。因此，他在日本医学史及中日医学交流史上占有一定的地位。

戴笠，字曼公（公元1596～1672年），仁和（今杭州）人，为龚廷贤晚年弟子，尤精痘科，同时精书法、诗文、篆刻等。顺治十年（公元1653年）因慨叹明朝灭亡，他赴日本崎岙行医，留居在陈明德家中。次年有福建僧隐元禅师到日说法，曼公即入佛为隐元弟子，薙发为僧，时年58岁，改名独立性易。曼公初到长崎，因精医术，以医学济世，治愈病人无数，远近称为神医，被乞留。吉川氏之臣池田正直从他学书法，后学痘科，传给《痘疹治术传》、《妇人治痘传》、《痘疹百死形状传》、《治痘方函》、《痘疹唇舌秘诀》、《痘疹论》、《痘疹唇舌图诀》、《痘疹口诀》、《痘疹治求集》、《太极传授》、《太极传授异本》等医书11种，在日本儿科医学史上颇有影响。他带去的《万病回春》风靡日本，促进了中医学在日本的传播。他还著有生理、病理书7种，池田正直尽得其秘，池田家从此专业痘科，其四世孙瑞仙尤精，宽政年间（公元1789～1800年）专设痘科，瑞仙擢为医官充任此职，是日本痘科创始人。从曼公学医者，另有高天漪、北山道长等。高天漪是从福建到日任唐通事的高寿觉后裔，以书法著名，列为儒官，精通医学，曾献太上皇《养生编》。

澄一，杭州僧人，1653年飘洋过海，住长崎兴福寺，精通医术，著有《慈济轩方书》6卷，在日本佛教界、医药界声誉鹊起。

在杭州籍医药学家东渡传经送宝之时，日本医药界人士亦纷至沓来学医。僧月湖又称明监寺，号润德斋，身世不详。在1452年前入中国学医，拜师虞抟，寓居杭州，以医为业。他收集中医药名著啃读。1452年著《全九集类证辨异》4卷，该医书中国版已佚，南京图书馆有存本。1455年著《大德济阴方》，回国后大倡金元医学。田代三喜（公元1465~1537年）是日本汉方医学李朱学派（后世派）的开山鼻祖。其家世代业医，在15岁那年他叩门医学，时尚学医得入僧，遂入妙心寺为浮屠。1487年搭商船来华，在杭州追随月湖学医。月湖是虞抟的弟子，虞氏是朱丹溪的弟子，朱氏又是杭州灵隐寺僧罗之悌的大弟子，医学一脉相承。田代三喜在杭州生活12载，于1498年学成回国，脱僧籍行医授徒，倡导李朱医学，医名远扬。他著有《捷术大成印可集》、《当流和极集》、《三喜直指斋》等医药书籍，他的学生有曲直濑道三。三喜病故后返回京都，创办医学校启迪院，广传医术，介绍中国李朱医学的理论精髓，形成了以李朱学说影响为主流的后世学派，在16世纪末至17世纪风靡日本。

18世纪的一百年间，清朝与日本都实行闭关锁国政策，严重地阻碍了中日之间的医学交流。1639年德川幕府再一次颁布锁国令后，与外国的交往受到严格限制。唯与中国、荷兰的贸易在长崎小规模地进行。清朝初期虽实行闭关自守及海禁政策，但在浙江仍开设了温州、宁波、杭州、海盐4个市舶司口岸，与境外国家进行贸易，这为杭州与海外一些国家进行医药交流提供了方便，曾一度出现了较为繁盛的景象。杭州输往日本的药品主要有黄精、南枣、芡实、红花、木犀、附子等药材。杭州医生仍不断地到日本行医或传授医学，先后把一些中医学理论及医术传到日本。清医入日，成了日本医学家了解中国医学现状的重要媒介。由于清政府对医师东渡加以管制，旅日医师人数不多，医术也非当时第一流，而且缺乏自由讨论的环境，这段中日医学交流并未达到当时可能达到的最高水平。但中国和日本地理上一衣带水，文化上源远流长。清朝医师旅日传播医术，授徒交友，并没有止歇，他们冲破重重阻挠，把中国医学的最新进展介绍给日本。由于历史的原因，这一段中日医学交流的史实无人系统整理，从《清史稿》到稗乘、野史、方志，均都阙如，而在日本，大量的史料散落民间，许多学者的著述鲜为人知。从现有的资料来看，旅日清医见于名簿者共 16 人，其中 3 名杭州人。

陆文斋，杭州人，名直囿。元禄十六年（公元 1703 年）八月五日，乘宁波张大公船（77 番）至日，同年十一月二十四日乘 77 番船归国。《唐通事会所日录》中记载了清医悬壶东瀛的先驱——陆文斋第一次踏上日本国土的经历，陆文斋一到长崎，就接受“踏绘”的测试，让他用脚践踏刻有玛利亚像、耶稣十字架像的木板或铜板，以验证他是否信奉天主教。以后又多次受召至役所讯问，将陆文斋的口录送至江户备案。大概由于无法忍受这种近于人格污辱的调查，陆文斋以日本难以居住为由，表请归国。九月十八日从江户传来允许归国的指示。九月十九日陆文斋从樱马场勘定坊搬入唐人坊。他在日本只逗留了 3 个月，与长崎长官等有所往来。八月二十三日文斋召至西役所，为长官永井直允、别所常治及年番众诊脉。后由深见元泰将陆文斋为长官开的处方作了“和译”，并对讲义进行讨论。九月二十八日长官永井直允又召文斋诊脉，至十一月二十四日乘 77 番船归国。

1721 年，杭州人陈振先抵达长崎，到邻近山野踏访采集，得药草162种，著《功能书》，经井元成加以和名，即《陈振先草药功能书》，在日本传授中医本草学知识与经验。

清朝旅日医师中，在医学史上享有盛誉的当推李仁山。李仁山，原姓吴，名学孔，字亦文，号仁山、性斋，因有故而改李姓。杭州人，以医为业，兼长诗文绘画。其诗文画迹自成一家，尤长于花卉翎毛山水。他的松树双鹤图至今仍被日本人赞赏。略感遗憾的是，李仁山羁旅长崎期间，诊务繁忙，无暇濡毫作画，其妙手丹青鲜有流传。1744年，杭州人李仁山抵长崎，奉镇台松井某台之命，专施人痘术，把种痘法传给柳隆元、掘江元道两人。李仁山首先在肥前大村侯藩领地大浦为幼妓20人试行人痘术，大获成功。他还著有《种痘说》，由平野繁十郎、林仁兵卫译成日文，名曰《李仁山种痘和解》刊行于世，这是中国人痘接种术传给日本的开始，这在日本医学史上留下了不可磨灭的功绩。凡言人痘法，必举唐人李仁山，犹如论牛痘法，当推英人琴那氏。后世有关李仁山为医的传载历代不衰，现有《李仁山种痘和解》、《李仁山医案》传世。

第二节　国外医药学的传入

古代，除杭州的医药学大量传出周边国家外，国外的医药学也纷纷传入杭州，给杭州的医药学增添了新鲜血液。三国两晋南北朝，是我国与外国医药交流的正式开始阶段。隋唐时期中国医药学比以往任何时候都繁荣，而且由于当时中医学处于领先地位，对近邻日本、朝鲜等国的影响更大。当然，中医药在中外医学交流中也吸取了国外的用药经验、处方、药物，甚至医学理论。

唐朝时期，新罗（今朝鲜）与杭州有医药学方面的交往。高丽（今朝鲜）也向杭州输入人参、药材[4]。

北宋时在杭州、明州（今宁波）设有较大的港口。宋朝对香药曾一度由国家统治贸易，番商不得与我国民间自由买卖。其后稍有放松、允许经营的药材有木香、槟榔、石脂、硫黄、龙脑、檀香、丁香、豆蔻花、白豆蔻、安息香等37种。这些香药主要从阿拉伯、南洋诸国进口。其中乳香进口最多，神宗熙宁十年（公元1077年），广州、杭州、明州三州市舶司所收乳香354 449斤。

南宋时期，杭州的手工业的发展促进了商品经济的活跃和海外贸易的扩大，临安成了全国的商业中心，城外郊区出现了15个商业繁荣、居民集中的镇市。绍兴十一年（公元1141年）十一月，户部“重行裁定市舶香药名色”，共有330多种，其中绝大部分是香药和药材，主要从大食诸国、真腊、占城、阇婆等国输入。1144年和1147年朝廷两次下诏从国外大量进口香药。从日本输入药珠、水银、鹿茸、茯苓、硫黄、麝香、沉香、丁香、檀香、山西香、龙涎香、降真香、茴香、没药、胡椒、槟榔、香脂、生香、鹿香、黄熟香、鸡骨香、藿香、鞋面香、乌里香、断白香、包袋香、水盘香、红豆、荜茇、荜澄茄、良姜、益智子、蓬莪术、缩砂仁、海桐皮、桂皮、大腹皮、丁香皮、桂花、姜黄、黄芦、木鳖子、茱萸、香柿、磕藤子，其中以硫黄进口最多。从高丽输入的有人参、麝香、红花、茯苓、蜡枣肉、杏仁、细辛、山茱萸、白附子、芜荑、甘草、防风、牛膝、白术、远志、姜黄、香油等，其中野生药物占多数。绍兴十四年（公元1144年），命诸商之香药至者十取其四。绍兴十七年（公元1147年）诏以沉香、豆蔻、龙脑之属号细香药十取其一。香药的大量输入不仅增加了宋代税收来源，而且对我国医药的发展也起了一定的作用。南宋淳祐六年（公元1246年），临安城东的澉浦镇（今海盐县南）置市舶官，受理课税市务，港口船舶云集，外国货在此集散，番货中以香药为大宗。

由于这一时期从海外进口大量香药，杭州医药学家便把它们配制成药剂治病。如杭州城内有患伤寒、舌头外伸寸余患者，一位精医道士用梅花片脑（龙脑）二钱，治愈该病[5]。进口的香药还被用来辟秽、净秽气、灭蚊，保持环境卫生，被掺到食品中做成药膳食物。在杭州的茶酒店中有卖食药和香药的果子，把木瓜和香药匹配成爊木瓜饮用[6]。因此，香药大量的进口不仅丰富了祖国的药谱，也极大地有益于人民的医疗保健事业。

元朝时期，浙江仍设有杭州、澉浦（今海盐）、庆元（今宁波）、温州4个市舶口岸，直接从国外进口药材阿魏、血竭、白豆蔻、五味子、没药、茯苓、茯神、黄芪、泽泻、桔梗、红花、杏仁、胡椒、良姜、桂皮、檀香、龙涎香、罗纹香、沉香等。还有一些商人直接贩运药物。如元末客居宁波的中亚细亚回回人丁鹤年，懂得医药，卖药维生，他经常把阿拉伯香药贩卖到杭州等地。埃及富商奥托曼在杭州城内开办阿拉伯医院，直接把阿拉伯国家和埃及医药学传入杭州[7]。

1622年，瑞士人邓玉涵（P. JoannesTerrenz）来杭州，下榻李之藻家，并把携带来的瑞士教授包因著的《解剖学论》口译出来，由在场华人笔录，遂成《泰西人身说概》2卷，惜未出版，这是西方解剖学说最早传入杭州的史实。明末，西医开始传入我国，杭州人赵学敏采取了正确的态度，对中、西医取长补短，他根据《泰西石氏本草》一书（即墨西哥人石振铎的《本草补》），首先使用碘酒、奎宁等西药，为后来西药在我国的广泛传播作出了贡献。泰国运来燕窝等补品。

在清朝西学东渐的过程中，医学处于重要的领先地位。当时西医学在杭州的传播是通过办医院、建学校、译医书等新的传播手段，使一部分人对西方医学由开始的逆反心理逐渐转向某种顺向心理，西医的手术、药物等疗效明显，也日益被人们所接受，这些均有助于西医学在杭州的进一步传播与发展。与此同时，外人与华人合译西医著作也不断出版，奠定了西方医学在杭传播基础。如《医方汇编》中译本由英国伟伦忽塔著，英国医士梅滕更口译，中国刘廷桢笔述而成，全书4卷，又有1卷卷首。光绪乙未（公元1895年）仲夏为广济医局镌印，上海美华书馆出版。该书凡例的编译方式，以及译本所体现的“以中融西”汇通思想，使该书在清朝中西医汇通史中具有一定的历史意义。由于本书的编译者学贯中西医学，因此在介绍引进书中的西药知识的同时，常将中医疗效明确及个人临床经验附在其中。由于梅滕更来华后主要在杭州从事医事活动，笔述者刘廷桢又系浙江慈溪人，他们在杭州合作编译《医方汇编》，铺垫了清朝中医认识西医道路上的一块重要基石，在中西医交流上亦有一定的意义。

从上述杭州与国外的医药学交流传出和传入两方面来看，传出远远超过传入的规模。而且，从朝廷到杭州政府直接插手这项工作，客观上推动了双边的交往。传出高峰在明朝，传入看好宋朝。同时，邻国的官医、学问僧、医药学家来杭州研习中医药学后携宝回国的大有人在，杭州籍医药学家飘洋过海传经送宝的人数十分可观。尤其是双方的药材进出口生意红火、品种繁多、数量庞大。不过，杭州与国外的医药学交流只局限于邻国，主要麇集于日本、朝鲜，很少涉猎欧美、非洲和大洋洲。值得指出的是，古代杭州与国外的医药学交流在南宋以降处于全国的领先地位，在中外交流史、中国科技史、杭州区域发展史上占有重要的地位。

参考文献

[1] 二十五史·宋史·食货志（下），册7［M］，上海：上海人民出版社，1986：5757~5761

[2] 吴振华．杭州古港史［M］．北京：人民交通出版社，1989：142~143

[3] 朱德明．南宋时期浙江医药的发展［M］．北京：中医古籍出版社，2005：219~241

[4]［宝庆］四明志·叙赋（下）·市舶．卷6

[5]［南宋］洪迈．夷坚丁志．临安民．卷13

[6] 吴自牧．梦粱录·分茶酒肆及及物产·果之品［M］．杭州：浙江人民出版社，1980：卷16~18

[7] 朱德明．古代中国和非洲的医药交流．中华医史杂志，1997（2）：105~108

附录一

历朝杭州籍医家医药著作简目

时间	作者	书名	时间	作者	书名
唐代	陈士良	食性本草10卷	明朝	胡文焕	素问心得2卷
北宋	沈括	苏沈良方8卷	明朝	胡文焕	太素心要2卷
北宋	沈括	灵苑方	明朝	胡文焕	太素脉诀秘书1卷
北宋	沈括	惠民药局记	明朝	胡文焕	摄生集览1卷
北宋	王兖	博济方3卷	明朝	彭浩	伤寒秘用
南宋	陈谏	莀斋医要15卷	明朝	彭浩	杂病正传
南宋	靳起蛟	本草会编	明朝	彭浩	医性
南宋	郎简	术集方5卷	明朝	张遂辰	心远堂类辨2卷
南宋	郎简	验方5卷	明朝	张遂辰	易医合参1卷
南宋	陈沂	陈秘兰妇科5卷	明朝	张遂辰	张卿子伤寒论7卷
南宋	周守忠	养生杂纂22卷	明朝	张遂辰	张卿子妙方
南宋	周守忠	养生纂要	明朝	张遂辰	张卿子外科秘方
南宋	周守忠	历代名医蒙求	明朝	张遂辰	经验良方
南宋	千佛寺僧	咽喉脉证通论1卷	明朝	张遂辰	张卿子秘集验方
元朝	罗知悌	心印绀珠1卷	明朝	叶文龄	医学统旨8卷
元朝	吴恕	伤寒论赋1卷	明朝	陈楚良	佛方灵寿丹方1卷
元朝	吴恕	伤寒活人指掌图5卷	明朝	陈楚良	武林陈氏家传仙方1卷
元朝	吴恕	伤寒活人指掌提纲1卷	明朝	瞿佑	四时宜忌1卷
元朝	瞿祐	四时宜忌	明朝	瞿佑	居家宜忌
元朝	沈好问	痘疹启微	明朝	顾行	伤寒心印1卷
明朝	胡文焕	广嗣须知1卷	明朝	洪楩	医药摄生类8种
明朝	胡文焕	医学要素1卷	明朝	朱天壁	医准
明朝	胡文焕	素问心得2卷	明朝	朱天壁	脉旨举要
明朝	胡文焕	校订格致余论	明朝	梅得元	药性会元3卷
明朝	胡文焕	灵枢心得2卷	明朝	高濂	遵生八笺19卷
明朝	胡文焕	食物本草2卷	明朝	高濂	饮馔服食笺3卷
明朝	胡文焕	香奁润色1卷	明朝	高濂	气功著作15种
明朝	胡文焕	幼幼集3卷	明朝	高濂	四时调摄笺4卷

时间	作者	书名	时间	作者	书名
明朝	胡文焕	校订保幼心心鉴1卷	明朝	高濂	灵秘丹药笺2卷
明朝	胡文焕	类修要诀2卷	明朝	高濂	延生祛病笺2卷
明朝	胡文焕	校刊保生心鉴	明朝	高濂	仙灵卫生歌1卷
明朝	胡文焕	养生食忌1卷	明朝	戴笠	唇舌口诀
明朝	胡文焕	食忌良方1卷	明朝	戴笠	痘疹唇舌口诀1卷
明朝	胡文焕	修真三要	明朝	戴笠	痘疹唇舌秘诀2卷
明朝	胡文焕	养生导引法1卷	明朝	戴笠	痘疹论1卷
明朝	胡文焕	寿养丛书30卷	明朝	戴笠	痘疹唇舌图诀1卷
明朝	胡文焕	格致丛书40卷	明朝	戴笠	治痘辨要
明朝	胡文焕	医家萃览4卷	明朝	戴笠	痘疹百死形状传1卷
明朝	胡文焕	原生训纂6卷	明朝	卢之颐	本草乘雅半偈11卷
明朝	卢之颐	学古诊则4卷	清朝	陆圻	本草丹台录2卷
明朝	卢之颐	痎疟论疏1卷	清朝	陆圻	医林口谱2卷
明朝	卢复	神农本草经3卷	清朝	陆圻	医林新编2卷
明朝	卢复	医经种子4种	清朝	陆圻	陆氏医案1卷
明朝	卢复	芷园覆余1卷	清朝	陆圻	伤寒捷书
明朝	卢复	芷园臆草存案1卷	清朝	仲学辂	本草崇原集说3卷
明朝	卢复	芷园臆草题药1卷	清朝	李彣	金匮要略广注3卷
明朝	卢复	神农本经3卷	清朝	马大年	怡情小录
明朝	梅得春	药性会元3卷	清朝	魏之琇	续名医类案36卷
明朝	陈振先	心医录	清朝	魏之琇	柳州医话1卷
明朝	钱国宾	女科百病问答4卷	清朝	高世栻	医学真传1卷
明朝	钱国宾	女科百病补1卷	清朝	高世栻	灵枢直解注
明朝	沈士逸	海外纪闻	清朝	高世栻	金匮集注
明朝	沈士逸	翌世元纪	清朝	高世栻	素问直解9卷
明朝	沈士逸	清乘简园集	清朝	赵学敏	串雅内外编8卷
明朝	方谷	脉经直指7卷	清朝	赵学敏	本草纲目拾遗10卷
明朝	靳起蛟	本草会编	清朝	赵学敏	囊露集4卷
明朝	吴元溟	儿科方要	清朝	赵学敏	利济十二种
明朝	倪洙谟	本草汇言20卷	清朝	沈好问	本草类证
明朝	倪洙龙	伤寒汇言	清朝	郑家学	伤寒辨证抉微4卷
明朝	皇甫嵩	本草发明	清朝	郑家学	郑氏经验方10卷
明朝	靳鸿绪	内经纂要	清朝	郑家学	验方纪阅4卷
明朝	李元素	本草经注	清朝	周光远	急治喉痧要法

时间	作者	书名	时间	作者	书名
明朝	刘默	本草发明纂要	清朝	潘若卿	医学札记
明朝	刘默	证字百问4卷	清朝	莫熺	莫氏锦囊十二种
明朝	冷谦	修龄要旨1卷	清朝	莫熺	脉会辨1卷
明朝	燕士俊	保婴集	清朝	莫熺	难经直解2卷
明朝	孙钝	试效集成书	清朝	莫熺	脉学入门四言举要1卷
明朝	王绍隆	医灯续焰21卷	清朝	吕震名	内经要论1卷
明朝	孙志宏	简明医彀8卷	清朝	吕震名	伤寒寻源3卷
明朝	钱国宾	寿世堂医案40则	清朝	汪士桂	生原医学
明朝	葛林	杏坞秘诀1卷	清朝	闵佩	本草纂要
明朝	吴绶	伤寒蕴要全书4卷	清朝	沈李龙	日用家钞1卷
明朝	吴绶	伤寒论辨	清朝	沈李龙	食物本草会纂12卷
明朝	翁养庶	安胎保产全书1卷	清朝	沈李龙	脉诀秘传
明朝	翁养庶	绣阁宝生书1卷	清朝	沈李龙	诊法集成3卷
明朝	方隅	医林绳墨8卷	清朝	沈巨源	痘科正传6卷
明朝	皇甫中	明医指掌10卷	清朝	杨舒和	经验秘方
明朝	皇甫中	伤寒指掌14卷	清朝	王琦	医林指月22卷
明朝	顾行	治痞全书2卷	清朝	王琦	伤寒金鉴录
明朝	顾行	痘疹金镜重磨3卷	清朝	李珥臣	金匮要略广注
清朝	陈永治	百病症治	清朝	沈安国	感症集
清朝	陈永治	灵枢素问注	清朝	柴允铠	小儿心蕴
清朝	严燮	医灯集焰2卷	清朝	柴允铠	麻疹全书
清朝	翁机	医学心悟	清朝	叶香侣	平易方4卷
清朝	翁机	本草考证	清朝	张锡驹	伤寒论直解6卷
清朝	罗学源	素问校义24卷	清朝	袁枚	随园食单1卷
清朝	张志聪	金匮要略注4卷	清朝	吴庚生	注释串雅内编4卷
清朝	张志聪	本草崇原3卷	清朝	王逊	药性纂要
清朝	张志聪	灵枢集注9卷	清朝	连文冲	霍乱审证举要1卷
清朝	张志聪	素问集注9卷	清朝	陆典三	本草诗
清朝	张志聪	伤寒论宗印8卷	清朝	柴允铠	药性考
清朝	张志聪	伤寒论纲目9卷	清朝	李无垢	本草经注
清朝	张志聪	医学要诀	清朝	赵学楷	救生苦海100卷
清朝	张志聪	伤寒论集注6卷	清朝	毛世洪	济世养生集1卷
清朝	张志聪	侣山堂类辨2卷	清朝	毛世洪	汇刊经验方12种

时间	作者	书名	时间	作者	书名
清朝	张志聪	仲景脉法续注2卷	清朝	毛世洪	济世养生经验良方8卷
清朝	吴槐绶	南阳药证汇解6卷	清朝	毛世洪	养生至论
清朝	高雨	医学阐要1卷	清朝	毛世洪	便易经验集1卷
清朝	吴嗣昌	伤寒正宗	清朝	连自华	连自华医书十五种
清朝	周鹤群	良方集要1卷	清朝	连自华	行余书屋医论1卷
清朝	方肇权	方氏脉证正宗	清朝	连自华	有恒杂记1卷
清朝	汪祝尧	外科易知20卷	清朝	连自华	喉科方案1卷
清朝	沈平	金疮铁扇散1落卷	清朝	连自华	京城白喉约说1卷
清朝	杭州万承志堂主人	万承志堂丸散全集	清朝	连自华	京城白喉外治三法1卷
清朝	徐鸿麓	医学摘要	清朝	王学权	重庆堂随笔2卷
清朝	董西园	无问录1卷	清朝	郑家学	澄园学案16卷
清朝	董西园	医级宝鉴10卷	清朝	钱受钧	增订达生篇1卷
清朝	董西园	治瘖全书	清朝	汪淇	慈幼纲目
清朝	胡珏	订正医家心法	清朝	汪淇	济阴纲目笺释
清朝	茅钟盈	感证集腋2卷	清朝	汪淇	保生碎事1卷
清朝	陆言	经验方抄4卷	清朝	何京	文堂集验方4卷
清朝	孙震元	疡科汇治50卷	清朝	吴师机	理瀹骈文1册
清朝	孙震元	金樱子录8卷	清朝	吴师机	理瀹外治方要2卷
清朝	龚自璋	医方易简新编6卷	清朝	葛元煦	啸园丛书5种
清朝	王晋夫	医方易简集9卷	清朝	葛元煦	保生胎养良方
清朝	关梓	精选集验良方2卷	清朝	张采田	白喉证治通考1卷
清朝	丁丙	当归草堂医学丛书40卷	清朝	胡珽	琳琅秘室丛书1种

附录二

杭州医药大事记（自古迄1949年）

西晋、东晋时期（公元283~363年）

葛洪在世时曾来杭州等地炼丹，并从事宗教和医事活动。

长庆二年~四年（公元822~824年）

白居易刺史杭州，他主持疏通六井，治理西湖，改变了居民的饮水和环境卫生。

建隆二年（公元961年）

地处杭州的吴越国向北宋朝贡15万斤香药。

北宋初年

宋朝在杭州的行宫内设立御药院。

熙宁四年（公元1071~1070年）

苏东坡主持进一步疏通六井。

熙宁八年（公元1075年）

沈括在《苏沈良方》中记载了提炼秋石的两种方法和临床应用方法，这是世界上已知的关于性激素提取及其实际功效的最早记述。

元祐四年（公元1089年）

苏东坡在杭州设立“安乐坊”，是我国历史上最早的私立医院。

杭州地区先涝后旱，瘟疫流行。

元祐四年~六年（公元1089~1091年）

苏东坡主持治理西湖。

大观年间（公元1107~1110年）

名医陈师文（临安人）、裴宗元、陈承等奉诏校正《和剂局方》，成书五卷，分21门，载方297首。

政和五年（公元1115年）

省内一些府州县设立惠民药局。

建炎年间（公元1127~1130年）

宋高宗赐陈沂“罗扇”，可以随时出入禁宫，陈木扇女科遂名闻遐迩。

绍兴元年（公元 1131 年）

南宋政府在两浙路市舶司之下设立了临安府、明州、温州、秀州华亭和青龙等市舶务，分掌各港口对外贸易。绍兴二年（公元 1132 年）

南宋朝廷下诏临安府设置养济院，供病人治病住宿。

绍兴五年（公元 1135 年）

户部侍郎王俣奏请在杭州置太平惠民局，下设 5 局。同时，另置惠民和剂局，这是我国最早管理制药的机构。

绍兴八年（公元 1138 年）

宋高宗定临安府为行在所，正式定都临安。

绍兴十三年（公元 1143 年）

杭州创建慈幼局，收养道路遗弃的婴儿，这是中国第一家孤儿院，标志着中国慈幼局的设立。

绍兴十四年（公元 1144 年）

朝廷下诏临安府设置漏泽院，收葬无主尸体。

绍兴十六年（公元 1146 年）夏

杭州疫病流行，高宗派医官巡视治疗。

绍兴二十一年（公元 1151 年）

宋高宗诏令全国各府州县依照临安的太平惠民局设立惠民药局，并由朝廷颁布我国第一部成药制剂规范《太平惠民和剂局方》，在杭州再次印行。

绍兴二十七年（公元 1156 年）夏

杭州通江桥北建立了太医局。

杭州大疫。

隆兴二年（公元 1164 年）十月

金军占领了濠州、滁州，再次兵临长江。为躲避战争，淮河流域的老百姓纷纷渡过长江，总人数已超过 20 ~ 30 万，只见长江南岸到处都是“结草舍遍山谷”。艰难的流浪生活造成了“暴露冻馁疫死者半，仅有还者也死”。饥民中疫病流行，而原本居住在两浙地区的老百姓遭殃，“疫者尤众”。这场战乱和疫病传播一直延续到第二年，加上当时浙江又爆发水灾，京城临安及绍兴府出现大批逃难饥民，大瘟疫复发，迅速波及两浙路全境。清光绪《归安县志》记载了这场大疫说："六月，水坏圩田，大疫，饥民殍徙者不计。"疫病带来了深重灾难。

乾道元年（公元1165年）三月

临安、会稽饥民疫死者很多，浙江东部和西部同样罹难。

乾道四年（公元1168年）

日本僧人荣西在杭州灵隐、天竺一带寺院中携带茶种回国，茶文化在日本开始盛行。

乾道八年（公元1172年）夏

杭州人民多患疫病。

淳熙八年（公元1181年）四月

临安府、富阳出现大疫情，"禁旅多死"。孝宗慌忙命令医官外出巡视治病。

淳熙十四年（公元1187年）春季

临安大疫，浙江西部地区疫病蔓延。

庆元元年（公元1195年）四月

临安大疫，贫民百姓疫死后无钱安葬，露尸街头，比比皆是，政府军队中的士兵疫死者也很多。

庆元二年（公元1196年）五月

杭州流传疫病。

庆元三年（公元1197年）

临安、浙江其他地区疫病流行。

嘉泰三年（公元1203年）五月

杭州疫病流行。

嘉定二年（公元1209年）夏季

临安疫病流行，浙江东部大疫，死者甚众。

嘉定三年（公元1210年）四月

杭州传染疾病。

嘉定四年（公元1211年）三月

杭州疫病蔓延。

嘉定十三年（公元 1220 年）

王介撰绘成中国现存最早的彩色本草图谱《履巉岩本草》。

端平二年（公元 1235 年）

日僧圆尔辨圆历访杭州灵隐寺和净寺，回国时带去了数千卷寺院医药书籍。

淳祐八年（公元 1248 年）

赵与在杭州创建施药局。

咸淳七年～圣元二十九年（公元 1271～1292 年）

马可波罗来杭州等地，在他的游记中记载了当地的医药卫生状况。

元贞三年（公元 1297 年）

杭州已有冷水浴场。

至正二十年（公元 1360 年）

杭州大疫。

元朝

埃及奥托曼在杭州开办阿拉伯医院。

景泰三年（公元 1452 年）

日本僧人月湖居住杭州，著有《全九集类证辨异》4 卷。

成化二十三年（公元 1487 年）

日本僧人田代三喜来杭州追随月湖习医，回国后倡导李朱医学。

万历元年（公元 1573 年）

朱养心药室在杭州清河坊、大井巷东侧开设。

万历四十七年（公元 1619 年）

陈元赟东渡日本传播中国文化和医学。

顺治十年（公元 1653 年）

戴曼公到日本传授痘科。

康熙三年（公元 1664 年）

杭州城隍山脚粮道山附近建立了侣山堂医学教育机构。

康熙六十年（公元 1721 年）

陈振先抵达日本长崎，撰成《药性功用》一书。

乾隆九年（公元1744年）

李仁山抵达日本传授人痘术。

乾隆三十年（公元1765年）

赵学敏撰成《本草纲目拾遗》，收载药物921种，新增716种，补订116种，为中国七大本草之一。

嘉庆十年（公元1805年）

张梅将设在孩儿巷口的沈同泰国药号改为张同泰国药号。

嘉庆十三年（公元1808年）

叶种德堂在杭州创立。

道光十九年（公元1839年）二月龚自珍在《送钦差大臣候官林公序》文中，鼓励林则徐禁烟，以利于国民的身心健康。

同治八年（公元1869年）

美国安立甘会派Meadons在杭州横大方伯巷创建广济医院。

光绪四年（公元1878年）

丁丙辑刻《当归草堂医学丛书》初编和该书的续刻，共达20种。

胡庆余堂在杭州大井巷正式落成，对外营业。

光绪元年～三十四年（公元1875～1908年）

浙江最早的中医学术团体杭州医学会成立。

光绪七年（公元1881年）

浙江私立广济医学各科专门学校成立。

宣统三年（公元1911年）

韩清泉等在杭州羊市街开设杭州第一家国人自建的西医院浙江医院。

民国元年（公元1912年）

浙江省立医药专科学校成立。

民国四年（公元1915年）一月

杭州《广济医报》创刊。

民国十一年（公元1921年）

杭州设立三三医社。

民国十七年（公元1927年）

杭州市卫生局成立。

民国十八年（公元1928年）

Sr. Haccard捐资在刀茅巷222号创建杭州最早的教会医院仁爱医院。

民国十九年（公元1929年）七月

杭州西湖博览会卫生馆开馆，供人们参观学习。

省民政局厅第5科成立，标志着浙江省卫生行政机构正式问世。

民国二十一年（公元1931年）八月十五日杭州市自来水厂正式向居民供应经水质卫生检验合格后的自来水，改善了市民的饮水卫生条件。

民国24年（公元1935年）5月

王一仁（原籍安徽新安），遍尝杭州药肆出售的饮片，撰《饮片新参》，收载重要饮片700多种，是一部有价值的饮片专著。

民国二十六年（公元1936年）

周师洛正式成立民生药厂股份有限公司。

民国三十年（公元1940年）

省卫生处成立第3科，主管保健防疫两部门的行政事务。

民国三十年（公元1940年）十月十日

省卫生处编制出版了《卫生法令辑要》。

民国三十四年（公元1944年）七月

省卫生处编制出版了《防疫法规法令汇编》。

后　记

2003年11月，我与张承烈（原浙江省卫生厅厅长、教授、现浙江省中医药学会会长）、丁志强（杭州方回春堂董事长）、鲍晓东（浙江中医药大学副教授）、胡滨（原浙江中医药大学图书馆馆长、研究馆员）、竹剑平（浙江省中医药研究院研究员）、丁惠敏（中华老字号品牌委员会主任、研究员）、毛海劬（方回春堂国药馆和国医馆馆长）相聚畅聊，一致推举我全面操办《杭州医药史》课题的申报工作，并由我主持该课题的研究工作。在浙江省中医药管理局、浙江省中医药学会和浙江医学高等专科学校的领导、专家们首肯下，《杭州医药史》这一课题终被立项为浙江省中医药管理局科研基金资助项目（2004R007）。2006年5月，该课题经过了国内医史文献学、历史学专家的浙江省科技厅科技成果鉴定。他们是浙江省中医药研究院国家级名中医、主任医师、博士生导师魏克民，中国中医科学院中国医史文献研究所原所长、研究员、博士生导师梁峻，中国中医科学院中国医史文献研究所副所长、研究员、博士生导师朱建平，浙江大学历史系主任、博士生导师、教授包伟民，浙江中医药大学基础医学部主任、博士生导师、教授郑小伟，浙江省中医药研究院研究员盛增秀，浙江省中医药研究院主任医师施仁潮，经上述专家严格评审后交付出版，呈现给读者。

之前，课题组成员作了分工：张承烈教授负责审稿；胡滨研究馆员承担杭州医家及其医著、医学教育及其学术团体的研究；竹剑平研究员承担杭州中医临床医学发展、医家学